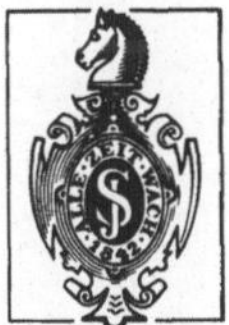

Examens-Fragen
Pharmakologie und Toxikologie
Zum Gegenstandskatalog

1. Allgemeine und Systematische
Pharmakologie und Toxikologie

Herausgegeben von Hermann Bader

Unter Mitarbeit von G. Engelhardt K. Gietzen
R. Konrad R. Lichtner V. Maier H. Pelzer
V. Sterk R. Wierichs H.-U. Wolf

Dritte, neubearbeitete Auflage

1111 Fragen mit 22 Abbildungen
Im Anhang 237 Fragen des IMPP

Springer-Verlag
Berlin Heidelberg New York 1981

Professor Dr. Hermann Bader
Universität Ulm
Abteilung Pharmakologie und Toxikologie
Oberer Eselsberg N26–429
7900 Ulm

ISBN-13: 978-3-540-10308-0   e-ISBN-13: 978-3-642-67781-6
DOI: 10.1007/978-3-642-67781-6

CIP-Kurztitelaufnahme der Deutschen Bibliothek
Examens-Fragen Pharmakologie und Toxikologie : zum Gegenstandskatalog/hrsg. von
Hermann Bader. – Berlin, Heidelberg, New York : Springer.
NE: Bader, Hermann [Hrsg.]
1. Allgemeine und systematische Pharmakologie und Toxikologie / unter Mitarb. von
G. Engelhardt . . . – 3., neubearb. Aufl. – 1981.

NE: Engelhardt, G. [Mitverf.]

Vorwort zur dritten Auflage

Die "Examensfragen Pharmakologie und Toxikologie" wurden
für die 3. Auflage vollkommen neu bearbeitet. Inzwischen
ist durch die Novellierung der Approbationsordnung im
2. Staatsexamen als schriftlicher Examensstoff die
"Spezielle Pharmakologie" aufgnommen worden. Entsprechend ist im Gegenstandkatalog der Wissensstoff der
Pharmakologie und Toxikologie in zwei Teile geteilt worden. Aus diesem Grund wurde es notwendig, die Examens-
fragen Pharmakologie und Toxikologie ebenfalls in zwei
Teile zu teilen, nämlich in einen 1. Teil "Allgemeine
und Systematische Pharmakologie und Toxikologie" und in
einen 2. Teil "Spezielle Pharmakologie". Die Benennung
der beiden Teile und deren Inhalt entspricht denen der
Approbationsordnung und des Gegenstandskatalogs für den
1. und 2. Abschnitt der ärztlichen Prüfung. Entsprechend
dem erweiterten Wissensstoff wurden über 670 Fragen neu
aufgenommen. Etwa 50 alte Fragen wurden als ungeeignet
verworfen. Die übrigen Fragen wurden überprüft, verbessert und auf den neuesten Wissensstand gebracht.

Bei der Neuerstellung und der Bearbeitung der Fragen
wurde versucht, dem Studenten nicht nur ein Werkzeug zum
sturen Auswendiglernen von Fragen und Antworten zu geben,
sondern ihm zusätzlich beim Beantworten der Fragen Wis-
sen zu vermitteln. Das gilt vor allem für die Typ F
Fragen, die bisher im Staatsexamen im Gebiet Pharmakologie und Toxikologie noch nicht Eingang gefunden haben.

Bei der Verteilung der Fragen auf die einzelnen Kapitel
wurde besonderer Wert darauf gelegt, die einzelnen
Stoffgebiete gleichmäßig abzudecken.

In beiden Teilen wurden im Anhang ausgewählte Fragen
aus bisherigen Staatsexamen abgedruckt, um den Studenten einen Eindruck über das tatsächlich abgefragte Wis-
sen zu geben, das sich nicht immer mit dem im Gegenstandskatalog angegebenen Wissensstoff deckt.

Ulm, im Herbst 1980   H.Bader

Inhaltsverzeichnis

Hinweise zur Benutzung der Fragensammlung*

Zu jeder Aufgabe werden 5 mögliche Antworten A - E angeboten, von denen nur eine zutrifft. Jeder Kandidat soll in der Prüfung auch dann eine der 5 Antworten A - E ankreuzen, wenn er die richtige Lösung nicht kennt. In diesem Fall besteht immerhin die Chance 1 : 5, aus den vorgegebenen Antworten die richtige zu raten.

Fragentyp A = Einfachauswahl
Auf eine Frage oder unvollständige Aussage folgen 5 Antworten oder Ergänzungen, von denen eine einzige auszuwählen ist und zwar:
bei Typ A 1: die einzig richtige
bei Typ A 2: die beste von mehreren möglichen
bei Typ A 3: die einzig falsche
Typ A 1 ist der Grundtyp.
Wenn nach der "besten" oder einzig falschen Antwort gefragt wird, so geht dies aus dem Aufgabentext ausdrücklich hervor.

Fragentyp B = Aufgabengruppe mit gemeinsamem Antwortangebot (Zuordnung)
Jede Aufgabe besteht aus
a) einer beliebigen Anzahl von numerierten Begriffen, Fragen oder Aussagen (= Aufgabenliste = Liste 1)
b) 5 durch die Buchstaben A - E gekennzeichneten Antwortmöglichkeiten (= Liste 2).
Eine Fragengruppe enthält so viele - einzeln bewertete - Aufgaben, wie die Aufgabenliste Punkte hat.
Zu jeder numerierten Aufgabe ist die Antwort A - E auszuwählen, die für zutreffend gehalten wird. Jede Antwortmöglichkeit kann einmal, mehrmals oder überhaupt nicht als Lösung vorkommen.

Fragentyp C = kausale Verknüpfung
Dieser Aufgabentyp besteht aus zwei durch das Wort "weil" verknüpften Feststellungen.
Jede der beiden Feststellungen kann unabhängig von der anderen richtig oder falsch sein. Wenn sie beide richtig sind, kann die Verknüpfung durch "weil" richtig oder falsch sein.
Bitte kreuzen Sie die Antwort A - E an, die nach Ihrer Meinung die beiden Feststellungen und ihre Verknüpfung richtig beurteilt:

---

*siehe auch Ausklapptafel am Ende des Buches

Antwort	Feststellung 1	Feststellung 2	Verknüpfung
A	richtig	richtig	richtig
B	richtig	richtig	falsch
C	richtig	falsch	–
D	falsch	richtig	–
E	falsch	falsch	–

Fragentyp D = Antworten mit Aussagenkombination
Auf eine Frage oder unvollständige Aussage folgen numerierte Begriffe oder Sätze, von denen eine oder mehrere
zutreffen können. Für jede Aufgabe nach Typ D werden 5
Kombinationen der numerierten Aussagen vorgegeben. Aus
diesen mit den Buchstaben A - E gekennzeichneten Antworten wählen Sie bitte die Aussagenkombination aus, die
Sie für richtig halten.

Fragentyp E = Fragen mit Bildmaterial
Bei diesem Aufgabentyp enthalten die Aufgaben Bildmate-
rial (graphische Darstellungen, Tabellen, Röntgenbilder
usw.).
Die Aufgaben selbst können nach Typ A (= Einfachauswahl),
Typ B (= Aufgabengruppe mit gemeinsamem Antwortenangebot),
Typ C (= kausale Verknüpfung),
Typ D (= Aussagenkombinationen) konstruiert sein.

Fragentyp F = Aufgabengruppe mit Fallbeschreibung
Es wird eine charakteristische Fallbeschreibung gegeben.
Daran schließen sich Fragen - meist nach Typ A - an.

Mitarbeiterverzeichnis

BADER, Hermann, Professor Dr. med, Universität Ulm, Abteilung Pharmakologie und Toxikologie, Oberer Eselsberg, 7900 Ulm

ENGELHARDT, Günther, Professor Dr. med., Dr. Karl Thomae GmbH, Postfach 720, 7950 Biberach an der Riss

GIETZEN, Klaus, Dipl.-Chem., Universität Ulm, Abteilung Pharmakologie und Toxikologie, Oberer Eselsberg, 7900 Ulm

KONRAD, Rudolph, Apotheker, Universität Ulm, Abteilung Pharmakologie und Toxikologie, Oberer Eselsberg, 7900 Ulm

LICHTNER, Rosemarie, Dr. rer. nat., Dr. Karl Thomae GmbH, Postfach 720, 7950 Biberach an der Riss

MAIER, Volker, Priv.-Doz. Dr. rer. nat., Universität Ulm, Abteilung Endokrinologie und Stoffwechsel, Steinhövelstr. 9, 7900 Ulm

PELZER, Helmut, Priv.-Doz., Dr. rer nat., Dr. Karl Thomae GmbH, Postfach 720, 7950 Biberach an der Riss

STERK, Venessa, Ärztin, Universität Ulm, Abteilung Pharmakologie und Toxikologie, Oberer Eselsberg, 7900 Ulm

WIERICHS, Reinhard, Dr. rer. biol. hum., Universität Ulm, Abteilung Pharmakologie und Toxikologie, Oberer Eselsberg, 7900 Ulm

WOLF, Hans-Uwe, Professor Dr. rer. nat., Universität Ulm, Abteilung Pharmakologie und Toxikologie, Oberer Eselsberg, 7900 Ulm

1. Allgemeine Pharmakologie

Welche der unten angegebenen Wege führen zur Auffindung neuer Arzneistoffe?

1) Die Zufallsentdeckung im Labor oder in der Klinik

2) Die Abwandlung von bekannten Naturstoffen

3) Die Nutzbarmachung der Ergebnisse der modernen angewandten Biochemie

4) Gezielte molekularbiologische Überlegungen

Wählen Sie bitte die zutreffende Aussagenkombination.

A. Nur 3 ist richtig

B. Nur 3 und 4 sind richtig

C. Nur 1, 2 und 4 sind richtig

D. Nur 2, 3 und 4 sind richtig

E. Alle Aussagen sind richtig

Die Einwirkungen des Körpers auf ein Arzneimittel werden beschrieben in der

A. Pharmakodynamik

B. Pharmakokinetik

C. Pharmakogenetik

D. Pharmakognosie

E. Pharmakopathie

1.003 1.006
1.004 1.007
1.005   1.1.1   Fragentyp B

Bitte ordnen Sie den Begriffen der Liste 1 die entsprechende Erklärung der Liste 2 zu.

<u>Liste 1</u>   <u>Liste 2</u>

1.003 Pharmakon   A. Eine chemische Substanz,
                               die eine schädliche Wir-
1.004 Arzneistoff   kung auf den Körper hat

1.005 Gift   B. Eine chemische Substanz,
                               die eine nützliche Wir-
1.006 Pharmakokinetik   kung auf den Körper hat

1.007 Pharmakodynamik   C. Eine chemische Substanz,
                               die eine Wirkung (nütz-
                               liche oder schädliche)
                               auf den Körper hat

                            D. Wirkung des Körpers auf
                               eine chemische Substanz

                            E. Wirkung einer chemischen
                               Substanz auf den Körper

1.008   1.1.2   Fragentyp A

Unter intrinsischer Aktivität eines Arzneistoffes versteht man

A. seine halbmaximale Wirkung

B. seine agonistische Wirkung

C. seine antagonistische Wirkung

D. das Verhältnis von agonistischer zu antagonistischer
   Wirkung

E. seine Potenz

1.009   1.1.2   Fragentyp C

Manche antagonistisch wirkenden Arzneistoffe besitzen eine zusätzlich intrinsische Aktivität

<u>weil</u>

die chemische Struktur dieser Arzneistoffe ähnlich der der entsprechenden Agonisten ist.

1.010   1.1.2   Fragentyp A

Unter Strukturselektivität versteht man, daß

A. Arzneistoffe mit unterschiedlicher Struktur gleiche Wirkungen zeigen

B. Arzneistoffe durch Biotransformation ihre pharmakodynamische wirksame Struktur erhalten

C. der Receptor sich der Struktur des Arzneistoffes anpassen kann

D. der Receptor eine bestimmte Struktur hat

E. für das Zusammenwirken von Arzneistoff und Receptor eine bestimmte Struktur des Arzneistoffes erforderlich ist

1.011   1.1.2   Fragentyp A

Durch Enzymreaktion wird im allgemeinen folgende Bindung schnell gespalten:

A. kovalente Bindung

B. Ionenbindung

C. Wasserstoffbindung

D. hydrophobe Bindung

E. Van der Waals-Bindung

1.012   1.1.2   Fragentyp A

Bei einer kompetitiven Hemmung ist

A. die Aktivität verringert

B. die für die gleiche Aktivität benötigte Substrat-
   konzentration erhöht

C. der Wirkungseintritt verzögert

D. die Wirkungsdauer verkürzt

E. Keine der Angaben ist richtig

1.013 1.016
1.014
1.015   1.1.2   Fragentyp B

Ordnen Sie bitte die Begriffe der Liste 2 den entsprechenden Begriffen der Liste 1 zu.

Liste 1	Liste 2
1.013 Kompetitiver Ant- agonist	A. Substratverdrängung
	B. Cofaktor
1.014 Nicht-kompetitiver Antagonist	C. Hemmung der Produktzer- störung
1.015 Funktioneller Ago- nist	D. Kovalente Bindung
1.016 Agonist	E. Komplexbildung

1.017
1.018
1.019   1.1.2   Fragentyp B

Wählen Sie bitte zu den in Liste 1 aufgeführten pharmakodynamischen Begriffen die entsprechende Erklärung aus
Liste 2

<u>Liste 1</u>   <u>Liste 2</u>

1.017 Affinität   A. Größe der Wirkung

1.018 Aktivität   B. Konzentration für eine
                             bestimmte Wirkung
1.019 Potenz
                          C. Menge der Receptoren

                          D. Bindung des Arzneistoffes

                          E. Therapeutische Breite

1.020   1.1.2   Fragentyp A

Eine Erhöhung der Potenz eines Arzneistoffes zeichnet
sich aus durch

A. Verstärkung der Wirkung

B. Erniedrigung der Dosis

C. Erhöhung der Dosis

D. Erhöhung der intrinsic activity

E. einen hier nicht angegebenen Mechanismus

1.021   1.1.2   Fragentyp A

Welche der folgenden Angaben beschreibt den Begriff
"Potenz"?

A. Die Größe der Wirkung im Vergleich zu einer standar-
   disierten Wirkung

B. Die Konzentration, bei der halbmaximale therapeutische
   Wirkung erreicht wird

C. Die therapeutische Breite

D. Die Konzentration bei der halbmaximale toxische
   Wirkung erreicht wird

E. Die Selektivität bezüglich einer Wirkung

1.022	1.025		
1.023	1.026		
1.024		1.1.2	Fragentyp B

Ordnen Sie bitte den numerierten Begriffen der Liste 1
die entsprechenden pharmakodynamischen Wirkungsmechanismen der Liste 2 zu:

<u>Liste 1</u>   <u>Liste 2</u>

1.022 Cofaktor   A. biologisch

1.023 Allosterische Wirkung   B. mechanisch

1.024 Substrat   C. chemisch

1.025 Eisberg   D. enzymatisch

1.026 Komplexbildung   E. physikalisch

1.027   1.1.2   Fragentyp C

Apolare Arzneistoffe werden durch Wasserstoffbindungen
an die Zellmembran gebunden,

<u>weil</u>

Wasser um apolare Moleküle sogenannte Eisberge bildet.

1.028   1.1.2   Fragentyp D

Placebos zeigen

1) Affinität

2) Aktivität

3) psychologische Reaktionen

4) Nebenwirkungen

Wählen Sie bitte die zutreffende Aussagenkombination.

A. Nur 1 und 2 sind richtig

B. Nur 3 und 4 sind richtig

C. Nur 2, 3 und 4 sind richtig

D. Nur 1, 3 und 4 sind richtig

E. Alle Aussagen sind richtig

1.029   1.1.2   Fragentyp A

Unter einem Placebo versteht man

A. eine besonders angenehm schmeckende Zubereitung eines
   Medikamentes

B. einen besonders milden Wirkstoff

C. ein noch nicht zugelassenes Medikament

D. eine Zubereitung, die nur hinsichtlich ihrer Aufmachung und Anwendung dem zu prüfenden Medikament
   entspricht, aber pharmakodynamisch unwirksam ist

E. eine Zubereitung, deren Inhalt dem zu prüfenden
   Medikament entspricht, in der Aufmachung aber unterschiedlich ist

1.030   1.1.2   Fragentyp C

Placebos werden bei der Arzneimitteluntersuchung verwandt,

weil

bei der Arzneimitteluntersuchung Nebenwirkungen aufge-
deckt werden müssen.

1.031   1.1.2   Fragentyp C

"Hit and run"-Arzneistoffe zeigen noch einen Effekt lang
nach ihrer Elimination,

weil

"Hit and run"-Arzneistoffe durch irreversible Hemmung
eines Enzyms oder Entleerung von Speichern eine Veränderung hervorgerufen haben, die vom Körper erst wieder
langsam beseitigt werden kann.

1.032   1.1.2   Fragentyp C

Die Potenz eines Arzneistoffes wird unter anderem durch dessen Affinität zum Receptor bestimmt,

weil

die Wirkung eines Arzneistoffes um so höher ist, je größer seine Affinität ist.

1.033   1.1.2   Fragentyp D

Die Wirkungsweise eines Arzneistoffes kann sein:

1) chemisch

2) enzymatisch

3) physikalisch

4) biologisch

Wählen Sie bitte die zutreffende Aussagenkombination.

A. Nur 1 und 2 sind richtig

B. Nur 3 und 4 sind richtig

C. Nur 1 ist richtig

D. Nur 1, 2 und 4 sind richtig

E. Alle Aussagen sind richtig

1.034
1.035
1.036   1.1.2   Fragentyp E

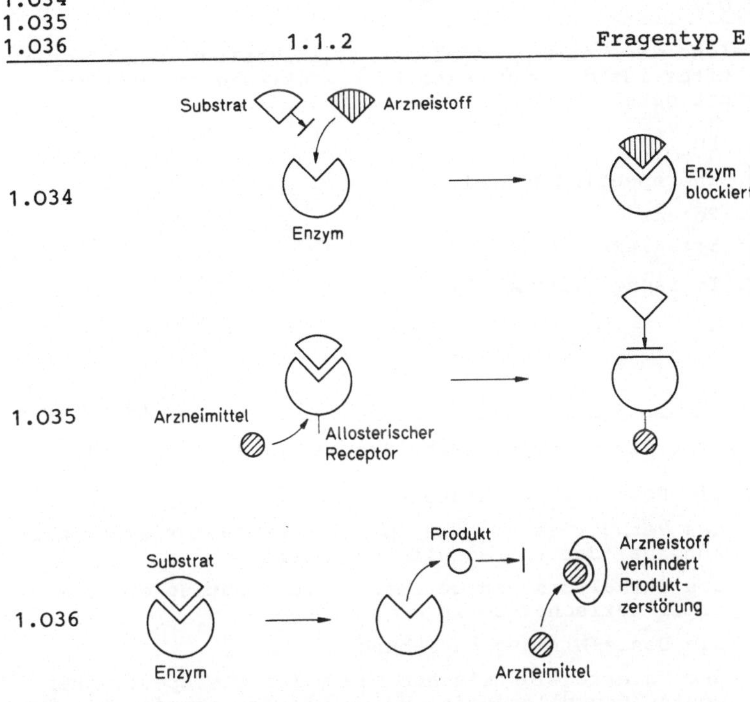

Suchen Sie bitte aus folgenden Antworten die für die
gezeigten Beispiele richtige aus.

A. Funktioneller Agonist

B. Funktioneller Antagonist

C. Kompetitiver Antagonist

D. Nicht-kompetitiver Antagonist

E. Chemischer Antagonist

1.037 1.1.3 Fragentyp A

Welche der unten angegebenen Eigenschaften eines Arzneistoffes ist die für seine therapeutische Anwendung
wichtigste?

A. LD_{50}

B. Therapeutische Breite

C. Potenz

D. Affinität

E. Toxische Wirkung

1.038 1.1.3 Fragentyp A

Der für die therapeutische Breite optimale Parameter ist

A. die Potenz eines Arzneistoffes

B. das Verhältnis von therapeutischer zu toxischer Wirkung bei der therapeutischen Dosis

C. das Verhältnis von optimaler therapeutischer zu minimaler toxischer Dosis

D. die Dosis-Wirkungsbeziehung

E. der Unterscheid zwischen minimaler therapeutischer
Dosis (Schwellendosis) und optimaler therapeutischer
Dosis (Vollwirkdosis)

1.039 1.1.3 Fragentyp A

Die Wirksamkeit eines Arzneistoffes wird bestimmt durch

A. seine Potenz

B. seine maximale Wirkung

C. das Verhältnis seiner maximalen Wirkung zu seiner
wirksamen Dosis

D. seine intrinsische Aktivität

E. das Verhältnis seiner antagonistischen zu seiner
intrinsischen Wirkung

1.040   **1.1.3**   Fragentyp A

Arzneistoffe können während des ersten Trimenons der
Schwangerschaft Mißbildungen vor allem deshalb verursachen, weil sie

A. durch Bindung an Plasmaproteine einige für den Stoffwechsel wichtige Substanzen verdrängen

B. in die Konjugation von Stoffwechselprodukten mit
   Glucuronsäure eingreifen

C. in die hormonellen Regulationsmechanismen des Fetus
   eingreifen

D. in die Differentiation von Mesenchymzellen eingreifen

E. den Austausch von Nährstoffen durch die Placenta
   stören

1.041   **1.1.3**   Fragentyp A

Die hauptsächliche Schwierigkeit, die teratogene Wirkung
eines Arzneistoffes am Menschen im Tierversuch zu über-
prüfen, liegt in der Tatsache begründet, daß Tier und
Mensch unterschiedliche

A. Schwangerschaftsdauer haben

B. Potenz für das gleiche Mittel haben

C. Größe haben

D. Verhaltensweise haben

E. Anzahl von Nachkommenschaft haben

1.042   1.1.3   Fragentyp A

Teratogene Arzneistoffe sollten Frauen im Fortpflanzungsalter möglichst nicht gegeben werden, da

A. während dieser Zeit die Potenz des Arzneistoffes verändert ist

B. während dieser Zeit die Wirkung des Arzneistoffes verändert ist

C. während dieser Zeit solche Arzneistoffe eine Geburtenkontrolle in Frage stellen könnten

D. diese Arzneistoffe eine Konzeption verhindern könnten

E. die teratogene Wirkung dieser Arzneistoffe zu einer Zeit auftritt, zu der die Frau noch nicht weiß, daß sie schwanger ist

1.043   1.1.3   Fragentyp C

Relativ wenige Arzneistoffe haben eine teratogene Wirkung am menschlichen Embryo,

weil

die menschliche Placenta für die meisten Arzneistoffe undurchlässig ist.

1.044   1.1.3   Fragentyp D

Arzneistoffe können vor allem während folgender Perioden der Entwicklung gefährlich sein:

1) Embryonalperiode

2) Fetalperiode

3) Perinatalperiode

4) Stillperiode

Wählen Sie bitte die zutreffende Aussagenkombination.

A. Nur 1, 2 und 3 sind richtig

B. Nur 1, 3 und 4 sind richtig

C. Nur 1 und 2 sind richtig

D. Nur 1 und 3 sind richtig

E. Alle Aussagen sind richtig

1.045   1.1.3   Fragentyp C

Der therapeutische Index LD_{50}/ED_{50} ist ein ausreichender Maßstab für die Sicherheit eines Arzneistoffes,

<u>weil</u>

ED_{50} die therapeutische und LD_{50} die toxische Potenz eines Arzneistoffes angibt.

1.046   1.1.3   Fragentyp D

Primäre Nebenwirkungen sind

1) Allergie

2) Herxheimer-Reaktion

3) Idiosynkrasie

4) Anaphylaxie

5) Tachyphylaxie

Wählen Sie bitte die zutreffende Aussagenkombination.

A. Nur 1, 2 und 5 sind richtig

B. Nur 3, 4 und 5 sind richtig

C. Nur 1, 2 und 3 sind richtig

D. Nur 1, 3, 4 und 5 sind richtig

E. Alle Aussagen sind richtig

1.047   1.1.3   Fragentyp A

Welche der folgenden Reaktionen nach Verabreichung von Arzneistoffen ist nicht erworben?

A. Tachyphylaxie

B. Toleranzerhöhung

C. Idiosynkrasie

D. Anaphylaxie

E. Allergie

1.048
1.049   1.1.3   Fragentyp B
____

Ordnen Sie bitte den Begriffen der Liste 1 den dazugehörigen Mechanismus der Liste 2 zu.

<u>Liste 1</u>   <u>Liste 2</u>

1.048 Immunität   A. Empfindlichkeitsabnahme
                                   gegenüber einem bestimmten
1.049 Tachyphylaxie   Stoff nach wenigen Einzel-
                                   dosen

                                B. Gewöhnung durch Enzymin-
                                   duktion und Abbaube-
                                   schleunigung

                                C. Vorhandensein spezifischer
                                   Antikörper

                                D. Anpassung an chronische
                                   Giftaufnahme durch zuneh-
                                   mend verzögerte Resorption

                                E. Anpassung des Zentralner-
                                   vensystems an eine chro-
                                   nische Substanzzufuhr mit
                                   Steigerung der Dosen

1.050   1.1.3   Fragentyp D
____

Eine "Toleranzsteigerung" kann Ausdruck sein von

1) Erhöhung der Affinität zum Arzneimittelreceptor

2) Gewöhnung durch Enzyminduktion und Abbaubeschleuni-
   gung

3) Anpassung an chronische Giftaufnahme durch zunehmend
   verzögerte Resorption

4) Kompensationsmechanismen

Wählen Sie bitte die zutreffende Aussagenkombination.

A. Alle Aussagen sind richtig

B. Nur 1, 2 und 3 sind richtig

C. Nur 1, 2 und 4 sind richtig

D. Nur 1, 3 und 4 sind richtig

E. Nur 2, 3 und 4 sind richtig

1.051	1.1.3	Fragentyp C

Die Wirksamkeit bestimmter Arzneistoffe kann bei Gabe
zu verschiedenen Tageszeiten unterschiedlich sein,

<u>weil</u>

der Körper einem circadianen Rhythmus unterliegt.

1.052	1.1.3	Fragentyp C

Unterdosierung kann schwerwiegende Folgen haben,

<u>weil</u>

durch Unterdosierung die beabsichtigte Beeinflussung der
Krankheit unterbleiben kann.

1.053 1.056
1.054
1.055   1.1.3   Fragentyp E

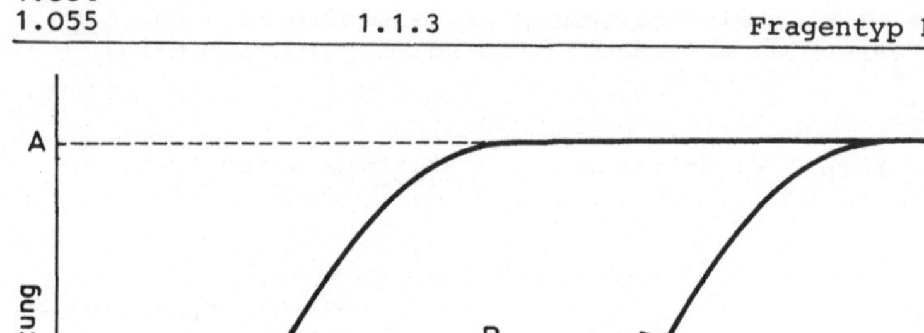

Geben Sie bitte für die folgenden Begriffe den entsprechenden, mit einem Buchstaben bezeichneten Punkt
des Diagramms an, das die therapeutische oder toxische
Wirkung eines Arzneistoffes zeigt.

1.053 Aktivität

1.054 LD_{50}

1.055 Therapeutischer Index

1.056 Potenz

1.057   1.1.4
                   1.6   Fragentyp E

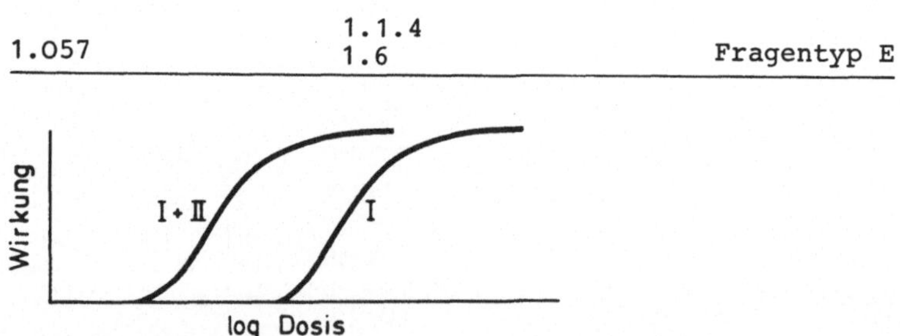

Die Wirkung von Arzneistoff II auf Arzneistoff I kommt
zustande durch

A. Addition

B. Aktivierung

C. Hemmung

D. Potenzierung

E. überadditiven Synergismus

| 1.058 | 1.1.3 | Fragentyp E |

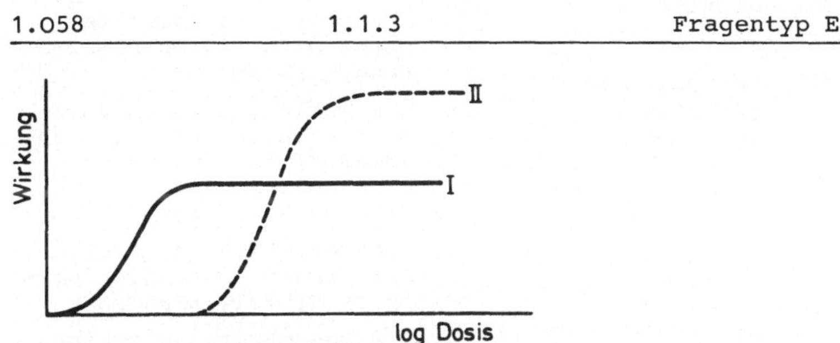

Suchen Sie bitte für diese graphische Darstellung der
Wirkung der zwei Arzneistoffe I und II die im folgenden
aufgeführte richtige Beschreibung aus:

A. Arzneistoff I hat größere Potenz als II

B. Arzneistoff I hat größere Wirkung als II

C. Ausscheidung von Arzneistoff I ist schneller als
von II

D. Biotransformation von Arzneistoff I ist gesättigt,
von Arzneistoff II ungesättigt

E. Arzneistoff I ist ein Agonist, Arzneistoff II ein
Antagonist

| 1.059 | 1.1.4
1.6 | Fragentyp C |

Die antagonistische Wirkung eines Arzneistoffes auf die
Wirkung eines anderen Arzneistoffes ist immer uner-
wünscht,

<u>weil</u>

durch den antagonistischen Effekt auf die therapeutische
Wirkung eines Arzneistoffes dessen therapeutischer
Effekt vermindert oder verhindert wird.

1.060 1.063		
1.061	1.1.4	
1.062	1.6	Fragentyp B

Wählen Sie aus der Liste 2 die für die Liste 1 zutreffenden Definitionen.

<u>Liste 1</u>   <u>Liste 2</u>

1.060 Potenzierung

1.061 Addition

1.062 Aktivierung

1.063 überadditiver
      Synergismus

A. Ein Arzneistoff wird durch den Einfluß eines anderen Arzneistoffes schon bei einer niedrigeren Dosierung wirksam

B. Die Wirkung eines Arzneistoffes wird durch ein anderes Mittel, das selbst eine andere oder keine Wirkung hat, erhöht

C. Die Gesamtwirkung zweier Arzneistoffe ist die Summe ihrer Einzelwirkungen

D. Die Gesamtwirkung zweier Arzneistoffe ist größer als die Summe ihrer Einzelwirkungen

E. Durch die Einwirkung eines Arzneistoffes muß die Dosis eines anderen Arzneistoffes erhöht werden

1.064 1.067		
1.065 1.068	1.1.3	
1.066	1.1.5	Fragentyp B

Ordnen Sie bitte den Begriffen der Liste 1 die entsprechenden Beschreibungen der Liste 2 zu

<u>Liste 1</u>   <u>Liste 2</u>

1.064 Idiosynkrasie

1.065 Hyporeaktivität

1.066 Tachyphylaxie

1.067 Sucht

1.068 Gewöhnung

A. Es besteht ein psychisches Verlangen, den Arzneistoff zu nehmen, um ein andersartiges Gefühl zu erreichen

B. Es besteht ein physischer Zwang, den Arzneistoff zu nehmen, da es sonst zu Mangelerscheinungen kommt

    C. Durch wenige Einzeldosen
       wird eine Toleranzerhöhung
       erreicht

    D. Für die gewünschte Wirkung
       ist schon bei der ersten
       Behandlung eine höhere
       Dosis nötig, als es der
       allgemeinen Erfahrung ent-
       spricht

    E. Eine atypische Wirkung,
       die genetisch bedingt ist
       und schon bei der ersten
       Gabe des Arzneistoffes auf-
       tritt

1.069   1.2.1   Fragentyp C

Ein Arzneistoff sei eine schwache Säure mit einem pK-Wert von 4,7. Er liegt im Blut hauptsächlich in der dissoziierten Form vor,

<u>weil</u>

die Dissoziation von Säuren vom pH-Wert der Lösung abhängig ist.

1.070   1.2.1   Fragentyp A

Ein Medikament hat einen pK-Wert von 4,5.

A. Es wird im Magen besser resorbiert als im Darm.

B. Es wird im Darm besser resorbiert als im Magen.

C. Es wird im Darm und Magen etwa gleich gut resorbiert.

D. Aus dem gegebenen pK-Wert kann nicht auf die Resorption geschlossen werden.

E. Der pK-Wert hat keinen Einfluß auf die Resorption.

1.071   1.2.1   Fragentyp A
____

Ein basisches Arzneimittel hat einen pK_a-Wert von 3,0.
Wie ist das Verhältnis von nicht-ionisierter zu ionisierter Form im Dünndarm, wenn für den Dünndarm pH 6 und
für das Blut pH 7 angenommen wird?

A. 2   D. 5×10^3

B. 2×10^2 E. 10^4

C. 10^3

1.072   1.2.1   Fragentyp A
____

Ein saurer Arzneistoff hat einen pKa-Wert von 3,0. Nimmt
man für den Magen pH 1, den Dünndarm pH 6 und das Blut
pH 7 an, wird der Arzneistoff

A. schneller vom Magen als vom Dünndarm in das Blut
   absorbiert

B. schneller vom Dünndarm als vom Magen in das Blut
   absorbiert

C. vom Magen und Dünndarm gleich schnell in das Blut
   absorbiert

D. weder vom Magen noch vom Dünndarm absorbiert

E. Der pKa-Wert hat keinen Einfluß auf die Absorption

1.073   1.2.1   Fragentyp A
____

Ein basischer Arzneistoff hat einen pKa-Wert von 3,0.
Nimmt man für den Magen pH 1, den Dünndarm pH 6 und das
Blut pH 7 an, wird der Arzneistoff

A. schneller aus dem Magen als aus dem Dünndarm in das
   Blut absorbiert

B. schneller aus dem Dünndarm als aus dem Magen in das
   Blut absorbiert

C. aus Magen und Dünndarm gleich schnell ins Blut
   absorbiert

D. weder aus dem Magen noch aus dem Dünndarm absorbiert

E. in seiner Absorption durch den pKa-Wert nicht beeinflußt

1.074   1.2.1   Fragentyp A

Hat eine Lösung einen pH gleich dem pK-Wert des gelösten
Arzneistoffes, sind wieviel Prozent des Arzneistoffes
dissoziiert?

A. 0%   D. 75%

B. 25%   E. 100%

C. 50%

1.075   1.2.1   Fragentyp C

Je mehr ein Arzneistoff ionisiert ist, desto schneller
verteilt er sich zwischen extrazellulärem und intrazellulärem Raum,

weil

Arzneistoffe um so wasserlöslicher sind, je mehr sie
ionisiert sind.

1.076   1.2.1   Fragentyp D

Quartäre Stickstoffverbindungen haben folgende Eigenschaften:

1) gute Wasserlöslichkeit

2) gute enterale Resorption

3) gute Penetration in das Zentralnervensystem

4) schnellen Transport in den Intrazellulärraum

5) schnelle Ausscheidung über die Niere

Wählen Sie bitte die zutreffende Aussagenkombination.

A. Nur 1, 3 und 5 sind richtig

B. Nur 1 und 5 sind richtig

C. Nur 2, 3 und 4 sind richtig

D. Nur 2 und 4 sind richtig

E. Alle Aussagen sind richtig

1.077	1.2.1	Fragentyp A

Im allgemeinen kann ein Arzneistoff die Wand des Darmes unter folgenden Bedingungen passieren, _außer_ wenn

A. der Arzneistoff eine schwache Säure ist und der pH des Lumens unter dessen pK-Wert ist

B. der Arzneistoff eine schwache Base ist und der pH des Lumens über dessen pK-Wert ist

C. der Arzneistoff im Darmsaft voll ionisiert ist

D. für den Arzneistoff ein Cotransportsystem nötig ist

E. der Arzneistoff apolar ist und im Darmsaft gelöst ist

1.078	1.2.1	Fragentyp A

Erleichterte Diffusion eines Arzneistoffes durch die Zellmembran ist dann vorhanden, wenn

A. Ionen durch geladene Poren der Zellmembran diffundieren

B. der Arzneistoff mittels eines Trägers durch die Membran gelangt

C. eine ATPase in der Zellmembran die Energie für die Diffusion liefert

D. apolare Arzneistoffe durch die Lipidschicht der Membran diffundieren

E. ein elektrischer Gradient die Diffusion bewirkt

1.079	1.2.1	Fragentyp A

Welcher der folgenden Transportvorgänge hat für die enterale Resorption von Arzneistoffen die größte Bedeutung?

A. Aktiver Transport

B. Diffusion

C. Pinocytose

D. Phagocytose

E. Filtration

1.080   1.2.1   Fragentyp C

Je unpolarer ein Arzneistoff ist, desto leichter wird er durch die Niere ausgeschieden,

weil

unpolare Arzneistoffe leicht durch Zellmembranen transportiert werden.

1.081   1.2.1   Fragentyp D

Membrantransport, der durch Energie bewerkstelligt wird, die nicht von Vorgängen innerhalb der Membran stammen, kann sein:

1) Ultrafiltration

2) Gegentransport

3) Diffusion

4) Pinocytose

5) Aktiver Transport

Wählen Sie bitte die zutreffende Aussagenkombination.

A. Alle Aussagen sind richtig

B. Nur 1 und 3 sind richtig

C. Nur 2 und 4 sind richtig

D. Nur 3, 4 und 5 sind richtig

E. Nur 1, 2 und 3 sind richtig

1.082
1.083   1.2.1   Fragentyp E

Die Abbildung zeigt die Verteilung eines sauren und eines
basischen Arzneistoffes durch die Dünndarmschleimhaut in
relativen Mengen. Welchen pKa-Wert haben die Arzneistoffe?

A. 4   D. 7

B. 5   E. 8

C. 6

1.084   1.2.2   Fragentyp C

Arzneistoffe, die von der Leber schnell abgebaut werden,
sollten nicht rectal gegeben werden,

weil

rectal gegebene Arzneistoffe nach der Resorption aus-
nahmslos zuerst durch die Leber gehen.

1.085   1.2.2   Fragentyp A

Folgende Applikationsarten werden parenteral genannt,
<u>außer</u>

A. subcutan   D. rectal

B. intramuskulär   E. subdural

C. intravenös

1.086   1.2.2   Fragentyp D

Die biologische Verfügbarkeit eines Arzneistoffes ist
abhängig von

1) Aufnahme

2) Biotransformation

3) Speicherung

4) Verteilung im Körper

5) Ausscheidung

Wählen Sie bitte die zutreffende Aussagenkombination.

A. Nur 1 ist richtig

B. Nur 1 und 2 sind richtig

C. Nur 1 und 3 sind richtig

D. Nur 1, 2, 4 und 5 sind richtig

E. Alle Aussagen sind richtig

Der enterohepatische Kreislauf eines Arzneistoffes bewirkt

1) Auffüllung von tiefen Kompartimenten

2) Erhöhung des Arzneistoffplasmaspiegels

3) exaktere Dosierung

4) eine Umgehung der Leber und damit verminderte Biotransformation

5) eine raschere Ausscheidung des Arzneistoffes

Wählen Sie bitte die zutreffende Aussagenkombination.

A. Nur 1 und 2 sind richtig

B. Nur 3 und 4 sind richtig

C. Nur 4 und 5 sind richtig

D. Alle Aussagen sind richtig

E. Keine Aussage ist richtig

Bitte ordnen Sie die Angaben der Liste 2 den entsprechenden Begriffen der Liste 1 zu.

Liste 1	Liste 2
1.088 Gesamte Biologische Verfügbarkeit	A. Der Anteil eines appli-zierten Arzneistoffes, der zu einer bestimmten Zeit im Körper pharmako-dynamisch wirksam ist
1.089 Momentane Biologische Verfügbarkeit	B. Die Summe der erwünschten Aktivitäten während der Verweildauer des Arznei-stoffes im Körper
1.090 Biologische Wirksamkeit	C. Der Anteil eines appli-zierten Arzneistoffes, der während der ganzen Verweildauer im Körper pharmakodynamisch aktiv wird
1.091 Resorptionsquote	

D. Der Anteil eines appli-
   zierten Arzneistoffes,
   der von der Stelle der
   Applikation in den Blutstrom gelangt ist

E. Der Anteil eines appli-
   zierten Arzneistoffes,
   der im Plasma nicht an
   Protein gebunden ist

1.092   1.2.2   Fragentyp A

Welche der folgenden Applikationsarten ist für Arzneistoffe mit starken lokalen Reizwirkungen am besten?

A. Oral

B. Rectal

C. Subcutan

D. Intramuskulär

E. Intravenös

1.093   1.2.2   Fragentyp C

Bei oraler Gabe ist die Resorption eines säurelabilen
Arzneistoffes durch die Mundschleimhaut von Vorteil,

weil

ein durch die Mundschleimhaut resorbierter Arzneistoff
keinen "First pass Effect" erleidet.

1.094	1.2.2	Fragentyp A

Für den "First pass Effect" trifft zu:

A. Der Arzneistoff wird als Prodrug gegeben und muß in
   der Leber erst aktiviert werden.

B. Der Arzneistoff zeigt seine Wirkung sofort beim ersten
   Durchgang durch den systematischen Kreislauf

C. Der Arzneistoff wird durch Esterasen des Blutes zum
   unwirksamen Metaboliten gespalten

D. Der Arzneistoff geht zuerst durch die Leber, bevor er
   die übrigen Teile des Körpers erreicht

E. Der Arzneistoff wird bei der ersten Passage durch die
   Niere sofort ausgeschieden

1.095	1.2.2	
1.096	1.3	Fragentyp B

Wählen Sie bitte aus Liste 2 die für Liste 1 zutreffende
Beschreibung.

Liste 1

1.095 Biologische Ver-
      fügbarkeit

1.096 Biotransformation

Liste 2

A. Um- und Abbau eines Arzneistoffes

B. Anteil eines Arzneistoffes
   der im Körper pharmakodynamisch wirksam wird

C. Aufnahme eines Arznei-
   stoffes

D. Sekundärwirkung eines
   Arzneistoffes

E. Speicherung eines Arzneistoffes

1.097	1.2.3	Fragentyp C

Tiefe Arzneistoffspeicher werden nur langsam entleert,

<u>weil</u>

der pK-Wert maßgeblich an der Ausscheidung von Arzneistoffen beteiligt ist.

1.098 1.2.3 Fragentyp C

Der Transport von Arzneistoffen durch die Blutliquor-
schranke hängt unter anderem vom pK-Wert des Arzneistoffes ab,

<u>weil</u>

die Zusammensetzung von Blut und Liquor unterschiedlich
ist.

1.099 1.2.3 Fragentyp A

Jede der folgenden Eigenschaften trifft für die Bindung
von Arzneistoffen, wie Sulfonamide, an Plasmaalbumin zu,
<u>außer</u>

A. der Albumin-Arzneistoff-Komplex kann kaum durch die
   Capillarmembran in das Gewebe diffundieren

B. der Albumin-Arzneistoff-Komplex diffundiert nicht
   nennenswerter durch die Nierenglomerula

C. der Teil, der ursprünglich am Albumin gebunden ist,
   bleibt zum größten Teil in dieser Kombination, bis
   das Protein abgebaut wird

D. die Albumin gebundenen Arzneistoffmoleküle stehen mit
   den im Plasma gelösten Arzneistoffmolekülen im Gleichgewicht

E. wird ein Teil der gelösten Arzneistoffmoleküle zerstört, oder in der Niere ausgeschieden, verschiebt
   sich das Gleichgewicht derart, daß dadurch ein bestimmter Teil der gebundenen Arzneistoffmoleküle freigesetzt wird

1.100 1.2.3 Fragentyp A

Die Bindungs- und Transportkapazität des Blutserums für
Eisen beträgt 5 Mikrogramm Eisen pro Milliliter. Wieviel
Milliliter eines Eisenpräparates, das 1% Eisen (Gew./Vol.)
enthält, kann man maximal intravenös injizieren, ohne
eine akute Überladung des Eisentransportsystems zu verursachen? Das Plasma-Volumen soll vier Liter betragen.

A. 100,0 ml   D. 10,0 ml

B. 50,0 ml   E. 2,0 ml

C. 20,0 ml

1.101   1.3.1   Fragentyp D

Die bei der Biotransformation von Arzneistoffen statt-
findende Oxidierung kann auf folgende Weise erfolgen:

1) Metylierung

2) Acetylierung

3) Desaminierung

4) Desalkylierung

5) Sulfoxid-Formation

Wählen Sie bitte die zutreffende Aussagenkombination.

A. Alle Aussagen sind richtig

B. Nur 3, 4 und 5 sind richtig

C. Nur 1, 2 und 5 sind richtig

D. Nur 3 und 4 sind richtig

E. Nur 1 und 2 sind richtig

1.102   1.3.1   Fragentyp A

Cytochrom P 450 benötigt zur Oxidation von Arzneistoffen

A. molekularen Sauerstoff und NADPH

B. atomaren Sauerstoff und NADPH

C. nur molekularen Sauerstoff

D. nur atomaren Sauerstoff

E. Cytochrom P 450 ist an der Oxidation von Arzneistoffen nicht beteiligt.

1.103
1.104   1.3.1   Fragentyp B

Ordnen Sie bitte den in der Liste 1 angegebenen Schrit-
ten der Biotransformation diejenige Reaktion aus Liste 2
zu, die dafür in Frage kommt.

        Liste 1   Liste 2

1.103 Metabolischer Schritt   A. Konjugation

1.104 Synthetischer Schritt   B. Ionisation

C. Salzbildung

D. Reduktion

E. Lyse

1.105

Progesteron → Pregnandiol

1.106

CH_2-CH_3

Phenobarbital

[O] →

CH_2-CH_3

Hydroxyphenobarbital

1.107

H_2N-⟨ ⟩$-SO_2-NH_2$ + $CH_3-CO-S-CoA$ → $H_3C-CO-NH-$⟨ ⟩$-SO_2-NH_2$ + $CoA-SH$

Sulfanilamid   Acetylsulfanilamid

1.108

H_2N-⟨ ⟩$-C-O-CH_2-CH_2-N(CH_2-CH_3)(CH_2=CH_3)$ + H_2O → H_2N-⟨ ⟩$-C-OH$ + $HO-CH_2-CH_2-N(CH_2-CH_3)(CH_2-CH_3)$

Procain   p-Aminobenzoesäure + Diäthylaminoäthanol

Welche Reaktion trifft zu?

A. Reduktion

B. Hydrolyse

C. Protonierung

D. Oxidation

E. Konjugation

1.109   1.3.1   Fragentyp D
____

Welche der folgenden Aussagen trifft für Arzneistoffe
zu, die in der Leber einem oxidativen Umbau unterliegen?

1) Das entstehende Produkt hat meist eine höhere Wasserlöslichkeit

2) Der oxidierte Arzneistoff ist immer unwirksam

3) Aus unwirksamen Substanzen können toxische Substanzen
   entstehen

4) Der oxidierte Arzneistoff unterliegt meist einem
   enterohepatischen Kreislauf

5) Die gebildeten Metaboliten können eine ähnliche Wirkung haben wie die Ausgangssubstanz

A. Nur 1, 3 und 5 sind richtig

B. Nur 1 und 3 sind richtig

C. Nur 2, 3 und 4 sind richtig

D. Nur 2 und 4 sind richtig

E. Alle Aussagen sind richtig

1.110   1.3.1   Fragentyp A
____

Cytochrom P 450 ist eine

A. Reduktase

B. Oxygenase

C. Hydrolase

D. Esterase

E. Transferase

1.111   1.3.2   Fragentyp C
____

Arzneistoffe, die eine Esterbindung besitzen, werden
nach der Resorption meist schnell hydrolysiert,

weil

Esterasen in allen Teilen des Körpers vorhanden sind.

1.112   1.3.2   Fragentyp A

Wo findet die Hydroxylierung von Arzneistoffen durch Monooxygenasen in der Leber statt?

A. Zellmembran

B. Zytoplasma

C. Endoplasmatisches Reticulum

D. Mitochondrien

E. Zellkern

1.113   1.3.3   Fragentyp C

Wird Cytochrom P 450 durch Phenytoin induziert, können andere Arzneistoffe wie Cumarine von diesem Enzym schneller reduziert werden,

weil

die Induktion der mischfunktionellen Monooxygenasen relativ unspezifisch ist.

1.114   1.4.1   Fragentyp C

Die Ausscheidung von Acetylsalicylsäure durch die Niere ist größer bei saurem pH des Urins als bei basischem pH des Urins,

weil

im sauren Urin die Acetylsalicylsäure stärker ionisiert ist als im basischen Urin.

1.115   1.4.1   Fragentyp A

Durch welche der folgenden Eigenschaften wird die Ausscheidung eines Arzneistoffes durch die Niere verzögert?

A. Hohe Lipidlöslichkeit

B. Starke Ionisation in den Tubuli

C. Schnelle Glucuronisierung

D. Kleines Molekulargewicht

E. Schwache Proteinbindung

1.116   1.4.1   Fragentyp C

Solange ein Arzneistoff an Plasmaproteine gebunden ist,
kann es durch die Niere nicht ausgeschieden werden,

<u>weil</u>

der an Plasmaprotein gebundene Arzneistoff in der Leber
nicht metabolisiert werden kann.

1.117   1.4.2   Fragentyp A

Ab welcher Molekulargröße gewinnen die Ausscheidungen
von Arzneistoffen durch die Leber und deren entero-
hepatischer Kreislauf an Bedeutung?

A.   500

B.   1000

C.   2000

D.   5000

E. 10000

1.118
1.119
1.120   1.5.1   Fragentyp B
____

Wählen Sie bitte für jeden numerierten Begriff aus der
Liste 1 eine Beschreibung aus Liste 2.

      Liste 1   Liste 2

1.118 Plasmahalbwertszeit   A. Die Zeit, die vergeht,
                              bis der Arzneistoff zur
1.119 Biologische Halb-   Hälfte aus dem Körper
      wertszeit   verschwunden ist

1.120 Pharmakologische   B. Die Zeit, die vergeht,
      Halbwertszeit   bis der Arzneistoff zur
                              Hälfte gespeichert ist

                            C. Die Zeit, die vergeht,
                              bis die ursprüngliche
                              Wirkung auf die Hälfte
                              abgesunken ist

                            D. Die Zeit, die vergeht,
                              bis die Arzneistoffkon-
                              zentration im Blut auf
                              die Hälfte abgesunken ist

                            E. Die Zeit, die vergeht,
                              bis der Arzneistoff zur
                              Hälfte aufgenommen ist

1.121   1.5.2   Fragentyp A
____

Die Plasmakonzentration eines Arzneistoffes ist abhängig
von folgenden Mechanismen, außer

A. Aufnahme

B. Biotransformation

C. Ausscheidung

D. Wirksamkeit

E. Speicherung

<table><tr><td>1.122</td><td>1.5.3</td><td>Fragentyp A</td></tr></table>

Kumulation tritt dann auf, wenn der Arzneistoff

A. gespeichert wird
B. langsam eliminiert wird
C. langsamer aufgenommen wird, als eliminiert wird
D. schneller aufgenommen wird, als eliminiert wird
E. schnell aufgenommen wird

<table><tr><td>1.123</td><td>1.3.1
1.5.3
1.8</td><td>Fragentyp E</td></tr></table>

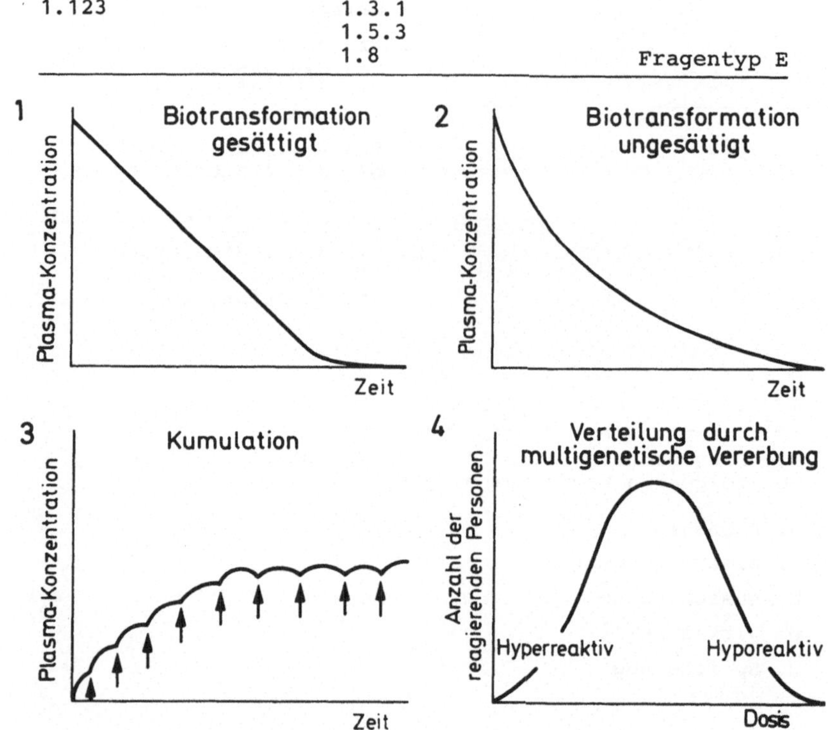

Wählen Sie bitte unter folgenden Aussagekombinationen
die zutreffende aus.

A. Nur 1 und 2 sind richtig

B. Nur 3 und 4 sind richtig

C. Nur 1, 2 und 4 sind richtig

D. Nur 1, 2 und 3 sind richtig

E. Alle Aussagen sind richtig

1.124   1.5.3   Fragentyp A

Kumulation eines Arzneistoffes

A. ist eine besondere Eigenschaft dieses Mittels, die
   es grundsätzlich von anderen nicht-kumulierenden
   Mitteln unterscheidet

B. kann nur durch langsame Filtration der Substanz
   im Glomerulum der Niere bedingt sein

C. kommt nur am Herzen vor

D. kann grundsätzlich mit jedem Mittel durch geeignete
   Häufigkeit und Größe der Dosis erreicht werden

E. ist meist durch eine Schädigung des Stoffwechsels
   durch das betreffende Mittel bedingt

1.125   1.5.3   Fragentyp A

Ein Arzneistoff kumuliert immer, wenn

A. die Anfangsdosis zu hoch gewählt wird

B. eine mehr als 90%ige Bindung an Plasmaproteine
   erfolgt

C. die renale Ausscheidung eine geringere Rolle spielt
   als der metabolische Abbau

D. die pro Zeiteinheit zugeführte Arzneistoffmenge größer
   ist als die gleichzeitig eliminierte Arzneistoffmenge

E. die betreffende Substanz durch enterohepatischen
   Kreislauf reabsorbiert wird

1.126   1.1.4
                       1.2
                       1.4
                       1.6   Fragentyp D

Bei Kombination von Arzneistoffen ist im allgemeinen folgendes zu beachten:

1) Die einzelnen Mittel können eine potenzierende Wirkung aufeinander haben

2) Die chemische Struktur der einzelnen Mittel soll ähnlich sein

3) Ihre Resorptionsgeschwindigkeit soll ähnlich sein

4) Sie können gegenseitig ihre Elimination beeinflussen

Wählen Sie bitte die zutreffende Aussagenkombination.

A. Nur 1, 2 und 3 sind richtig

B. Nur 1, 3 und 4 sind richtig

C. Nur 2, 3 und 4 sind richtig

D. Nur 1, 2 und 4 sind richtig

E. Alle Aussagen sind richtig

1.127-1.146   1.6   Fragentyp B

Bitte ordnen Sie den Arzneistoffkombinationen der Liste 1 die entsprechende für die Therapie wichtige Wechselwirkung der Liste 2 zu.
Es ist besonders die Wechselwirkung auf den zuerst genannten Arzneistoff zu beachten.

Liste 1	Liste 2
1.127 Penicillin - Probenicid	A. Synergistisch pharmako-kinetisch
1.128 Herzglykoside - Thiacide	B. Synergistisch pharmako-dynamisch
1.129 Mercaptopurin - Allopurinol	C. Antagonistisch pharmako-kinetisch
1.130 Expectorantien - Antitussiva	D. Antagonistisch pharmako-dynamisch
1.131 Penicillin - Procain	E. Keine Wechselwirkungen
1.132 Orale Contraceptiva - Rifampicin	

1.133 Cyclophosphamid -
      Barbiturate

1.134 Sulfonamide -
      Trimethoprim

1.135 Lokalanaestetica -
      Noradrenalin

1.136 Penicillin -
      Sulfonamide

1.137 Guanethidin -
      Antidepressiva

1.138 Antihypertonica -
      Thiacide

1.139 L-Dopa - Vitamin B_6

1.140 Cumarine -
      Phenylbutazon

1.141 Alkohol -
      Antihistaminica

1.142 Cumarine - Antacida

1.143 Phenytoin -
      Phenylbutazon

1.144 Atropin - Amantadin

1.145 Tubocurarin -
      Neostigmin

1.146 Cumarine - Barbiturate

1.147   1.1.4
                          1.6   Fragentyp A

Verstärkt ein Arzneistoff die Wirkung eines anderen,
nennt man das

A. Potenzierung

B. Kumulation

C. Addition

D. Kombination

E. Aktivierung

1.148   1.7   Fragentyp C

Niedermolekulare Arzneistoffe verursachen als Nebenwirkung keine allergischen Reaktionen,

<u>weil</u>

nur hochmolekulare Stoffe direkt als Antigene wirken
können.

1.149   1.7   Fragentyp D

Für die Arzneimittelallergie gilt:

1) Sie ist unabhängig von der therapeutischen oder
   toxischen Dosis

2) Sie tritt nur bei hochmolekularen Arzneistoffen auf

3) Sie kann schon bei der ersten therapeutischen Gabe
   eines Arzneistoffes auftreten

4) Sie tritt nur an der Stelle der Applikation, z.B. der
   Haut, auf

5) Die durch einen Arzneistoff ausgelöste allergische
   Reaktion ist bei allen Patienten gleich

Wählen Sie bitte die zutreffende Aussagenkombination.

A. Nur 1, 2 und 3 sind richtig

B. Nur 2, 4 und 5 sind richtig

C. Nur 2 und 4 sind richtig

D. Nur 1 und 3 sind richtig

E. Alle Aussagen sind richtig

1.150-1.155   1.8   Fragentyp B

Ein gewisser Teil der Menschen reagiert aus genetischen
Gründen auf bestimmte Arzneistoffe anders. In Liste 1
sind derartige Arzneistoffe angegeben. Suchen Sie bitte
aus Liste 2 die dazugehörige Abnormalität.

   <u>Liste 1</u>   <u>Liste 2</u>

1.150 Isoniazid   A. Bitterer Geschmack

1.151 Halothan

1.152 Succinylcholin

1.153 Primaquin

1.154 Propylthiourazil

1.155 Cumarin

B. Verlangsamte Biotransformation

C. Erhöhung der Körpertemperatur

D. Verringerte Glucose-6-Phosphat-Dehydrogenase-Aktivität

E. Erniedrigte Potenz des Arzneimittels

1.156   **1.8**   **Fragentyp A**

Die durch genetische Faktoren bedingte abnorme Wirkung eines Arzneistoffes kann auf folgendem geänderten Mechanismus beruhen, <u>außer</u>

A. Stoffwechsel

B. Receptor-Affinität

C. anatomische Abnormitäten

D. thermodynamische Aktivität

E. Biotransformation

1.157   **1.8**   **Fragentyp A**

Die durch genetische Faktoren bedingte abnormale Arzneistoffwirkung kann verursacht sein durch

1) Verringerung der Receptor-Affinität

2) verlangsamte Biotransformation

3) Verminderung von Stoffwechsel-Enzymen

4) teratogene Wirkung

Wählen Sie bitte die zutreffende Aussagenkombination.

A. Nur 1 und 2 sind richtig

B. Nur 2, 3 und 4 sind richtig

C. Nur 1, 2 und 3 sind richtig

D. Nur 1, 2 und 4 sind richtig

E. Alle Aussagen sind richtig

1.158	1.8	Fragentyp D

Folgende Arzneistoffwirkungen können auf genetischen Ursachen beruhen, <u>außer</u>

A. Hyporeaktion

B. Apnoe

C. maligne Hyperthermie

D. Methämoglobinämie

E. Teratogenie

1.159	1.8	Fragentyp C

Arzneistoffe können in ihrer Wirkung eine Bimodalverteilung zeigen,

<u>weil</u>

die unterschiedliche Wirkung von Arzneistoffen durch multigenetische Variationen bedingt sein kann.

1.160	1.8	Fragentyp D

Welche der folgenden Arzneistoffe können bei genetisch bedingtem Glucose-6-phosphat-Dehydrogenasemangel hämolytische Anämien verursachen?

1. Penicilline

2. Sulfonamide

3. Phenazetin

4. Primaquin

5. Cumarine

Wählen Sie bitte die zutreffende Aussagenkombination.

A. Nur 1, 3 und 5 sind richtig

B. Nur 1 und 5 sind richtig

C. Nur 2, 3 und 4 sind richtig

D. Nur 2 und 4 sind richtig

E. Alle Aussagen sind richtig

2. Sympathomimetica

<table>
<tr><td>2.001</td><td>2.1</td><td>Fragentyp A</td></tr>
</table>

Durch Stimulation adrenerger ß-Receptoren kommt es zu folgenden Wirkungen, <u>außer</u>

A. Erschlaffung der Bronchialmuskulatur

B. Erschlaffung der Uterusmuskulatur

C. Beschleunigung der Herzfrequenz

D. Constriktion der Coronararteriolen

E. Erschlaffung der Widerstandsgefäße

<table>
<tr><td>2.002 2.005
2.003
2.004</td><td>2.2</td><td>Fragentyp B</td></tr>
</table>

Ordnen Sie bitte den Arzneimitteln der Liste 1 die Aussage der Liste 2 zu, die am ehesten zutrifft.

Liste 1	Liste 2
2.002 Adrenalin	A. Verursacht häufig Depressionen
2.003 Ephedrin	B. Ist bei oraler Gabe wirkungslos
2.004 Pholedrin	C. Hat histaminähnliche Wirkung
2.005 Tolazolin	D. Zeigt das Phänomen der Tachyphylaxie
	E. Verursacht Obstipation

2.006   2.2.3   Fragentyp D

Welche der folgenden Sympathomimetica stimulieren vornehmlich adrenerge ß-Receptoren?

1) Adrenalin

2) Buphenin

3) Naphazolin

4) Terbutalin

5) Norfenefrin

Wählen Sie bitte die zutreffende Aussagenkombination.

A. Nur 1, 3 und 5 sind richtig

B. Nur 1 und 5 sind richtig

C. Nur 2, 3 und 5 sind richtig

D. Nur 2 und 4 sind richtig

E. Alle Aussagen sind richtig

2.007   2.2.3   Fragentyp D

Isoproterenol

1) führt in der Regel zu einem Anstieg des diastolischen Blutdrucks

2) kann bei disponierten Menschen Anfälle von Bronchialasthma auslösen

3) wirkt auf die Gefäßperipherie α-sympathomimetisch

4) kann zur Behandlung einer chronischen Myokardinsuffizienz verwendet werden

5) verengt die Pupille

Wählen Sie bitte die zutreffende Aussagenkombination.

A. Nur 1, 2 und 3 sind falsch

B. Nur 2, 3 und 4 sind falsch

C. Nur 3, 4 und 5 sind falsch

D. Nur 1, 3 und 5 sind falsch

E. Alle Aussagen sind falsch

2.008	2.2.4	Fragentyp A

Welches der folgenden Sympathomimetica wirkt bei thera-
peutsicher Anwendung zusätzlich zentral erregend?

A. Naphazolin

B. Orciprenalin

C. Ephedrin

D. Salbutamol

E. Dopamin

2.009	2.3	Fragentyp C

Die orale Wirksamkeit von Sympathomimetica wird durch
Verschiebung der OH-Gruppe von 4-Stellung nach 5-Stellung
verbessert,

<u>weil</u>

die Sympathomimetica durch die Verschiebung der OH-Gruppe
von 4-Stellung nach 5-Stellung lipophiler werden und deshalb besser von der Darmschleimhaut resorbiert werden.

2.010 2.013		
2.011 2.014		
2.012	2.3	Fragentyp B

Durch Veränderung des Adrenalinmoleküls erhält man Phar-
maka, die eine ganz bestimmte Wirkungskomponente des
Adrenalins allein besitzen. Ordnen Sie die Aussagen der
Liste 1 den passenden Aussagen der Liste 2 zu.

<u>Liste 1</u>	<u>Liste 2</u>
2.010 Fortfall der OH-Gruppen am Phenolring	A. Verlangsamter Abbau durch die Monocamin-oxidase
2.011 Lange Alkylsubstituenten am Stickstoffatom	B. Fast reine Wirkung auf ß-Receptoren
2.012 Einbau des Stickstoffs in einen Imidazolring	C. Ausgeprägte zentrale Wirkung
2.013 Verlängerung der Kette zwischen Phenolring und Stickstoff	D. Vorwiegend α-mimetische Wirkung
2.014 Verzweigung am α-Kohlen-stoff	E. ß-Receptoren-blockieren-de Wirkung

2.015   2.3.1   Fragentyp A

Das indirekte Sympathomimeticum Ephedrin hat folgende Wirkungen, <u>außer</u>

A. Erhöhung der Konzentration von Noradrenalin am Receptor

B. broncholytische Wirkung

C. Tachyphylaxie bei wiederholter Anwendung

D. reflektorische Aktivierung des efferenten sympathischen Systems

E. direkte sympathomimetische Wirkung (intrinsic activity)

2.016   2.3.1   Fragentyp A

Unter welcher der folgenden Bedingungen verursacht Noradrenalin bei intravenöser Zufuhr eine Tachykardie statt einer Bradykardie?

A. Nach Vorbehandlung mit einem α-Blocker

B. Nach Hemmung der Acetylcholinesterase

C. Nach Gabe von Atropin

D. Nach Vorbehandlung mit Reserpin

E. Noradrenalin verursacht immer eine Tachykardie

2.017   2.3.1   Fragentyp A

Noradrenalin verlangsamt die Pulsrate, da es

A. den peripheren Widerstand erniedrigt

B. indirekt den Baroreceptorreflex aktiviert

C. eine direkte negativ-chronotrope Wirkung hat

D. den Blutdruck senkt

E. das Herzschrittmacherzentrum hemmt

2.018   2.3.1   Fragentyp A

Tyramin, ein indirekt wirkendes Sympathomimeticum, hat folgende Eigenschaften, <u>außer</u>

A. es hemmt die cAMP hydrolysierende Phosphodiesterase

B. am chronisch sympathisch denervierten Organ zeigt es keine Wirkung

C. nach Vorbehandlung eines Versuchstieres mit hohen Dosen Reserpin ist es wirkungslos

D. es führt zu Tachyphylaxie

E. es findet als Mydriaticum Verwendung

2.019   2.3.2   Fragentyp A

Welcher Vorgang ist an der Elimination von Noradrenalin aus dem Extracellulärraum nicht beteiligt?

A. Speicherung in sympathische postganglionäre Nervenendigungen

B. O-Methylierung

C. Oxidative Desaminierung

D. Konjugation mit Glucuronsäure und Schwefelsäure

E. Reduktion

2.020   2.3.2   Fragentyp A

Welcher der folgenden Mechanismen ist für die Inaktivierung von Noradrenalin am wichtigsten?

A. Abbau durch die O-Methyltransferase

B. Abbau durch die Monoaminoxidase

C. Wiederaufnahme in die Präsynapse

D. Renale Ausscheidung nach Aufnahme in die Blutbahn

E. Methylierung zu Adrenalin

2.021   2.3.2   Fragentyp A

Welches der folgenden Sympathomimetica ist für eine orale Behandlung geeignet?

A. Adrenalin

B. Terbutalin

C. Noradrenalin

D. Isoprenalin

E. Norfenefrin

2.022   2.4.1   Fragentyp A

Nach einer Infusion von Noradrenalin ist welche der folgenden Wirkungen <u>nicht</u> zu erwarten?

A. Steigerung des diastolischen Blutdrucks

B. Steigerung des systolischen Blutdrucks

C. Reflektorische Abnahme der Herzfrequenz

D. Drucksenkung in der Arteria pulmonalis

E. Erhöhung des peripheren Widerstandes

2.023   2.2.1
                        2.4.1   Fragentyp A

Die Wirkung des Norfenefrins unterscheidet sich von der des Fenoterols dadurch, daß Norfenefrin

A. positiv inotrop und chronotrop wirkt

B. die α-Receptoren aktiviert

C. durch Tyrosinhydroxylase zerstört wird

D. bronchodilatierend wirkt

E. stärker an Plasmaprotein gebunden wird

Welche der folgenden Wirkungen des Adrenalins kommt
durch eine α-Receptoren-Erregung zustande?

1) Steigerung der Coronardurchblutung

2) Steigerung der Herzfrequenz

3) Erschlaffung der Bronchialmuskulatur

4) Verminderung der peripheren Durchblutung

Wählen Sie bitte die zutreffende Aussagenkombination.

A. Nur 1, 2 und 3 sind richtig

B. Nur 1 und 3 sind richtig

C. Nur 2 und 4 sind richtig

D. Nur 4 ist richtig

E. Alle Aussagen sind richtig

Welche der folgenden Arzneistoffe eignen sich am besten
bei lokaler Anwendung zur Abschwellung der Nasenschleimhaut?

1) Naphazolin

2) Buphenin

3) Xylometazolin

4) Orciprenalin

Wählen Sie bitte die zutreffende Aussagenkombination.

A. Nur 1, 2 und 3 sind richtig

B. Nur 1 und 3 sind richtig

C. Nur 2 und 4 sind richtig

D. Nur 4 ist richtig

E. Alle Aussagen sind richtig

2.026   2.4.1   Fragentyp D

Direkt wirkende sympathomimetische Amine haben durch
ihre unterschiedliche Affinität zu den α- und ß-Receptoren verschiedene Wirkungen auf das Herz-Kreislauf-
System. Phenylephrin

1) erhöht den diastolischen Blutdruck

2) führt zu reflektorischer Tachykárdie

3) kann nach ß-Receptoren-Blockade zur Blutdrucksenkung
   führen

4) vermindert die Herzfrequenz

5) vermindert den peripheren Widerstand

Wählen Sie bitte die zutreffende Aussagenkombination.

A. Nur 1 und 2 sind richtig

B. Nur 1 und 4 sind richtig

C. Nur 4 und 5 sind richtig

D. Nur 1, 3 und 4 sind richtig

E. Nur 5 ist richtig

2.027   2.4.2   Fragentyp D

Buphenin

1) erhöht den Wirkungsgrad des Herzens

2) führt zu reflektorischer Tachykardie

3) wirkt auf den Uterus relaxierend

4) vermindert die Herzfrequenz

5) vermindert den peripheren Widerstand

Wählen Sie bitte die zutreffende Aussagenkombination.

A. Nur 1 und 2 sind richtig

B. Nur 1 und 4 sind richtig

C. Nur 4 und 5 sind richtig

D. Nur 1, 3 und 4 sind richtig

E. Nur 3 und 5 sind richtig

2.028   2.4.2   Fragentyp C

Orciprenalin erniedrigt den diastolischen Blutdruck,

weil

Orciprenalin den peripheren Gefäßwiderstand vermindert.

2.029   2.4.3   Fragentyp D

Dopamin hat als Transmitter folgende Wirkungen:

1) Erhöhung der Nierendurchblutung

2) Hemmung der Prolactinausschüttung

3) Stimulierung von Neuronen, die im extrapyramidalmotorischen System cholinerge Neurone antagonisieren

4) positive Inotropie

5) Blutdrucksenkung

Wählen Sie bitte die zutreffende Aussagenkombination.

A. Nur 1, 2, 3 und 4 sind richtig

B. Nur 2, 3 und 5 sind richtig

C. Nur 1, 3 und 4 sind richtig

D. Nur 1, 2, 4 und 5 sind richtig

E. Nur 1, 3 und 5 sind richtig

2.030   2.4.1
                         2.4.4   Fragentyp A

Intramusculäre Injektion von Adrenalin bewirkt eine

A. Verminderung der Blutglucose-Konzentration

B. Bronchoconstriction

C. Constriction der Hautgefäße

D. Verengung der Pupillen

E. Bradykardie

2.031   2.2.1
                  2.4.4   Fragentyp A

Die Wirkungen von Noradrenalin unterscheiden sich von denen des Adrenalins dadurch, daß Noradrenalin

A. positiv inotrop und chronotrop wirkt

B. vorwiegend nur die ß-Receptoren aktiviert

C. nur sehr geringe stoffwechsel-steigernde Wirkung besitzt

D. durch die MAO und COMT abgebaut wird

E. stärker an Plasmaproteine gebunden ist

2.032   2.4.4   Fragentyp A

ß-Sympathomimetica haben folgende Wirkungen, _außer_

A. Insulinfreisetzung aus den Inselzellen

B. Aktivierung der Adenylcyclase

C. Steigerung der Glykogenolyse

D. Steigerung der Lipolyse

E. Senkung des O_2-Verbrauchs

2.033   2.4.5   Fragentyp D

Es wird angenommen, daß Amphetamin und seine Derivate folgende Wirkung im ZNS haben:

1. eine Hemmung der Monoaminoxidase

2. einen direkten Effekt auf Serotonin-Receptoren

3. einen direkten Effekt auf ß-Receptoren

4. eine Freisetzung der Catecholamine

Wählen Sie bitte die zutreffende Aussagenkombination.

A. Nur 1, 3 und 4 sind richtig

B. Nur 3 und 4 sind richtig

C. Nur 4 ist richtig

D. Nur 3 ist richtig

E. Alle Aussagen sind richtig

2.034   2.4.5   Fragentyp D

Welche Sympathomimetica zeigen eine zentralerregende
Wirkung?

1) Terbutalin

2) Ephedrin

3) Norfenefrin

4) Fenetyllin

5) Naphazolin

Wählen Sie bitte die richtige Aussagenkombination

A. Nur 1, 3 und 5 sind richtig

B. Nur 1 und 5 sind richtig

C. Nur 2, 3 und 4 sind richtig

D. Nur 2 und 4 sind richtig

E. Alle Aussagen sind richtig

2.035   2.4.5   Fragentyp A

Welches der folgenden Sympathomimetica wirkt am stärksten
zentralerregend?

A. Pholedrin

B. Ephedrin

C. Clonidin

D. Methamphetamin

E. Dobutamin

2.036   2.4.6   Fragentyp C

Bei MAO-Hemmer-Therapie sind bestimmte Speisen, die einen
hohen Gehalt an Tyramin haben, kontraindiziert,

weil

MAO-Hemmer die Wirkung indirekt wirkender Sympathomimetica verlängern und verstärken können.

2.037	2.4.6	Fragentyp A

Welcher der folgenden Arzneistoffe zeigt nach kurzfristig
wiederholter Anwendung eine Tachyphylaxie?

A. Amphetamin

B. Atropin

C. Thiopental

D. Ephedrin

E. Theophyllin

2.038	2.4.6	Fragentyp A

Tachyphylaxie, die nach Gabe von indirekten sympatho-
mimetischen Aminen wie Ephedrin auftritt, ist verursacht
durch

A. Receptor-Blockade

B. entleerte Speicher von Transmittern

C. Blockade der Nervenleitung in adrenergen Nervenendigungen

D. kompensierenden parasympathischen Respons

E. gesteigerten Abbau der Catecholamine

2.039	2.4.6	Fragentyp A

Die Bildung von Noradrenalin in der adrenergen Nervenendigung

A. wird durch Cocain gehemmt

B. hängt von der oxidativen Desaminierung von Dopamin
durch die Monoaminoxidase ab

C. wird durch die Catechol-O-Methyltransferase kata-
lysiert

D. wird durch Tyrosin blockiert

E. wird durch α-Methyldopa verhindert

3. Sympatholytica (Receptorenblocker)

3.001   2.4.1
        3.1   Fragentyp E

In der folgenden Abbildung ist die durch Adrenalin
erfolgte Änderung des mittleren Blutdrucks einer Ratte
dargestellt. Zwischen der ersten und zweiten Gabe von
Adrenalin wurde ein Medikament X gegeben. Zu welcher
Klasse von Medikamenten gehört es?

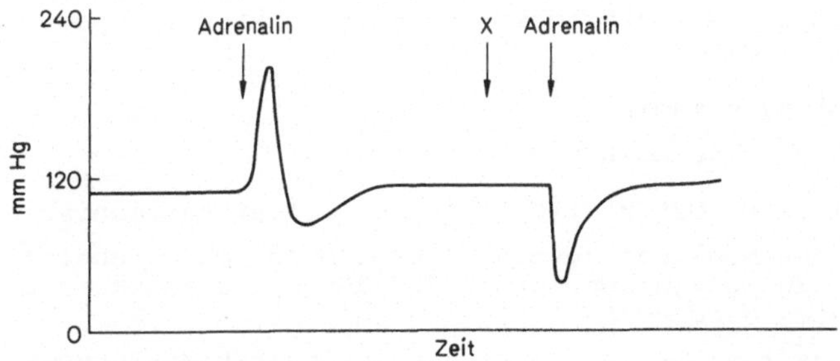

A. α-Sympathomimeticum

B. α-Sympatholyticum

C. ß-Sympathomimeticum

D. ß-Sympatholyticum

E. Indirektes Sympathomimeticum

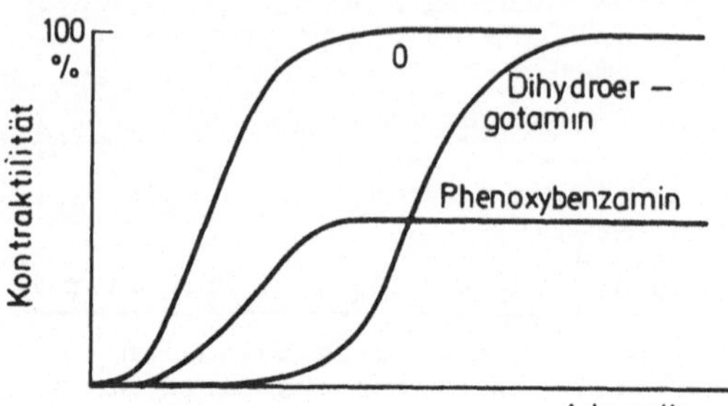

Auf der obigen Abbildung sehen Sie die constrictorische
Wirkung von Adrenalin auf die glatte Muskulatur der
Kaninchenaorta, einmal ohne Vorbehandlung (O), zum anderen nach Vorbehandlung mit zwei spezifischen Blocker-
substanzen der sympathischen postganglionären Synapse,
zum Beispiel mit

3.002 Phenoxybenzamin

3.003 Dihydroergotamin

1) Die Blockersubstanz ist ein kompetitiver Antagonist

2) Die höchstmögliche kontraktile Wirkung von Adrenalin
   ist abhängig von der Anzahl der durch das Medikament
   besetzten Receptoren

3) Es handelt sich hier um eine ß-Receptor-blockierende
   Substanz

4) Sie geht eine sehr feste Bindung mit dem Receptor
   ein

5) Sie hat eine kürzere Wirkungsdauer als das andere
   Arzneimittel

Welche Aussagenkombinationen halten Sie für die Aufgabe
3.002 bzw. für die Aufgabe 3.003 zutreffend?

A. Nur 1, 2 und 5 sind richtig

B. Nur 1 und 5 sind richtig

C. Nur 1, 3 und 4 sind richtig

D. Nur 2 und 4 sind richtig

E. Nur 2, 4 und 5 sind richtig

3.004   3.1.2   Fragentyp A

Phentolamin hemmt die blutdrucksteigernde Wirkung von folgenden Arzneimitteln, <u>außer</u>

A. Adrenalin

B. Noradrenalin

C. Norfenefrin

D. Vasopressin

E. Etilefrin

3.005   3.1.2   Fragentyp D

Eine Umkehr der Adrenalinwirkung auf den Blutdruck erfolgt nach vorhergehender Gabe von

1) Neostigmin

2) Propranolol

3) Atropin

4) Phentolamin

Wählen Sie bitte die richtige Aussagenkombination.

A. Nur 1, 2 und 3 sind richtig

B. Nur 1 und 3 sind richtig

C. Nur 2 und 4 sind richtig

D. Nur 4 ist richtig

E. Alle Aussagen sind richtig

3.006   3.1.2   Fragentyp C

Ergotamin kontrahiert die glatte Gefäßmuskulatur,

<u>weil</u>

Ergotamin durch Blockade der ß-Receptoren die vasokonstriktorische Wirkung von Adrenalin verstärkt.

3.007	3.2.1	Fragentyp A

Wird einem Patienten, der mit Phentolamin vorbehandelt ist, Adrenalin injiziert, erfolgt in Bezug auf den Blutdruck

A. keine Wirkung

B. verstärkte Wirkung

C. entgegengesetzte Wirkung

D. verminderte Wirkung

E. Phentolamin hat auf die Wirkung von Adrenalin keinen Einfluß

3.008	3.2.1	Fragentyp D

Welche der folgenden Sympatholytica sind ß-Receptorenblocker?

1) Propranolol

2) Phentolamin

3) Alprenolol

4) Phenoxybenzamin

5) Metoprolol

Wählen Sie bitte die richtige Aussagenkombination.

A. Nur 1, 2 und 3 sind richtig

B. Nur 1, 3 und 5 sind richtig

C. Nur 2, 3 und 4 sind richtig

D. Nur 2, 4 und 5 sind richtig

E. Alle Aussagen sind richtig

3.009	3.2.2	Fragentyp A

ß-Blocker haben verschiedene Wirkungsmechanismen, die im folgenden aufgelistet sind. Welcher dieser Wirkungsmechanismen ist für die Senkung des Plasmareninspiegels verantwortlich?

A. ß-Receptor-blockierende Wirkung

B. ß-Receptor-stimulierende Wirkung

C. Membranstabilisierende Wirkung

D. Hypoglykämische Wirkung

E. ß-Blocker senken den Plasmareninspiegel nicht

3.010	3.2.2	Fragentyp A

ß-Receptorenblocker

A. fördern die AV-Überleitung am Herzen

B. wirken positiv inotrop

C. bewirken eine Tachykardie

D. können eine Bronchoconstriction auslösen

E. vermindern den Tonus der Darmmuskulatur

3.011	3.2.2	Fragentyp D

Welche der unten aufgeführten Wirkungen besitzen
ß-Blocker?

1) Lokalanaesthetische Wirkung

2) Kardiodepressive Wirkung

3) Antifibrillatorische Wirkung

4) Antidepressive Wirkung

5) Stoffwechselsteigernde Wirkung

Wählen Sie bitte die zutreffende Aussagenkombination.

A. Nur 1, 2 und 3 sind richtig

B. Nur 2, 3 und 4 sind richtig

C. Nur 3, 4 und 5 sind richtig

D. Nur 1, 2, 3 und 4 sind richtig

E. Alle Aussagen sind richtig

3.012   3.2.2   Fragentyp D

Eine Blockade adrenerger ß-Receptoren wird therapeutisch angewendet bei

1) Asthma bronchiale

2) Coronarinsuffizienz

3) Orthostatischer Hypotonie

4) Tachykarden Rhythmusstörungen

Wählen Sie bitte die zutreffende Aussagenkombination.

A. Nur 1 und 2 sind richtig

B. Nur 1 und 3 sind richtig

C. Nur 2 und 4 sind richtig

D. Nur 3 und 4 sind richtig

E. Alle Aussagen sind richtig

3.013   3.2.2   Fragentyp A

ß-Receptorenblocker bewirken am Herzen eine Abnahme folgender Eigenschaften, außer

A. der Kontraktionskraft

B. des Sauerstoffverbrauchs

C. der Frequenz

D. der AV-Erregungsleitungsgeschwindigkeit

E. der Refraktärzeit

3.014   3.2.2   Fragentyp A

ß-Receptorenblocker haben folgende Wirkungen, außer

A. Verbesserung des Wirkungsgrades des Herzens durch Herabsetzung des Sauerstoffverbrauchs

B. Bronchoconstriction

C. Hemmung der Glykogenolyse

D. Hemmung der Renin-Sekretion

E. Darmatonie mit Obstipation

3.015   3.2.2   Fragentyp C

Propranolol kann zur Behandlung einer Herzinsuffizienz
verwendet werden,

<u>weil</u>

Propranolol den Sauerstoffverbrauch des Herzens vermindert.

3.016   3.2.2   Fragentyp A

ß-Receptorenblocker sind bei folgenden Erkrankungen
indiziert, <u>außer</u>

A. Durchblutungsstörungen

B. Coronarinsuffizienz

C. Tremor unterschiedlicher Genese

D. tachykarde Arrhythmien

E. essentielle Hypertonie

3.017   3.2.2   Fragentyp C

ß-Sympatholytica sind zur Therapie des Bronchialasthmas
geeignet,

<u>weil</u>

ß-Sympatholytica das Atemzentrum stimulieren.

3.018   3.2.2   Fragentyp D

Blockade der ß-Receptoren bewirkt eine Verminderung

1) der Herzfrequenz

2) des Minutenvolumens

3) des Blutdrucks

4) des Atemwegwiderstandes

Wählen Sie bitte die zutreffende Aussagenkombination.

A. Nur 1, 2 und 3 sind richtig

B. Nur 1 und 3 sind richtig

C. Nur 2 und 4 sind richtig

D. Nur 4 ist richtig

E. Alle Aussagen sind richtig

3.019-3.029   2.2
                          3
                          4.1   Fragentyp B

Ordnen Sie bitte die Wirkungen der Liste 2 den Arzneimitteln der Liste 1 zu.

<u>Liste 1</u>	<u>Liste 2</u>
3.019 Reserpin	A. Direktes Sympatho-mimeticum
3.020 Ergotamin	
3.021 Propranolol	B. Indirektes Sympatho-mimeticum
3.022 Phenoxybenzamin	
3.023 Ephedrin	C. α-Receptoren-Blocker
3.024 Isoprenalin	D. ß-Receptoren-Blocker
3.025 Guanethidin	E. Indirektes Sympatho-lyticum
3.026 Orciprenalin	
3.027 Pindolol	
3.028 Metoprolol	
3.029 Prazosin	

3.030-3.036

2.1
2.4
3.1
3.2
4.1   Fragentyp E

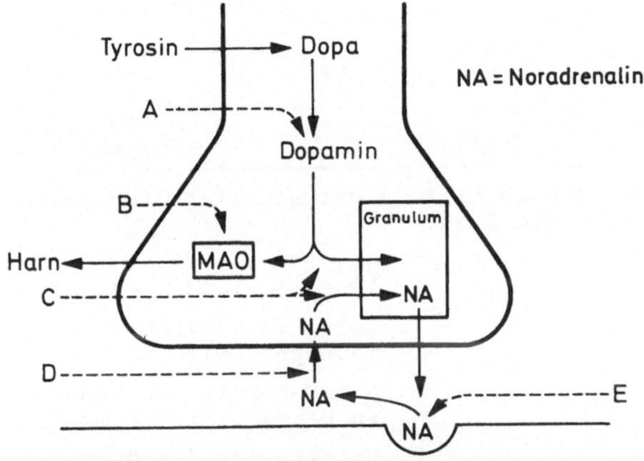

Ordnen Sie bitte den unten aufgeführten Pharmaka die
entsprechenden, mit Buchstaben bezeichneten Wirkungs-
orte in der schematischen Abbildung einer peripheren
sympathischen Nervenendigung zu.

3.030 Tetryzolin

3.031 Reserpin

3.032 α-Methyl-Dopa

3.033 Tranylcypromin

3.034 Cocain

3.035 Phenoxybenzamin

3.036 Tolazolin

4. Antihypertensiva

```
4.001
4.002
4.003                    4.1.1                    Fragentyp B
```

Ordnen Sie bitte den in Liste 1 aufgeführten Substanzen
die Aussagen der Liste 2 zu.

<u>Liste 1</u>   <u>Liste 2</u>

4.001 Guanethidin   A. Zeigt das Phänomen der
                               Tachyphylaxie
4.002 Reserpin
                            B. Als Nebenwirkung kann es
4.003 α-Methyldopa   zu Depressionen kommen

                            C. Hat bei intravenöser
                               Applikation charakteri-
                               stische 3-phasige Wir-
                               kung auf den Blutdruck

                            D. Ist bei oraler Appli-
                               kation wirkungslos

                            E. Hemmt die Decarboxylierung
                               von Dopa zu Dopamin

```
4.004                    4.1.2                    Fragentyp C
```

Clonidin senkt den Blutdruck,

<u>weil</u>

Clonidin durch Stimulierung von α-Receptoren im ZNS den
peripheren Sympathicotonus senkt.

```
4.005                    4.1.2                    Fragentyp C
```

Bei einem Patienten, der mit Guanethidin behandelt wird,
ist eine Injektion von Adrenalin vermindert wirksam,

<u>weil</u>

Guanethidin die Sensibilität der Receptoren gegenüber
Catecholaminen verringert.

4.006   4.1.2   Fragentyp A

Ein Antihypertonicum mit α-Receptoren-stimulierender
Wirkung ist

A. Clomiphen

B. Clopamid

C. Clofibrat

D. Colfarit

E. Clonidin

4.007   4.1.2   Fragentyp D

Welche der folgenden Pharmaka bewirken eine Abnahme der
Noradrenalin-Konzentration in den Speichergranula der
sympathischen Neurone?

1) Clonidin

2) Reserpin

3) Dihydralazin

4) Guanethidin

Wählen Sie bitte die zutreffende Aussagenkombination.

A. Nur 1, 2 und 3 sind richtig

B. Nur 1 und 3 sind richtig

C. Nur 2 und 4 sind richtig

D. Nur 4 ist richtig

E. Alle Aussagen sind richtig

Reserpin hat folgende Wirkungen am peripheren sympathischen Nervensystem:

1) Entleerung der Noradrenalinspeicher

2) Kompetitive Blockade von ß-Receptoren

3) Bildung eines falschen Transmitters

4) Hemmung der Monoaminoxydase

Wählen Sie bitte die zutreffende Aussagenkombination.

A. Nur 1 ist richtig

B. Nur 1 und 3 sind richtig

C. Nur 2 und 4 sind richtig

D. Nur 2, 3 und 4 sind richtig

E. Alle Aussagen sind richtig

Die folgende Darstellung zeigt den Blutdruck einer Katze
unter Kontrollbedingungen und nach Reserpinbehandlung.
Bitte wählen Sie das Arzneimittel, das den entsprechenden Effekt hervorruft.

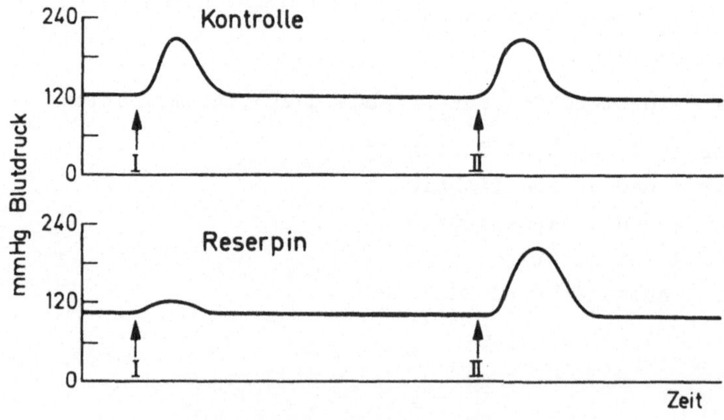

4.009 Arzneimittel I

4.010 Arzneimittel II

    A. Mecamylamin

    B. Isoproterenol

    C. Ephedrin

    D. Vasopressin

    E. Histamin

4.011   4.1.2   Fragentyp D

Noradrenalin wird aus seinen Speichern freigesetzt durch

1) Chlorpromazin

2) Imipramin

3) Atropin

4) Reserpin

Wählen Sie bitte die zutreffende Aussagenkombination.

A. Nur 1, 2 und 3 sind richtig

B. Nur 1 und 3 sind richtig

C. Nur 2 und 4 sind richtig

D. Nur 4 ist richtig

E. Alle Aussagen sind richtig

4.012   4.1.3

                    4.1.4   Fragentyp D

Clonidin hat folgende Eigenschaften:

1) es ist ein α-Sympathomimeticum

2) es passiert die Blut-Liquor-Schranke

3) es senkt den Blutdruck

4) bei schneller i.v.-Applikation kommt es zu einer kurzfristigen Blutdrucksteigerung

Wählen Sie bitte die zutreffende Aussagenkombination.

A. Nur 1 und 4 sind richtig

B. Nur 2 und 3 sind richtig

C. Nur 1, 2 und 3 sind richtig

D. Nur 1, 2 und 4 sind richtig

E. Alle Aussagen sind richtig

4.013   4.1.4   Fragentyp A

Welches der unten angegebenen Antihypertonica wirkt vorwiegend durch eine direkte Gefäßerweiterung und nicht durch Beeinflussung des Sympathicus blutdrucksenkend?

A. Reserpin

B. Prazosin

C. Clonidin

D. α-Methyldopa

E. Dihydralazin

4.014   4.1.4   Fragentyp C

Durch Clonidin wird das Herzminutenvolumen vermindert,

weil

durch Clonidin die Schlagfrequenz vermindert wird.

4.015   4.1.4   Fragentyp D

Rauwolfia-Alkaloide

1) werden als Antihypertonica benützt

2) werden als Antipsychotica benützt

3) werden als Antiepileptica benützt

4) können einfach kontrolliert werden

5) haben sedierende Wirkung

Wählen Sie bitte die zutreffende Aussagenkombination.

A. Nur 1 ist richtig

B. Nur 1 und 2 sind richtig

C. Nur 1, 2 und 3 sind richtig

D. Nur 1, 2 und 5 sind richtig

E. Alle Aussagen sind richtig

4.016   4.1.5   Fragentyp A

Guanethidin hat folgende Nebenwirkungen, _außer_

A. Diarrhoe

B. Ejaculations-Störung

C. Bradykardie

D. orthostatische Hypotonie

E. Sedierung

4.017   4.1.5   Fragentyp A

Ein häufig auftretender, unerwünschter Effekt bei länger dauernder Behandlung mit Reserpin ist

A. Diarrhoe

B. psychische Übererregbarkeit

C. trockene Mundschleimhaut

D. starkes Herzjagen

E. Abmagerung

4.018   4.1.5   Fragentyp A

Welche Nebenwirkung wird bei Gabe von Reserpin als Antihypertonicum <u>nicht</u> beobachtet?

A. Depressive Stimmung

B. Extrapyramidalmotorisches Syndrom

C. Stenokardie

D. Diarrhoe

E. Verstopfte Nase

4.019   4.2.2   Fragentyp A

Welches Antihypertonicum kann zu Tachykardie führen und
pectanginöse Anfälle auslösen?

A. α-Methyldopa

B. Clonidin

C. Dihydralazin

D. Guanethidin

E. Reserpin

4.020   4.2.2   Fragentyp D

Welche der folgenden Antihypertonica senken den peripheren Widerstand durch direkte Relaxation der glatten
Muskulatur?

1) Diazoxid   4) Nitroprussid

2) Reserpin   5) Guanethidin

3) Propranolol

Wählen Sie bitte die zutreffende Aussagenkombination.

A. Nur 1, 3 und 4 sind richtig

B. Nur 1 und 3 sind richtig

C. Nur 1 und 4 sind richtig

D. Nur 2, 3 und 5 sind richtig

E. Nur 2 und 5 sind richtig

5. Parasympathomimetica

Ein gemeinsamer Mechanismus des cholinergen, adrenergen
und dopaminergen Systems ist:

A. Der entsprechende Transmitter wird aus dem synaptischen Spalt vornehmlich durch enzymatischen Umbau
   beseitigt

B. Der entsprechende Transmitter wird aus dem synaptischen Spalt vornehmlich durch Wiederaufnahme in die
   Präsynapse beseitigt

C. Der entsprechende Transmitter diffundiert in der
   Regel aus dem synaptischen Spalt und zeigt systemische
   Wirkungen

D. Die Hemmung der Synthese oder Freisetzung des entsprechenden Transmitters wird pharmakotherapeutisch
   ausgenützt

E. Die Konzentration des entsprechenden Transmitters im
   synaptischen Spalt unterliegt einer Autoregulation
   durch einen negativen Feedbackmechanismus über einen
   präsynaptischen Receptor

5.002-5.007   5.2
                         5.3
                         6.1   Fragentyp B

Pharmaka können an der parasympatischen Synapse durch
verschiedene Wirkungsmechanismen parasympathomimetische
oder parasympatholytische Wirkungen hervorrufen. Ordnen
Sie den in Liste 1 aufgeführten Pharmaka die entsprechenden Wirkungsmechanismen der Liste 2 zu.

<u>Liste 1</u>

5.002 Muscarin

5.003 Hemicholinium

5.004 Botulinustoxin

5.005 Atropin

5.006 Physostigmin

5.007 Alkylphosphate

<u>Liste 2</u>

A. Hemmung der Acetylcholin-
   freisetzung

B. Depolarisation der postganglionären parasympathischen Synapse

C. Hemmung der Acetylcholin-
   synthese

D. Hemmung der Acetylcholinesterase

E. Verminderung der Depolarisation der postganglionären parasympathischen
   Synapse

5.008   5.1   Fragentyp A

Folgende Substanzen erregen den postganglionären parasympathischen Receptor, <u>außer</u>

A. Acetylcholin

B. Nicotin

C. Muscarin

D. Pilocarpin

E. Carbachol

5.009   5.2   Fragentyp D

Welche der folgenden Substanzen wirken direkt am postsynaptischen Acetylcholin-Receptor?

1) Atropin

2) Muscarin

3) Nicotin

4) Edrophonium

5) Nitrostigmin

Wählen Sie bitte die zutreffende Aussagenkombination.

A. Nur 1, 2 und 3 sind richtig

B. Nur 2, 3 und 4 sind richtig

C. Nur 3, 4 und 5 sind richtig

D. Nur 1, 4 und 5 sind richtig

E. Alle Aussagen sind richtig

5.010   5.2   Fragentyp C

Die natürlich vorkommenden direkten parasympathomime-
tischen Alkaloide werden zur systematischen Therapie
nicht verwandt,

weil

die natürlich vorkommenden direkten parasympathomime-
tischen Alkaloide zu schnell durch die Cholinesterase
abgebaut werden.

5.011   5.3   Fragentyp A

Folgende Substanzen hemmen die Cholinesterase, außer

A. Physostigmin

B. Neostigmin

C. Paraoxon

D. Carbachol

E. Edrophroniumchlorid

5.012   5.3   Fragentyp D

Welche der folgenden Stoffe sind kompetitive Acetyl-
cholinesterasehemmer?

1) Nicotin

2) Nitrostigmin

3) Atropin

4) Neostigmin

Wählen Sie bitte die zutreffende Aussagenkombination.

A. Nur 1, 2 und 3 sind richtig

B. Nur 1 und 3 sind richtig

C. Nur 2 und 4 sind richtig

D. Nur 4 ist richtig

E. Alle Aussagen sind richtig

5.013   5.3   Fragentyp A

Folgende Substanzen erregen wie Acetylcholin die parasympathischen Receptoren, _außer_

A. Metacholin

B. Carbachol

C. Neostigmin

D. Pilocarpin

E. Muscarin

5.014   5.3.1   Fragentyp C

Neostigmin führt zu einer Erschlaffung der Bronchialmuskulatur,

weil

Neostigmin die Acetylcholinesterase hemmt.

5.015   5.3.1   Fragentyp A

Welches der folgenden indirekten Parasympathomimetica
ist ein tertiäres Amin und dringt deshalb in das Zentralnervensystem ein?

A. Neostigmin

B. Distigmin

C. Demecarium

D. Physostigmin

E. Pyridostigmin

5.016   5.3.1   Fragentyp D

Welche der folgenden indirekten Parasympathomimetica
haben eine Wirkungsdauer von mehr als einem Tag und sind
deshalb für eine Dauerbehandlung geeignet?

1) Neostigmin

2) Distigmin

3) Pyridostigmin

4) Demecarium

Wählen Sie bitte die zutreffende Aussagenkombination.

A. Nur 1, 2 und 3 sind richtig

B. Nur 1 und 3 sind richtig

C. Nur 2 und 4 sind richtig

D. Nur 4 ist richtig

E. Alle Aussagen sind richtig

5.017   5.3.1   Fragentyp C

Edrophoniumchlorid besitzt eine lange Wirkungsdauer an
der neuromusculären Synapse,

weil

Edrophonium mit der OH-Gruppe des anionischen Zentrums
der Acetylcholinesterase eine kovalente Bindung eingeht.

5.018	5.3.2	Fragentyp C

Alkylphosphate wie Fluostigmin wirken parasympatho-
lytisch,

weil

Alkylphosphate sich irreversibel mit dem Acetylcholin-
receptor verbinden und so eine Stimulierung durch Acetylcholin verhindern.

5.019	5.3.2	Fragentyp D

Für die Wirkung der irreversiblen indirekten Parasympathomimetica gilt:

1) Sie können sich sowohl mit dem esteratischen wie
   auch mit dem anionischen Zentrum der Cholinesterase
   verbinden

2) Sie verbinden sich nur mit dem esteratischen Zentrum
   der Cholinesterase

3) Sie sind chemisch meist quartäre Ammoniumverbindungen

4) Sie finden begrenzte Anwendung in der Humantherapie
   bei bestimmten therapierefraktären Glaukomarten

Wählen Sie bitte die zutreffende Aussagenkombination.

A. Nur 1 und 3 sind richtig

B. Nur 3 und 4 sind richtig

C. Nur 1 und 4 sind richtig

D. Nur 2 und 4 sind richtig

E. Alle Aussagen sind richtig

5.020	5.3.3	Fragentyp C

Neostigmin kann zur Behandlung der Myasthenia gravis
verwendet werden,

weil

Neostigmin durch Hemmung der Acetylcholinesterase die
Konzentration von Acetylcholin an der Endplatte erhöht.

5.O21   5.4   Fragentyp C

Pilocarpin wird nur lokal zur Glaukombehandlung angewendet,

<u>weil</u>

Pilocarpin bei systemischer Anwendung zu Bradykardie
mit Blutdruckabfall führen kann.

5.O22   5.4   Fragentyp D

Neostigmin

1) führt zu einer Erschlaffung der Bronchialmuskulatur
2) schwächt die Wirkung von Curare
3) hemmt die Acetylcholinesterase
4) wirkt nur an den vegetativ innervierten Organen

Wählen Sie bitte die zutreffende Aussagenkombination.

A. Nur 1 und 2 sind richtig
B. Nur 2 und 3 sind richtig
C. Nur 3 und 4 sind richtig
D. Nur 1 und 4 sind richtig
E. Alle Aussagen sind richtig

5.023   5.4   Fragentyp D

Pyridostigmin

1) stimuliert die motorische Endplatte direkt

2) besitzt ein quartäres Amin und hat deshalb nur be-
   schränkten Zugang zum Zentralnervensystem

3) ist ein Cholinesterasehemmer

4) blockiert die Abgabe von Acetylcholin von der
   motorischen Nervenendigung

Wählen Sie bitte die zutreffende Aussagenkombination.

A. Nur 1, 2 und 3 sind richtig

B. Nur 1 und 3 sind richtig

C. Nur 2 und 3 sind richtig

D. Nur 4 ist richtig

E. Alle Aussagen sind richtig

5.024   2.4.1
                             3.2.2
                             5.4   Fragentyp D

Welche der folgenden beim Glaukom verwendeten Mittel verbessern den Abfluß des Kammerwassers?

1) Clonidin

2) Timolol

3) Acetazolamid

4) Pilocarpin

5) Physostigmin

Wählen Sie bitte die zutreffende Aussagenkombination.

A. Nur 1, 2 und 3 sind richtig

B. Nur 4 und 5 sind richtig

C. Nur 1 und 3 sind richtig

D. Nur 2, 4 und 5 sind richtig

E. Alle Aussagen sind richtig

5.025   5.4   Fragentyp A

Pilocarpin verursacht bei lokaler Applikation am Auge
eine Miosis, weil es

A. die Acetylcholin-Receptoren des M. sphincter
   pupillae erregt

B. die Cholinesterase dieses Muskels hemmt

C. das Ganglion ciliare erregt

D. die Noradrenalinwirkung auf den M. dilatator
   pupillae hemmt

E. die Reizüberleitung im oberen Halsganglion lähmt

5.026   5.4   Fragentyp A

Welche der nachfolgenden Substanzen kann für die
Diagnose einer Myasthenia gravis verwendet werden?

A. Pilocarpin

B. Carbachol

C. Edrophoniumchlorid

D. Hexamethonium

E. Tubocurarin

5.027   5.4   Fragentyp D

Parasympathomimetica bewirken

1) Bronchialerweiterung

2) Motilitätszunahme im Magendarmtrakt

3) Sekretionssteigerung exokriner Drüsen

4) Mydriasis

5) Bradykardie

Wählen Sie bitte die zutreffende Aussagenkombination.

A. Nur 1, 3 und 4 sind richtig

B. Nur 1 und 4 sind richtig

C. Nur 2, 3 und 5 sind richtig

D. Nur 2 und 5 sind richtig

E. Alle Aussagen sind richtig

| 5.028 | 5.3.3 | |
| | 5.4 | Fragentyp A |

Welches der genannten Pharmaka findet bei der Myasthenia
gravis aus therapeutischen Zwecken Anwendung?

A. Phentolamin

B. Decamethonium

C. Diisoprophylfluorphosphat

D. Neostigmin

E. Keines der genannten

| 5.029 | 5.4 | Fragentyp C |

Acetylcholin wirkt blutdrucksenkend,

<u>weil</u>

Acetylcholin die glatte Muskulatur der Arteriolen
erschlafft.

| 5.030 | 5.5 | Fragentyp C |

Atropin ist ein Antidot bei Vergiftungen mit Alkyl-
phosphaten,

<u>weil</u>

Atropin die Acetylcholinesterasen durch Verdrängung
der Alkylphosphate reaktiviert.

6. Parasympatholytica

6.001-6.007

| 3 |
| 4 |
| 5 |
| 6 | Fragentyp B |

Ordnen Sie den in Liste 1 aufgeführten Substanzen ihren hauptsächlichen Wirkungsmechanismus aus Liste 2 zu

Liste 1

6.001 Cocain

6.002 Reserpin

6.003 Propranolol

6.004 α-Methyldopa

6.005 Tranylcypromin

6.006 Neostigmin

6.007 Scopolamin

Liste 2

A. Kompetitive Hemmung am postsynaptischen Receptor

B. Hemmung der Transmitterinaktivierung

C. Hemmung der Wiederaufnahme freigesetzter Überträgersubstanz aus dem synaptischen Spalt in die Präsynapse

D. Kompetitive Hemmung des Catecholamintransportes am "Amincarrier" in die Speichergranula

E. Hemmung der Transmittersynthese

6.008

2.2.4
5
6   Fragentyp A

Pupillenerweiterung ohne Akkomodationslähmung kann man mit folgender Substanz erreichen:

A. Prostigmin

B. Tyramin

C. Tropicamid

D. Pilocarpin

E. Paraoxon

6.009 6.012	2.2	
6.010	3.2	
6.011	5.3	
	6.1	Fragentyp B

Indikationen (Liste 2) für die in Liste 1 aufgeführten Pharmaka sind:

Liste 1	Liste 2
6.009 Atropin	A. Glaukombehandlung
6.010 Propranolol	B. Hypotonie
6.011 Norfenefrin	C. Asthma cardiale
6.012 Demecarium	D. Tachykarde Herzrythmus-störung
	E. Operationsvorbereitung

6.013	6.1.2	
	6.2.2	Fragentyp C

Im Gegensatz zu Atropin bzw. Scopolamin ist bei Glaukom-Verdacht mit N-Butylscopolamin keine intraoculare Drucksteigerung zu erwarten,

<u>weil</u>

N-Butylscopolamin eine quartäre Stickstoff-Verbindung ist und deshalb keine zentralen Wirkungen hat.

6.014	6.2	Fragentyp A

Ein Arzneimittel wird einem wachen Hund intravenös gegeben. Fünf Minuten später werden folgende Symptome beobachtet: Tachykardie, trockener Mund, Mydriasis, milde Sedierung. Welches der folgenden Arzneimittel könnte es am ehesten gewesen sein?

A. Carbachol

B. Scopolamin

C. Edrophonium

D. Isoproterenol

E. Hexamethonium

6.015 6.2.1 Fragentyp A

Welche der folgenden Acetylcholin-Wirkungen kann <u>nicht</u> durch Atropin aufgehoben werden?

A. Erweiterung der Splanchnicusgefäße

B. Verengung der Bronchien

C. Kontraktion des M. ciliaris

D. Neuromusculäre Übertragung an der motorischen Endplatte

E. Verringerung der Herzfrequenz

6.016 6.2.1 Fragentyp A

Wird Atropin lokal am Auge angewandt, ist mit einer Mydriasis zu rechnen:

A. Für 20 Minuten

B. Für 2 Stunden

C. Für 12 Stunden

D. Für 2 Tage

E. Für mehr als 2 Tage

6.017 6.2.1 Fragentyp D

Welche der folgenden Parasympatholytica sind zur Anwendung für eine diagnostische Pupillenerweiterung vornehmlich geeignet?

1) Methylatropin

2) Ipratropium

3) Butylscopolamin

4) Tropicamid

Wählen Sie bitte die zutreffende Aussagenkombination.

A. Nur 1, 2 und 3 sind richtig

B. Nur 1 und 3 sind richtig

C. Nur 2 und 4 sind richtig

D. Nur 4 ist richtig

E. Alle Aussagen sind richtig

6.018   6.2.1   Fragentyp A

Zur Pupillenerweiterung stehen verschiedene Mydriatica
zur Verfügung. Welcher der unten aufgeführten Substanzen
würden Sie für die diagnostische Pupillenerweiterung den
Vorzug geben?

A. Homatropin

B. Atropin

C. Pilocarpin

D. Tropicamid

E. Alle der aufgeführten Pharmaka sind gleichwertig.

6.019   6.2.1   Fragentyp D

Die Wirkungen welcher Substanz können durch Atropin
spezifisch aufgehoben werden?

1) Muscarin

2) Reserpin

3) Carbachol

4) Tubocurarin

Wählen Sie bitte die zutreffende Aussagenkombination.

A. Nur 1, 2 und 3 sind richtig

B. Nur 1 und 3 sind richtig

C. Nur 2 und 4 sind richtig

D. Nur 4 ist richtig

E. Alle Aussagen sind richtig

6.020   6.2.1   Fragentyp A

Folgende Wirkungen werden am Auge durch Atropin hervorgerufen, __außer__

A. Ciliarmuskellähmung

B. Hemmung des Abflusses des Kammerwassers

C. intraoculare Drucksenkung

D. Lichtscheue

E. Mydriasis

6.021   6.2.1   Fragentyp A

Welches der genannten Pharmaka kann bei prädisponierten
Patienten einen Glaukomanfall auslösen?

A. Atropin

B. Neostigmin

C. Acetazolamid

D. Carbachol

E. Phentolamin

6.022   6.2.1
                           6.2.2   Fragentyp D

Scopolamin

1) bewirkt eine Mydriasis

2) kann eine zentrale Atemlähmung verursachen

3) kann zu psychomotorischen Erregungen führen

4) hemmt die Speichelsekretion

5) wirkt antiemetisch

Wählen Sie bitte die zutreffende Aussagenkombination.

A. Nur 1 und 2 sind richtig

B. Nur 2 und 3 sind richtig

C. Nur 3 und 4 sind richtig

D. Nur 4 und 5 sind richtig

E. Alle Aussagen sind richtig

6.023   6.2.1   Fragentyp D

Manifestationen von Atropinvergiftungen sind

1) Hypothermie

2) profuses Schwitzen

3) Mydriasis

4) Durchfall

Wählen Sie bitte die zutreffende Aussagenkombination.

A. Nur 1, 2 und 3 sind richtig

B. Nur 1 und 3 sind richtig

C. Nur 2 und 4 sind richtig

D. Nur 3 ist richtig

E. Alle Aussagen sind richtig

6.024   6.2.1   Fragentyp D

Bei lokaler Anwendung am Auge hat Atropin folgende
Wirkungen:

1) Pupillenerweiterung

2) Verminderung der Kammerwasserproduktion

3) Akkomodationsstörung

4) Senkung des Augeninnendrucks

Wählen Sie bitte die zutreffende Aussagenkombination.

A. Nur 1 und 2 sind richtig

B. Nur 1 und 3 sind richtig

C. Nur 2 und 4 sind richtig

D. Nur 2 und 3 sind richtig

E. Nur 3 und 4 sind richtig

6.025   6.2.1   Fragentyp A

Ein Patient zeigt folgende Symptome:

Mydriasis, trockene rote Haut, erhöhte Temperatur und
Tachykardie. Diese Symptome sind typisch für eine Vergiftung mit

A. Kohlenmonoxid

B. Heroin

C. Strychnin

D. Phenobarbital

E. Atropin

6.026   6.2.1   Fragentyp C

Die Wirkungen des Atropin bezeichnet man als antinicotin-
artig,

weil

Atropin in niedriger und mittlerer Dosierung selektiv
die postganglionäre parasympathische Synapse blockiert.

6.027   6.2.1   Fragentyp A

Welche der folgenden Reaktionen auf Acetylcholin ist
durch Atropin nicht zu hemmen?

A. Kontraktion der Skelettmuskulatur

B. Kontraktion der Darmmuskulatur

C. Speichelsekretion

D. Senkung der Herzfrequenz

E. Kontraktion der Bronchialmuskulatur

6.028   6.2.1   Fragentyp A

Welches der folgenden Symptome ist für eine Atropinvergiftung typisch:

A. Speichelfluß

B. Bronchospasmus

C. Steigerung der Körpertemperatur

D. Miosis

E. Bradykardie

6.029   6.3   Fragentyp A

Papaverin bewirkt

A. eine Hemmung der Speichelsekretion

B. eine Zunahme der Darmperistaltik

C. eine Erschlaffung der Intercostalmuskulatur

D. eine Abnahme der Körpertemperatur

E. eine Erschlaffung glatter Muskulatur

6.030   6.3   Fragentyp D

Das Opiumalkaloid Papaverin

1) ist ein kompetitiver Antagonist zum Acetylcholin

2) kann spastische Kontraktionen der glatten Muskulatur
   des Darms beseitigen

3) löst Abhängigkeit und Sucht aus

4) hemmt die Phosphodiesterase

5) hat eine zentral schmerzhemmende Wirkung

Wählen Sie bitte die zutreffende Aussagenkombination.

A. Nur 1, 3 und 5 sind richtig

B. Nur 1 und 5 sind richtig

C. Nur 2, 3 und 4 sind richtig

D. Nur 2 und 4 sind richtig

E. Alle Aussagen sind richtig

6.031   6.3   Fragentyp C

Papaverin bewirkt eine Erschlaffung der Sphincteren im
Magen-Darm-Trakt,

weil

Papaverin durch Hemmung der Phosphodiesterase das cAMP
erhöht.

6.032   6.3   Fragentyp C

Papaverin relaxiert die glatte Muskulatur des Magen-Darm-Traktes,

<u>weil</u>

Papaverin mit Acetylcholin am Auerbachschen Plexus kompetitiv konkurriert.

6.033   6.3   Fragentyp A

Welche Feststellung über das Opiumalkaloid Papaverin trifft zu?

A. Es hemmt die das cyclische $3',5'$-AMP spaltende Phosphodiesterase

B. Es ist ein kompetitiver Antagonist des Acetylcholins am Receptor in parasympathisch innervierten Organen

C. Es hemmt kompetitiv die Wirkung von Encephalin

D. Es hemmt das Hustenzentrum

E. Es stimuliert die Chemoreceptortriggerzone am Boden des IV. Ventrikels

7. Muskelrelaxantien und ganglionär wirksame Substanzen

7.001   7.1   Fragentyp A

Die Stimulierung der Skelettmuskulatur durch die motorischen Nerven wird durch folgende Arzneimittel beeinflußt, außer

A. Neostigmin

B. Edrophonium

C. Diisopropylfluorphosphat (Fluostigmin)

D. Hexamethonium

E. Parathion

7.002   5.1
                       6.1
                       7.1   Fragentyp D

Im folgenden sind Arzneistoffe angegeben, die mit Acetylcholinreceptoren reagieren. Welche dieser Arzneistoffe zeigen einen kompetitiven Antagonismus zum Acetylcholin?

1) Tubocurarin

2) Nicotin

3) Atropin

4) Muscarin

Wählen Sie bitte die zutreffende Aussagenkombination.

A. Nur 1, 2 und 3 sind richtig

B. Nur 1 und 3 sind richtig

C. Nur 2 und 4 sind richtig

D. Nur 4 ist richtig

E. Alle Aussagen sind richtig

7.003   7.1.2   Fragentyp A

Die erschlaffende Wirkung des d-Tubocurarins auf die
Skelettmuskulatur kommt zustande

A. durch die Hemmung der Acetylcholin-Synthese

B. durch eine Steigerung der Cholinesteraseaktivität

C. durch eine Hemmung der Acetylcholin-Freisetzung aus
   den vesiculären Speichern der Nervenendigungen

D. durch eine Verdrängung des Acetylcholins vom Receptor
   der myogenen Endplattenmembran

E. durch nachhaltige Depolarisation der myogenen Endplattenmembran

7.004   7.1.2   Fragentyp A

Welche Muskulatur reagiert am frühesten bzw. empfind-
lichsten auf das anflutende d-Tubocurarin?

A. Äußere Augenmuskel

B. Extremitätenmuskulatur

C. Zwerchfell

D. Intercostalmuskulatur

E. Mimische Muskulatur

7.005   7.1.2   Fragentyp A

Welche der folgenden Wirkungen gilt für d-Tubocurarin?

A. Seine Wirkung auf die neuromusculäre Synapse kann
   durch Gabe von Acetylcholinesterasehemmern antagonisiert werden

B. Es löst eine Lähmung der Skelettmuskulatur durch eine
   Depolarisation der motorischen Endplatte aus

C. Es hemmt die Atemmuskulatur nicht

D. Es hemmt die Freisetzung von Acetylcholin

E. Es hemmt zusätzlich die Schmerzwahrnehmung

7.006   7.1.2   Fragentyp A

Die muskelrelaxierende Wirkung von d-Tubocurarin beruht
hauptsächlich darauf, daß es

A. die Synthese von Acetylcholin durch Hemmung der
   Cholinacetylase vermindert

B. die Freisetzung von Acetylcholin hemmt

C. den Abbau von Acetylcholin durch Stimulierung der
   Acetylcholinesterase beschleunigt

D. der motorischen Endplatte kompetitiv die Acetylcholinreceptoren besetzt

E. die Reizübertragung in den vegetativen Ganglien
   blockiert

7.007   7.1.2   Fragentyp C

Durch d-Tubocurarin kann eine Bronchoconstriction ausgelöst werden,

<u>weil</u>

d-Tubocurarin die Cholinesterase hemmt.

7.008   7.1.3   Fragentyp D

Neostigmin kann der durch d-Tubocurarin verursachten
Muskelrelaxation durch folgende Mechanismen entgegenwirken:

1) Freisetzung von Acetylcholin

2) Direkte Erregung des Acetylcholinreceptors der neuromusculären Endplatte

3) Hemmung der Wiederaufnahme von Acetylcholin in die
   Präsynapse

4) Hemmung der Acetylcholinesterase

Wählen Sie bitte die zutreffende Aussagenkombination.

A. Nur 1, 2 und 3 sind richtig

B. Nur 1 und 3 sind richtig

C. Nur 2 und 4 sind richtig

D. Nur 4 ist richtig

E. Alle Aussagen sind richtig

| 7.009 | 7.1.3 | Fragentyp C |

Die durch d-Tubocurarin hervorgerufene Skelettmuskelrelaxation kann durch indirekte Parasympathomimetica antagonisiert werden,

weil

indirekte Parasympathomimetica die Freisetzung von
Acetylcholin aus den motorischen Nervenendigungen erhöhen.

| 7.010 | 7.1.4 | Fragentyp D |

Welche der folgenden Arzneistoffe haben eine Curare-
ähnliche Wirkung und wirken deshalb synergistisch mit
d-Tubocurarin?

1) Phenytoin

2) Halothan

3) Biperiden

4) Gentamycin

Wählen Sie bitte die zutreffende Aussagenkombination.

A. Nur 1, 2 und 3 sind richtig

B. Nur 1 und 2 sind richtig

C. Nur 2 und 4 sind richtig

D. Nur 4 ist richtig

E. Alle Aussagen sind richtig

7.011 7.2.1 Fragentyp A

Eine überdurchschnittlich lange Wirkung einer "normalen", entsprechend dem Körpergewicht verabfolgten Dosis von Suxamethonium spricht für

A. eine Allergie gegen diese Präparate

B. einen genetisch bedingten Mangel an Pseudocholin-
esterase

C. eine Nierenschädigung mit verminderter Ausscheidung

D. Vorliegen einer Schilddrüsenunterfunktion

E. pathologisch erhöhte Cholinesterspiegel im Blut

7.012 7.2.1 Fragentyp A

Welche der nachfolgenden Aussagen trifft für Suxa-methonium nicht zu?

A. Es wird durch die unspezifische Cholinesterase abgebaut

B. Es hat die kürzeste Wirkungsdauer unter den peri-pheren Muskelrelaxantien

C. Beim Wirkungseintritt führt es zum Fibrillieren und zu kurzdauernden Zuckungen der Skelettmuskulatur

D. Es kann nach seiner Anwendung zu muskelkaterähn-lichen Schmerzen kommen

E. Es läßt sich durch Acetylcholin vom Receptor ver-drängen

7.013 7.2.1 Fragentyp C

Bei der Anwendung von Succinylbischolin muß Neostigmin als Antidot bereitstehen,

weil

bei therapeutischer Dosierung von Succinylbischolin eine langanhaltende Lähmung der Atemmuskulatur eintreten kann.

7.014	7.2.1	Fragentyp C

Die durch Decamethonium bewirkte neuromusculäre Blockade
läßt sich mit Hilfe von Neostigmin antagonisieren,

<u>weil</u>

Decamethonium zur Depolarisation an der motorischen
Endplatte führt.

7.015	7.2.1	Fragentyp C

Die Blockade der neuromusculären Erregungsübertragung
durch eine Injektion von Suxamethonium wird durch
Neostigmin unterbunden,

<u>weil</u>

Neostigmin die Acetylcholinesterase hemmt.

7.016	7.3	Fragentyp C

Diazepam kann bei der Myasthenie die Muskelschwäche
verstärken,

<u>weil</u>

Diazepam eine Curare-ähnliche Wirkung an der neuromusculären Synapse hat.

7.017	7.1 7.2 7.3	Fragentyp A

Welches der folgenden Muskelrelaxantien hat bei einem
Mangel an Serum-Cholinesterase eine erheblich verlängerte
Wirkungsdauer?

A. Mephenesin

B. Pancuronium

C. Baclofen

D. Suxamethonium

E. Diazepam

7.018 7.021		
7.019	7.2	
7.020	7.4	Fragentyp B

Ordnen Sie den in Liste 1 aufgeführten Arzneimitteln die entsprechenden Mechanismen aus der Liste 2 zu.

Liste 1	Liste 2
7.018 Hexamethonium	A. Dauerdepolarisation der motorischen Endplatte
7.019 Decamethonium	B. Blockade der ganglionären postsynaptischen Membran
7.020 Suxamethonium	C. Hemmung der Acetylcholin-Freisetzung
7.021 Mecamylamin	D. Hemmung der Cholinacety-lase
	E. Hemmung der Acetylcholin-esterase

7.022	5.1	
	7.4.1	Fragentyp A

Welche Aussage trifft für Nicotin <u>nicht</u> zu?

A. Gute Resorption und schneller Übertritt in das ZNS

B. Erregung von sympathischen und parasympathischen Ganglien

C. Unterbrechung der ganglionären Übertragung in höheren Dosen

D. Keine Verstoffwechselung, Anreicherung im Fettgewebe und leichte Kumulation

E. Freisetzung von Adrenalin aus dem Nebennierenmark

Der stimulierende Effekt von Nicotin auf den Dünndarm
wird wahrscheinlich durch Stimulierung der intramuralen
Ganglien verursacht, da die Wirkung von Nicotin durch

A. Papaverin aufgehoben werden kann

B. Hexamethonium aufgehoben werden kann

C. Pilocarpin gesteigert werden kann

D. Glyceryltrinitrat vermindert werden kann

E. Phenoxybenzamin nicht vermindert werden kann

8. Lokalanaesthetica

8.001   8.2.1   Fragentyp C

Lokalanaesthetica beeinflussen je nach Konzentration sowohl sensible wie auch motorische Nerven,

<u>weil</u>

sie in dissoziierter Form am Wirkort zur Wirkung gelangen.

8.002   8.2.2   Fragentyp A

Welche der folgenden Feststellungen ist zutreffend: Zusatz von Adrenalin zu Lokalanaesthetica

A. ist bei der Anasthesie von Acren unbedingt erforderlich

B. verzögert bei Injection die Resorption des Lokalanaestheticums

C. stabilisiert das Lokalanaestheticum beim Sterilisieren

D. hebt bei i.v.-Injektion die zentral erregende Wirkung der Lokalanaesthetica auf

E. führt bei Oberflächenanaesthesie zur Allergisierung

8.003   8.2.2   Fragentyp A

Bei der enzymatischen Hydrolyse von Procain im Organismus entsteht

A. Procainamid

B. Pantocain

C. Benzoesäure

D. Äthanol

E. Paraaminobenzoesäure

8.004   8.2.2   Fragentyp C

Für eine Lokalanaesthesie mit Procain ist der Zusatz von Adrenalin sinnvoll,

<u>weil</u>

durch Procain Vasodilatation stattfindet.

8.005   8.2.2   Fragentyp A

Die Inaktivierung von Procain geschieht vorwiegend durch

A. Monooxygenasen
B. Transferasen
C. Esterasen
D. Monoaminoxidasen
E. Phosphatasen

8.006   8.2.2   Fragentyp C

Lidocain ist ein sehr kurzwirkendes Lokalanaestheticum,

<u>weil</u>

es im Gewebe rasch durch Esterasen gespalten wird.

8.007 8.2.2 Fragentyp D

Lidocain hat folgende Eigenschaften:

1) Es ist bei Injektion in entzündetes Gewebe wirksamer
   als in gesundes Gewebe

2) Es kann nur in ionisierter Form an seinen Wirkungsort gelangen

3) Es wird durch Serumcholinesterase hydrolysiert

4) Es ist als Oberflächen-Anaestheticum nicht geeignet

5) Es besitzt eine vasoconstrictorische Wirkung

Wählen Sie bitte die zutreffende Aussagenkombination.

A. Nur 1, 2 und 3 sind falsch

B. Nur 1, 3 und 4 sind falsch

C. Nur 2, 4 und 5 sind falsch

D. Nur 1, 2, 4 und 5 sind falsch

E. Alle Aussagen sind falsch

8.008 8.3 Fragentyp A

In welcher Reihenfolge verschwinden die folgenden
Empfindungen bei einer Lokalanaesthesie?

A. Schmerz→Druck→Temperatur

B. Schmerz→Temperatur→Druck

C. Temperatur→Schmerz→Druck

D. Temperatur→Druck→Schmerz

E. Druck→Temperatur→Schmerz

8.009 8.4 Fragentyp D

Die meisten Lokalanaesthetica können folgende Nebenwirkung aufweisen:

1) Allergisierung

2) Muskelrelaxation

3) Gefäßconstriction

4) Negative Inotropie

5) Atemlähmung

Wählen Sie bitte die zutreffende Aussagenkombination.

A. Alle Aussagen sind richtig

B. Nur 1, 2 und 4 sind richtig

C. Nur 3, 4 und 5 sind richtig

D. Nur 1, 4 und 5 sind richtig

E. Nur 1 und 4 sind richtig

8.010　　　　　　8.4.2　　　　　　Fragentyp A

Nach Resorption toxischer Dosen von Tetracain ist welche der folgenden Nebenwirkungen zu erwarten?

A. Gangrän infolge lokaler Ischämie

B. Allgemein-Narkose

C. Hypertone Krise infolge peripherer Gefäßconstriction

D. Erregung des ZNS bis zur Ausbildung von Krämpfen

E. Dyspnoe infolge von Bronchoconstriction

8.011　　　　　　8.4.2　　　　　　Fragentyp D

Welche Symptome sind für eine versehentliche Injektion von Lokalanaesthetica in größeren Mengen in den Blutkreislauf typisch?

1) Krämpfe

2) Blutdurckabfall

3) Herzrhythmusstörungen

4) Atemlähmung

Wählen Sie bitte die zutreffende Aussagenkombination.

A. Nur 1, 2 und 3 sind richtig

B. Nur 1 und 3 sind richtig

C. Nur 2 und 4 sind richtig

D. Nur 4 ist richtig

E. Alle Aussagen sind richtig

8.012   8.4.2   Fragentyp A

Neben ihrer Kardiotoxicität können Lokalanaesthetica Störungen der Funktion des folgenden Organs zeigen:

A. Leber

B. Niere

C. Darm

D. Zentralnervensystem

E. Skelettmuskel

8.013   8.4.2   Fragentyp D

Während der Durchführung einer Lokalanaesthesie mit Procain kann es (möglicherweise durch versehentlich intravasale Injektion) bei einem Patienten zu folgendem Symptomenkomplex kommen

1) Schwindel

2) Bradykardie

3) Krampfanfall

4) Blutdruckabfall

5) Cyanose

Wählen Sie bitte die zutreffende Aussagenkombination.

A. Nur 1, 2 und 4 sind richtig

B. Nur 2, 4 und 5 sind richtig

C. Nur 1, 2, 4 und 5 sind richtig

D. Nur 1, 3 und 5 sind richtig

E. Alle Aussagen sind richtig

8.014   8.5   Fragentyp C

Cocain verstärkt die Wirkung von Noradrenalin auf den Blutdruck,

<u>weil</u>

Cocain die Aufnahme von Noradrenalin in die sympathischen Nervenendigungen hemmt.

8.015   8.5   Fragentyp D

Welche der folgenden Wirkungen treffen für Cocain zu?

1) Lokalanaesthetische Wirkung

2) Sympatholytische Wirkung

3) Hemmung der Wiederaufnahme von Noradrenalin in die
adrenerge Nervenendigung

4) Physische Abhängigkeitsentwicklung

Wählen Sie bitte die zutreffende Aussagenkombination.

A. Nur 1, 2 und 3 sind richtig

B. Nur 1 und 3 sind richtig

C. Nur 2 und 4 sind richtig

D. Nur 4 ist richtig

E. Alle Aussagen sind richtig

9. Antifibrillatorische Substanzen

Welches der folgenden Lokalanaesthetica wird zur Unterdrückung ventriculärer Erregungsbildung am Herzen gegeben?

A. Procain

B. Lidocain

C. Tetracain

D. Mepivacain

E. Keine der genannten Lokalanaesthetica

Procainamid ist

A. ein Antiarrhythmicum

B. ein langdauerndes lokales Anaestheticum

C. ein Mittel gegen Seekrankheit

D. ein Metabolit von Procain

E. keines der angegebenen Mittel

Procainamid ist

A. ein Stoffwechselprodukt von Procain

B. ein Lokalanaestheticum mit langer Wirkungsdauer

C. ein Antidepressivum

D. ein Antiarrhythmicum

E. keines von allen

9.004   9.1.1   Fragentyp A

Folgende Substanzen werden als Antiarrhythmica systematisch angewendet, <u>außer</u>

A. Ajmalin

B. Diphenylhydantoin

C. Lidocain

D. Procainamid

E. Procain

9.005   9.1.1   Fragentyp D

Procainamid

1) erniedrigt den arteriellen Blutdruck

2) verstärkt bestehende Erregungsleitungsstörungen

3) hemmt die Kammerautomatie

4) hemmt die Erregbarkeit des Herzens

Wählen Sie bitte die zutreffende Aussagenkombination

A. Nur 1, 2 und 4 sind richtig

B. Nur 1, 3 und 4 sind richtig

C. Nur 2, 3 und 4 sind richtig

D. Nur 1, 2 und 3 sind richtig

E. Alle Aussagen sind richtig

9.006   9.1.3   Fragentyp A

Welches Pharmakon hat folgende Eigenschaften gemeinsam:

1) praktisch fehlende enterale Wirksamkeit

2) keine Beeinflussung des Blutdrucks

3) Unterdrückung ventriculärer Heterotopien

4) Abbau in der Leber

A. Chinidin

B. Procainamid

C. Ajmalin

D. Ouabain

E. Lidocain

9.007   9.3   Fragentyp D

Die Antiarrhythmica Chinidin, Procainamid, Lidocain und
Diphenylhydantoin weisen in therapeutischer Dosierung
gemeinsam folgende Eigenschaften auf:

1) Unterdrückung der ventriculären Reizbildung

2) Unterdrückung der supraventriculären Reizbildung

3) Verlangsamung der Erregungsleitung in sämtlichen
   Abschnitten des spezifischen Erregungsleitungsgewebes

4) Verlängerung der Aktionspotentialdauer

5) Verzögerung der spontanen diastolischen Depolarisation ektopischer Schrittmacherzellen

Wählen Sie bitte die zutreffende Aussagenkombination.

A. Alle Aussagen sind richtig

B. Nur 1 und 5 sind richtig

C. Nur 1, 2 und 5 sind richtig

D. Nur 3 und 4 sind richtig

E. Nur 2, 3 und 4 sind richtig

9.008 9.011		
9.009		
9.010	9.3	Fragentyp E

Welchen Einfluß haben folgende Arzneimittel auf die Funktionen des Herzens? (+ = Zunahme, - = Abnahme, O = keine Änderung)

9.008 Chinidin

9.009 Lidocain

9.010 Propranolol

9.011 Phenytoin

	Kontraktions-kraft	Erregungsleitungs-geschwindigkeit	Erreg-barkeit	Refraktärzeit
A	+	+	+	-
B	-	+	-	-
C	-	-	-	-
D	-	-	-	+
E	O	+	-	+

9.012	9.3	Fragentyp A

Membranstabilisierende Antiarrhythmica können folgende Wirkungen am Herzen haben außer:

A. Verlängerung der Refraktärstrecke

B. Verminderung eines unidirektionalen Blocks

C. Verstärkung eines unidirektionalen Blocks zu einem bidirektionalen Block

D. Verbesserung der Erregbarkeit

E. Verringerung des Automatismus

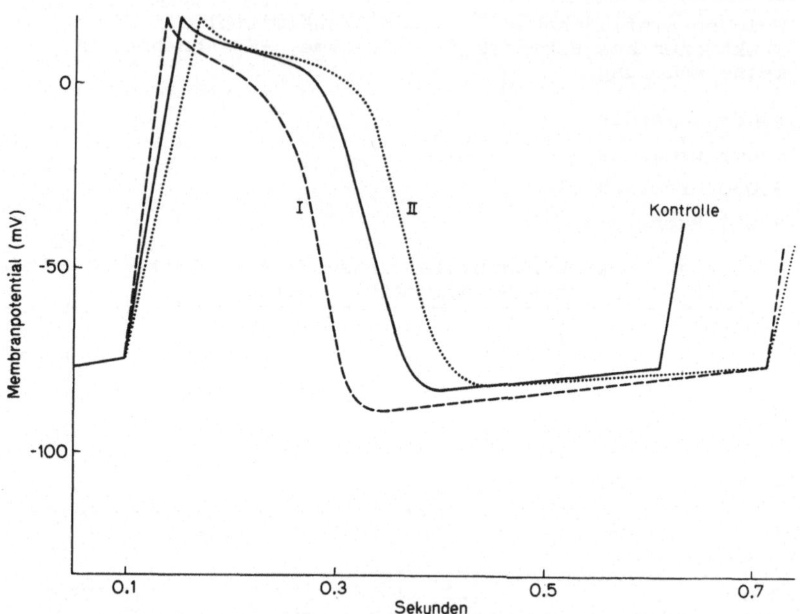

Welches der folgenden Antiarrhythmica verursacht

9.013 Aktionspotential I

9.014 Aktionspotential II

A. Phenytoin

B. Verapamil

C. Kalium

D. Procainamid

E. Keines dieser Mittel

9.015   9.3   Fragentyp A

Chinidin hat folgende Wirkungen, _außer_

A. verminderte Erregbarkeit der Vorhöfe

B. Verkürzung der effektiven Refraktärperiode des
   AV-Knotens durch direkte Einwirkung

C. verlangsamte Erregungsleitung im Vorhof

D. verminderte Kontraktilität der Kammermuskulatur

E. vagolytische Effekte

9.016
9.017   9.3
9.018   12.1.3   Fragentyp B

Ordnen Sie bitte die Arzneimittel der Liste 2 den entsprechenden Wirkungen der Liste 1 zu.

Liste 1	Liste 2
9.016 Wirkt kardiodepressiv und erzeugt Hypotonie nach intravenöser Verabreichung	A. Digitoxin
	B. Amylnitrit
9.017 Ein Vasodilatator, der Methämoglobinämie verursachen kann	C. Chlorothiazid
	D. Chinidin
9.018 Erzeugt reflexogen eine Bradykardie	E. Phenylephrin

9.019   9.3.1   Fragentyp A

Alle antiarrhythmisch wirkenden Medikamente vom Typ der
membranstabilisierenden Substanzen (z.B. Lidocain,
Chinidin, Ajmalin, Diphenylhydantoin) haben eine der
folgenden Wirkungen gemeinsam:

A. Verlangsamung des Anstiegs des Aktionspotentials
   (Phase 0) und Verzögerung der Erregungsleitung

B. Verlangsamung der spontanen diastolischen Depolarisation (Phase 4) und damit Unterdrückung des Automatismus

C. Vagolytische Nebeneffekte

D. Stets eine Verlängerung der Aktionspotentialdauer

E. Stets eine Verlängerung der effektiven Refraktärperiode

9.020   9.3.1   Fragentyp A

Folgende Pharmaka hemmen die AV-Leitungsgeschwindigkeit,
außer

A. Orciprenalin

B. Strophanthin

C. Verapamil

D. Ajmalin

E. Kalium

9.021   9.3.3   Fragentyp C

Bei bestehendem AV-Block ist die Gabe eines Anti-
arrhythmicums (z.B. Chinidin) gefährlich,

weil

Antiarrhythmica eine negativ inotrope Wirkung haben.

Welche der nachfolgenden Nebenwirkungen kann durch
Chinidin <u>nicht</u> ausgelöst werden?

A. Durchfall

B. Blutdruckanstieg

C. Kammerflimmern

D. Deblockierung der Vorhofkammerleitung

E. Blockierung der Vorhofkammerleitung

10. Herzwirksame Glykoside

10.001   10.2   Fragentyp C

Die Metabolisierung der Herzglykoside wird durch die Abspaltung ihres Zuckeranteils eingeleitet. Die dadurch
entstehenden Genine besitzen keine positiv inotrope
Wirkung mehr,

<u>weil</u>

die aktive Gruppe des Herzglykosides für die positiv
inotrope Wirkung im Zuckeranteil sitzt.

10.002   10.3
         10.4   Fragentyp A

Die herzwirksamen Glykoside Digitoxin und Strophanthin
unterscheiden sich in folgenden Eigenschaften, <u>außer</u>

A. Wirkungsdauer

B. positiv inotroper Wirkung

C. Metabolismus

D. Latenzzeit bis zur maximalen Wirkung

E. Vollwirkspiegel

10.003   10.3   Fragentyp A

Digitoxin wird nach oraler Gabe

A. unverändert über die Nieren ausgeschieden

B. innerhalb eines Tages zu 30% eliminiert

C. durch einen first pass Effekt unwirksam gemacht

D. in der Niere direkt diuretisch wirksam

E. aus dem Magen-Darm-Trakt zu über 90% resorbiert

10.004   10.3
                            10.4   Fragentyp D

In welchen der folgenden Eigenschaften unterscheiden sich Herzglykoside <u>nicht</u>

1) Resorption im Darm

2) positiv inotrope Wirkung

3) Metabolismus

4) therapeutische Breite

Wählen Sie bitte die zutreffende Aussagenkombination.

A. Nur 1, 2 und 3 sind richtig

B. Nur 1 und 3 sind richtig

C. Nur 2 und 4 sind richtig

D. Nur 4 ist richtig

E. Alle Aussagen sind richtig

10.005   10.4   Fragentyp D

Herzglykoside verursachen am Herzen eine Verminderung der

1) ektopischen Reizbildung im Ventrikel

2) Erregungsüberleitung vom Vorhof in die Kammer

3) Schlagfrequenz

4) spontanen diastolischen Depolisation des Sinusknotens

5) Kontraktionskraft

Wählen Sie bitte die zutreffende Aussagenkombination.

A. Nur 1, 3 und 5 sind richtig

B. Nur 1 und 5 sind richtig

C. Nur 2, 3 und 4 sind richtig

D. Nur 2 und 4 sind richtig

E. Alle Aussagen sind richtig

10.006 10.4 Fragentyp A

Die Wirkung der Herzglykoside kommt zustande über eine

A. Stimulierung der ß-Receptoren im Herzen

B. zentrale Stimulierung im Vasomotorenzentrum

C. Erweiterung der Coronarien

D. Stabilisierung der Zellmembran im Herzen

E. Erhöhung der intrazellulären freien Kalziumkonzentration im Herzen

10.007 10.4 Fragentyp A

Die primäre Wirkung der Herzglykoside am Herzen für ihren positiv inotropen Effekt ist

A. Stimulierung des kontraktilen Apparates

B. Erhöhung der Ca^{2+}-Freigabe aus dem sarkoplasmatischen Reticulum

C. Erhöhung des Energieumsatzes in den Mitochondrien

D. teilweise Hemmung der $(Na^+ + K^+)$-ATPase

E. Verminderung des K^+-Effluxes

10.008 10.4 Fragentyp A

Bei der Behandlung einer Herzinsuffizienz mit Digitalisglykosiden ist welche der folgenden Wirkungen <u>nicht</u> zu erreichen?

A. Steigerung der Diurese

B. Verminderung der Herzfrequenz

C. Beseitigung von Stauungsödemen

D. Direkte Erweiterung der Coronargefäße

E. Verminderung des enddiastolischen Ventrikelvolumens

10.009   10.4   Fragentyp A

Welche der genannten Substanzen erhöht die AV-Über-
leitungsgeschwindigkeit am Herzen?

A. Acetylcholin

B. ß-Receptorenblocker

C. ß-Sympathomimetica

D. Digitoxin

E. Verapamil

10.010   10.4   Fragentyp A

Folgende Substanzen weisen eine positiv inotrope Wirkung
auf, <u>außer</u>

A. Digitoxin

B. Digitoxose

C. Digoxin

D. Quabain

E. Lanatosid C

10.011   10.4   Fragentyp A

Herzglykoside entfalten bei der Therapie der Herzinsuffizienz ihre Wirkung, weil sie

A. den enddiastolischen Druck des Herzens erhöhen

B. durch direkte Einwirkung auf Vaguszentrum und Sinus-
   knoten die Kammerfrequenz vermindern

C. durch Vergrößerung des enddiastolischen Volumens das
   Schlagvolumen des Herzens erhöhen

D. bei gleichem enddiastolischem Volumen die Schlag-
   arbeit des Herzens erhöhen

E. den Rückgang von Lungenstauung und die Ausscheidung
   von Ödemen direkt bewirken

10.012   10.4   Fragentyp C

Bei der Behandlung einer Herzinsuffizienz mit Digoxin in
therapeutischer Dosierung wird eine Verminderung des
Herz-Minuten-Volumens bewirkt,

weil

Digoxin die Herzfrequenz vermindert.

10.013   10.4   Fragentyp C

Herzglykoside überführen Vorhofflattern häufig in Vorhofflimmern,

weil

sie die AV-Überleitungszeit verlängern.

10.014   10.4   Fragentyp D

Herzglykoside bewirken in therapeutischen Dosen

1) eine Verkürzung der Refraktärperiode des AV-Knotens

2) eine Verkürzung der Refraktärperiode der Vorhöfe

3) eine Verkürzung der Refraktärperiode der Kammermuskulatur

4) eine Verlangsamung der Erregungsleitung in der Kammermuskulatur

5) eine Verlängerung der QT-Dauer

Wählen Sie bitte die zutreffende Aussagenkombination.

A. Nur 1, 2 und 3 sind richtig

B. Nur 2 und 3 sind richtig

C. Nur 1, 4 und 5 sind richtig

D. Nur 2, 4 und 5 sind richtig

E. Alle Aussagen sind richtig

10.015   10.4   Fragentyp E

Wie beeinflussen Herzglykoside die folgenden Qualitäten
der Herzfunktion?

	Kontraktions-kraft	Herzfrequenz	AV-Überleit-geschwindigkeit
A	+	+	+
B	+	-	-
C	-	+	+
D	+	-	+
E	+	+	-

+ = erhöhend   - = vermindernd

10.016   10.4   Fragentyp D

Herzglykoside

1) steigern die Kontraktionskraft des dekompensierten
   Myokards

2) verursachen Erbrechen durch Stimulierung der
   medullären Chemoreceptor-Triggerzone

3) hemmen die Natriumpumpe

4) sind bei Vorhofflimmern kontraindiziert

Wählen Sie bitte die zutreffende Aussagenkombination.

A. Nur 1, 2 und 3 sind richtig

B. Nur 1 und 3 sind richtig

C. Nur 2 und 4 sind richtig

D. Nur 4 ist richtig

E. Alle Aussagen sind richtig

10.017 10.020
10.018 10.021
10.019   10.5   Fragentyp B

Für welches der folgenden Pharmaka in Liste 1 ist welche
Nebenwirkung aus Liste 2 charakteristisch?

      Liste 1   Liste 2

10.017 Butyrophenone   A. Bradykardie und Erbrechen

10.018 Nitrate   B. Gingiva-Hyperplasie

10.019 Digitalis-Glykoside   C. Kopfschmerz und Gesichts-
                                 rötung (Flush)
10.020 Hydantoinderivate
                              D. Parkinsonoid
10.021 α-Methyldopa
                              E. Sedierung und Ödeme

10.022   10.5   Fragentyp C

Bei parenteraler Gabe von Herzglykosiden kommt es auch
bei Überdosierung nicht zum Erbrechen,

weil

nach Gabe von Herzglykosiden ausgelöstes Erbrechen ausschließlich vom Magen-Darm-System ausgelöst wird.

10.023   10.5   Fragentyp A

Eine Verlängerung der PQ-Zeit im EKG (AV-Block 1. Grades)
kann hervorgerufen sein durch

A. Herzglykoside

B. Adrenalin

C. Hypokaliämie

D. Hypocalcämie

E. Atropin

10.024   10.5   Fragentyp D

Welche der folgenden Nebenwirkungen können bei Digitali-
sintoxikation auftreten?

1) Durchfälle

2) Sehstörungen

3) Arrhythmien

4) Anurie

Wählen Sie bitte die zutreffende Aussagenkombination.

A. Nur 1, 2 und 3 sind richtig

B. Nur 2, 3 und 4 sind richtig

C. Nur 1, 3 und 4 sind richtig

D. Nur 1 und 3 sind richtig

E. Alle Aussagen sind richtig

10.025   10.5   Fragentyp A

Welches der folgenden Symptome ist bei Überdosierung von
Herzglykosiden nicht zu erwarten?

A. Erbrechen

B. Herzrhythmusstörungen

C. Störungen des Farbensehens

D. Verwirrtheitszustände

E. Obstipation

10.026   10.6   Fragentyp D

Bei digitalisbedingten tachykarden Arrhythmien kann
Kalium gegeben werden. Auf welchen Mechanismen beruht
dabei die Wirkung von Kalium?

1) Verminderung der Hemmung der Na^+ + K^+-ATPase durch
   das Herzglykosid

2) Erweiterung der Coronarien mit verbesserter Sauer-
   stoffzufuhr zum Herzen

3) Verminderung des Membranpotentials und der Depola-
   risationsgeschwindigkeit in Schrittmacherzellen

4) Erhöhung der intracellulären freien Ca^{2+}-Konzen-
   tration durch Steigerung des Na^+-für Ca^{2+}-Aus-
   tausches durch die Zellmembran

Wählen Sie bitte die zutreffende Aussagenkombination.

A. Nur 1, 2 und 3 sind richtig

B. Nur 1 und 3 sind richtig

C. Nur 2 und 4 sind richtig

D. Nur 4 ist richtig

E. Alle Aussagen sind richtig

10.027   9.3   Fragentyp A

Zu den typischen Wirkungen von Herzglykosiden beim Herz-
insuffizienten gehört nicht

A. kräftigere und schnellere Systole

B. bessere diastolische Herzfüllung

C. Zunahme des Schlagvolumens bei konstantem Sauerstoffverbrauch

D. schnellere Reizleitung

E. Abnahme der Herzfrequenz

11. Methylxanthine

11.001

2.4.4
6.3
11.2   Fragentyp D

Die folgenden Substanzen erhöhen das intracelluläre 3',
5'-cAMP, entweder durch Aktivierung der Adenylcyclase
oder Hemmung der cAMP-hydrolysierenden Phosphodiesterase.
Welche hemmen die Phosphodiesterase?

1) Isoproterenol

2) Vasopressin

3) Coffein

4) Diazoxid

5) Papaverin

Wählen Sie bitte die zutreffende Aussagenkombination.

A. Nur 1, 3 und 5 sind richtig
B. Nur 1, 2 und 5 sind richtig
C. Nur 2, 3 und 4 sind richtig
D. Nur 1, 2 und 4 sind richtig
E. Nur 3, 4 und 5 sind richtig

11.002	11.2	Fragentyp D

Theophyllin bewirkt eine

1) Constriction der Hirngefäße

2) Steigerung der Kontraktionskraft des Herzens

3) Dilatation der Nierengefäße

4) Erschlaffung der Bronchialmuskulatur

5) Erschlaffung von Sphincteren im Magen-Darm-Bereich

Wählen Sie bitte die zutreffende Aussagenkombination.

A. Nur 1, 3 und 5 sind richtig

B. Nur 1 und 5 sind richtig

C. Nur 2, 3 und 4 sind richtig

D. Nur 2 und 4 sind richtig

E. Alle Aussagen sind richtig

11.003	11.2	Fragentyp A

Ein gemeinsamer Wirkungsmechanismus von ß-Sympathomimetica (z.B. Isoproterenol), myotropen Spasmolytica
(z.B. Papaverin) und Methylxanthinen ist:

A. Erniedrigung des intracellulären 3', 5'-cAMP-Spiegels

B. Erhöhung des intracellulären 3', 5'-cAMP-Spiegels

C. Hemmung der 3', 5'-cAMP hydrolysierenden Phosphodiesterase

D. Hemmung der Adenylcyclase

E. Aktivierung der Adenylcyclase

11.004	11.2	Fragentyp D

Aminophyllin

1) steigert den renalen Blutstrom

2) dilatiert die Coronarien

3) steigert das Herzminutenvolumen

4) führt zu Bronchodilatation

5) relaxiert Sphincteren im Magen-Darm-Bereich

Wählen Sie bitte die zutreffende Aussagenkombination.

A. Nur 1, 2 und 3 sind richtig

B. Nur 1, 3 und 5 sind richtig

C. Nur 2, 3 und 4 sind richtig

D. Nur 2, 4 und 5 sind richtig

E. Alle Aussagen sind richtig

11.005   11.2   Fragentyp C

Die positiv inotropen Wirkungen von Herzglykosiden und
Purinderivaten addieren sich,

weil

der Wirkungsmechanismus dieser Pharmaka gleich ist.

11.006   11.2   Fragentyp D

Theophyllin

1) wird als Asthma-Mittel verwendet
2) erregt das Atemzentrum
3) wirkt broncholytisch
4) hemmt die Acetylcholin-empfindlichen Receptoren der
   Bronchialmuskulatur

Wählen Sie bitte die zutreffende Aussagenkombination.

A. Nur 1, 2 und 3 sind richtig

B. Nur 1, 3 und 4 sind richtig

C. Nur 1, 2 und 4 sind richtig

D. Nur 2, 3 und 4 sind richtig

E. Alle Aussagen sind richtig

11.007	11.2	Fragentyp A

Die Theophyllin-Wirkung geht zurück auf Hemmung der

A. $(Na^+ + K^+)$-ATPase

B. (Ca^{2+})-ATPase

C. Pyrophosphatase

D. Phosphodiesterase

E. Acylphosphatase

11.008	11.2	Fragentyp A

Die Purinderivate sind durch folgende Eigenschaften charakterisiert, außer

A. positiv inotrope Wirkung am Herzen

B. Stimulation der Diurese

C. sie werden in der Leber zu Harnsäure demethyliert

D. sie erzeugen in hohen Dosen Krämpfe

E. bei chronischer Anwendung kommt es zur Toleranz-entwicklung

12. Mittel zur Verbesserung der Sauerstoffbilanz des Herzens

Beim Gesunden wird Vasoconstriction der Coronarien am ehesten erzeugt durch

A. Orciprenalin

B. Papaverin

C. Coffein

D. Vasopressin

E. Chinidin

Glyceryltrinitrat wirkt bei einem Anfall von Angina pectoris durch

A. Senkung des venösen Rückstroms

B. Erweiterung der Coronarien

C. zentrale Dämpfung von Schmerz und Angst

D. Steigerung der Kontraktionskraft des Herzens

E. Verminderung der Herzfrequenz

<table>
<tr><td>12.003</td><td>12.1.3</td><td>Fragentyp D</td></tr>
</table>

Glyceryltrinitrat wirkt beim Angina pectoris-Anfall
durch

1) Steigerung der Herzfrequenz

2) Verminderung der Herzarbeit durch Calcium-
   Antagonismus

3) Erweiterung der Coronararterien

4) Verminderung des venösen Rückstroms zum Herzen

Wählen Sie bitte die zutreffende Aussagenkombination.

A. Nur 1, 2 und 3 sind richtig

B. Nur 1 und 3 sind richtig

C. Nur 2 und 4 sind richtig

D. Nur 4 ist richtig

E. Alle Aussagen sind richtig

<table>
<tr><td>12.004</td><td>9.4</td><td></td></tr>
<tr><td>12.005</td><td>10.5</td><td></td></tr>
<tr><td>12.006</td><td>12.1.4</td><td>Fragentyp B</td></tr>
</table>

Ordnen Sie bitte den Arzneimitteln der Liste 1 die entsprechenden Nebenwirkungen der Liste 2 zu.

Liste 1	Liste 2
12.004 Digoxin	A. Epidydimitis
12.005 Glycerintrinitrat	B. Gynäkomastie
12.006 Procainamid	C. Lupus erythematodes
	D. Fibrinogenmangel
	E. Methämoglobinämie

<table>
<tr><td>12.007</td><td>12.1.4</td><td>Fragentyp A</td></tr>
</table>

Welche der folgenden Wirkungen ist bei Anwendung von
Glyceryltrinitrat zur Behandlung von Angina pectoris-
Anfällen nicht zu erwarten?

A. Tachykardie

B. Kopfschmerzen

C. Rötung der Haut

D. Bronchospasmus

E. Toleranzentwicklung

12.008   12.2.2   Fragentyp A

Verapamil entfaltet am Patienten folgende Wirkungen,
__außer__

A. Verlangsamung der Vorhof-Kammer-Leitungsgeschwindig-
   keit

B. positiv inotrope Wirkung

C. Ca^{2+}-Antagonismus

D. Verminderung des myokardialen O_2-Verbrauchs

E. Blutdrucksenkung

12.009   12.2.2   Fragentyp C

Eine Dilatation erweiterungsfähiger Coronarien durch
Coronardilatatoren bei der Behandlung der Coronarinsuffizienz ist wünschenswert,

__weil__

dadurch ein "steal effect" erreicht wird.

12.010   12.2.2   Fragentyp C

Eine Dilatation der Coronarien spielt bei der Behandlung
der Coronarinsuffizienz eine untergeordnete Rolle,

__weil__

arteriosklerotische Gefäße praktisch nicht mehr dilatiert
werden können.

13. Volumenersatzmittel

Eine in ihrem Elektrolytgehalt dem Plasma entsprechende Blutersatzflüssigkeit enthält welche Kaliumkonzentration?

A. Gleich der Natriumkonzentration

B. Etwa doppelt so hoch wie die Natriumkonzentration

C. Etwa 1/25 der Natriumkonzentration

D. 1/2 der Natriumkonzentration

E. Gar kein Kalium

Infusionslösungen von Dextran, die zum Ersatz von Blutplasma dienen, müssen

A. durch Zusatz von Elektrolyten isotonisch gemacht werden, da mit Dextran allein isotonische Lösungen nicht hergestellt werden können

B. den kolloidosmotischen Druck des Plasmas besitzen, brauchen aber nicht isotonisch zu sein

C. exakt den kolloidosmotischen Druck des Plasmas besitzen, da dann automatisch auch Isotonie herrscht

D. 0,9%ig sein

E. eine hypertonische Elektrolytenkonzentration enthalten, um Wasser aus dem Gewebe in das Gefäßsystem zu ziehen

13.003   13.1   Fragentyp A

Welche der folgenden Wirkungen können durch Dextran D 60
verursacht sein?

A. Verlängerung der Blutungszeit

B. Arrhythmien

C. Nierenschädigung

D. Leberschädigung

E. Hämolyse

13.004   13.3   Fragentyp C

Dextran 40 hat nach Infusion eine kürzere Wirkungsdauer
als Dextran 60,

weil

Dextran 40 durch seine kleinere Molekulargröße schneller
glomerulär filtriert wird als Dextran 60.

13.005   13.3   Fragentyp C

Dextran 70 kann die gestörte Mikrozirkulation beim
Schock wieder in Gang bringen,

weil

Dextran 70 eine gegenüber dem Blut verminderte Viscosität besitzt.

13.006   13.3   Fragentyp C

Dextran D 60 wird in 6%iger Lösung als Volumenersatzmittel verwendet,

weil

Dextran D 60 in 6%iger Lösung isoton ist.

13.007   13.4   Fragentyp D

Dextran D 40 kann folgende Wirkungen haben:

1) anaphylaktische Reaktionen
2) erhöhte Blutungsneigung
3) Erniedrigung der Blutviskosität
4) "Sludge"-Bildung

Wählen Sie bitte die zutreffende Aussagenkombination.

A. Nur 1, 2 und 3 sind richtig
B. Nur 1 und 3 sind richtig
C. Nur 2 und 4 sind richtig
D. Nur 4 ist richtig
E. Alle Aussagen sind richtig

13.008   13.4   Fragentyp C

Dextrane sind als Plasmaexpander geeignet,

weil

mit Dextranen hypertonische Lösungen herstellbar sind,
die extravasale Flüssigkeit mobilisieren können.

13.009   13.5   Fragentyp D

Welche der folgenden Substanzen finden als Plasmaersatz
Verwendung?

1) Dextrane
2) Hydroxyäthylstärke
3) Gelatine
4) Dimethylpolysiloxan

Wählen Sie bitte die zutreffende Aussagenkombination.

A. Nur 1 ist richtig
B. Nur 1 und 3 sind richtig
C. Nur 2 und 4 sind richtig
D. Nur 1, 2 und 3 sind richtig
E. Alle sind richtig

14. Mittel zur Behandlung von Anämien

14.001   14   Fragentyp A

Eine perniziöse Anämie muß behandelt werden mit

A. Cyanocobalamin

B. Folsäure

C. Pantothensäure

D. Eisen-II-Salzen

E. Eisen-III-Salzen

14.002   14.1   Fragentyp A

Das Eisengleichgewicht des Körpers wird kontrolliert durch

A. Exkretion von überschüssigem Eisen

B. Absorptionsrate von Eisen durch den Darm

C. Cyanocobalamin (Vitamin B_{12})

D. osmotisches Gleichgewicht zwischen Aufnahme und Abgabe

E. keinen der angegebenen Mechanismen

14.003   14.1.2   Fragentyp D

Für die orale Therapie der Eisenmangelanämie gilt:

1) Sie sollte mit 2wertigem, komplexartig gebundenem
   Eisen erfolgen, um Reizungen des Magen-Darm-Traktes
   zu verhindern

2) Sie sollte mit 3wertigen Eisensalzen erfolgen, da
   nur diese gut resorbiert werden

3) Sie sollte mit leichtlöslichen, 2wertigen Eisensalzen
   erfolgen

4) Eisenpräparate sollten auf nüchternen Magen gegeben
   werden

Wählen Sie bitte die zutreffende Aussagenkombination.

A. Nur 1 ist richtig

B. Nur 2 und 4 sind richtig

C. Nur 3 und 4 sind richtig

D. Nur 1 und 4 sind richtig

E. Nur 2 ist richtig

14.004   14.1.2   Fragentyp C

Die parenterale Eisentherapie ist der oralen vorzuziehen,

weil

bei parenteraler Eisentherapie die Dosis genau auf die
Bindungskapazität des Plasmatransferrins eingestellt
werden kann.

14.005   14.1.2   Fragentyp C

Bei oraler Eisentherapie können Eisenvergiftungen durch
Überdosierung kaum vorkommen,

weil

Eisen aus dem Darm mittels erleichterter Diffusion durch
Trägertransport aufgenommen wird und deshalb eine be-
stimmte Transportrate des Eisens auch bei überhöhtem
Eisenangebot nicht überschritten werden kann.

14.006   14.1.3   Fragentyp D

Deferoxamin, ein Antidot bei Eisenvergiftungen, konkurriert mit Eisen gebunden an

1) Ferritin   3) Hämosiderin   5) Cytochrome
2) Transferrin   4) Hämoglobin

Wählen Sie bitte die zutreffende Aussagenkombination.

A. Nur 1, 2 und 3 sind richtig

B. Nur 4 und 5 sind richtig

C. Nur 1, 2 und 5 sind richtig

D. Nur 3 und 5 sind richtig

E. Alle Aussagen sind richtig

14.007   14.2.2   Fragentyp C

Auch hohe Dosen von Vitamin B_{12} können nicht zu einer Aufnahme dieses Vitamins durch das Darmepithel führen,

weil

nur mit Hilfe des "intrinsic factor" eine Resorption von Vitamin B_{12} möglich ist.

14.008   14.2.3   Fragentyp C

Durch Vitamin B_{12}-Mangel kann es zu einem sekundären Folsäuremangel kommen,

weil

bei Vitamin B_{12}-Mangel die 5-Methyltetrahydrofolsäure nicht in die biologisch aktive Form der Tetrahydrofolsäure umgewandelt werden kann.

14.009   14.3.1   Fragentyp C

Bei Therapie mit dem Folsäureantagonisten Methotrexat darf Folinsäure nicht gegeben werden,

weil

Folinsäure Methotrexat aus seiner Bindung an die Dihydrofolsäurereduktase verdrängt.

15. Antikoagulantien und Fibrinolytica

Welches der aufgeführten Proteine würden Sie bei Blutungen im Magen-Darm-Trakt oral verabreichen?

A. Thrombin

B. Antihämophiles Globulin

C. Accelerin

D. Convertin

E. Human-Fibrinogen

Welcher der folgenden Gerinnungsfaktoren kann bei Blutungen lokal zur Blutstillung angewendet werden, darf aber nicht in die Blutbahn injiziert werden?

A. Convertin

B. Fibrin

C. Accelerin

D. Hagemann-Faktor

E. Thrombin

Ordnen Sie bitte den Arzneimitteln der Liste 1 die entsprechenden Wirkungsmechanismen der Liste 2 zu.

Liste 1	Liste 2
15.003 Cumarine	A. Erhöhung der Ca^{2+}-Bindungstendenz verschiedener aus dem Prothrombinkomplex gebildeter Blut-
15.004 Phytomenadion	
15.005 Tranexamsäure	

15.006 Heparin

15.007 Acetylsalicylsäure

15.008 Indometacin

    gerinnungsfaktoren (II, VII, IX und X)

B. Komplexbildung mit basischen Molekülbereichen verschiedener Gerinnungsfaktoren (IX, X, XI und XII)

C. Verhinderung der Aktivierung des Prothrombinkomplexes durch Hemmung der Transformation des dafür nötigen Aktivators

D. Hemmung der für die Bildung von Thromboxan A_2 nötigen Cyclooxygenase

E. Hemmung von Peptidasen, die für die Bildung von Plasmin nötig sind

---

15.009 15.012
15.010
15.011   15   Fragentyp B

Ordnen Sie den Substanzen in Liste 1 den zutreffenden Wirkungsmechanismus der Liste 2 zu.

Liste 1	Liste 2
15.009 Vitamin K	A. hemmt die Fibrinolyse
15.010 Tranexamsäure	B. wirkt als Thrombinantagonist
15.011 Heparin	C. stimuliert die Prothrombinbildung
15.012 Cumarin	D. hemmt die Aktivierung von Gerinnungsfaktoren aus dem Prothrombinkomplex
15.013 Urokinase	E. aktiviert die Plasminbildung

15.014   15.1.1   Fragentyp A

Die gerinnungshemmende Wirkung von Heparin kann vermindert werden durch

A. i.v.-Injektion von Prostaglandin PGE_1

B. orale Gabe von Vitamin K

C. örtliche Anwendung von Hirudinsalbe

D. i.v.-Injektion von Protaminsulfat

E. i.m.-Injektion von Calciumchlorid

15.015 15.018
15.016
15.017   15   Fragentyp B

Ordnen Sie bitte die Antidot- oder die Hemmwirkung der
Liste 2 dem entsprechenden Mittel der Liste 1 zu.

        Liste 1   Liste 2

15.015 Vitamin K_1 A. Antidot zum Heparin

15.016 ε-Aminocapronsäure   B. Antidot zu den Cumarin-
                                   derivaten
15.017 Na-Citrat
                                C. Antidot zur Streptokinase
15.018 Protaminsulfat
                                D. Geeignet zur Hemmung der
                                   Blutgerinnung in vitro

                                E. Hemmt die Bildung von
                                   Thromboplastin

15.019 15.022
15.020
15.021   15   Fragentyp B

Wählen Sie bitte aus Liste 2 für die in Liste 1 aufgeführten Substanzen die wirksamsten Antidote.

        Liste 1   Liste 2

15.019 Eisen   A. Dimercaprol

15.020 Streptokinase   B. Protaminsulfat

15.021 Heparin   C. Desferrioxamin

15.022 Warfarin   D. Vitamin K

                                E. Tranexamsäure

15.023   15.1.1   Fragentyp A

Welches der folgenden Mittel hebt die gerinnungshemmende
Wirkung von Heparin nach i.v. Injektion sofort auf?

A. Prostaglandin E_2

B. Protaminsulfat

C. Phytomenadion

D. ϵ-Aminocapronsäure

E. Urokinase

15.024   15.2.2   Fragentyp A

Die Cumarin- und Indandionderivate wirken auf die Blutgerinnung ein, da sie

A. gebildete Thromben auflösen

B. der Thrombocytenaggregation entgegenwirken

C. die Bildung des Prothrombins hinauszögern

D. die Umwandlung des Plasminogens in das Fibrinolysin
   beschleunigen

E. Antagonisten von Vitamin K sind

15.025   15.2.2   Fragentyp A

Die Latenzzeit bis zum Eintritt der gerinnungshemmenden
Wirkung von Cumarinderivaten beträgt 1-2 Tage, denn

A. Cumarinderivate werden langsam resorbiert

B. Cumarinderivate werden schnell abgebaut

C. das Blut enthält zunächst noch ausreichende Mengen
   an Gerinnungsfaktoren

D. Cumarinderivate müssen erst im Organismus zu den
   wirksamen Stoffen umgebaut werden

E. die Latenzzeit der Cumarinderivate beträgt nur 1-2
   Stunden

15.026	15.2.2	Fragentyp C

Die blutgerinnende Wirkung von Cumarinderivaten setzt
schnell ein,

<u>weil</u>

Cumarinderivate Prothrombin binden und dadurch inaktivieren.

15.027	15.2.2	Fragentyp C

Cumarinderivate können in vitro die Blutgerinnung nicht
verhindern,

<u>weil</u>

Cumarinderivate erst im Organismus in Anwesenheit von
Vitamin K, zur aktiven Substanz metabolisiert werden
müssen.

15.028	15.2.2	Fragentyp C

Cumarinderivate sind nur im Organismus wirksam,

<u>weil</u>

sie antagonistisch zu Vitamin K wirken.

15.029	15.3	Fragentyp C

Plasmin kann frische Thromben auflösen,

<u>weil</u>

Plasmin das frisch gebildete Fibrin in Polypeptide
spaltet.

15.030	15.3.1	Fragentyp C

Streptokinase wirkt fibrinolytisch,

<u>weil</u>

Streptokinase Fibrin zu Polypeptiden hydrolysiert.

15.031	15.3.1	Fragentyp A

Streptokinase

A. aktiviert die Umwandlung von Plasminogen in Plasmin
B. hemmt die Umwandlung von Fibrinogen in Fibrin
C. hemmt die Bildung von Thromboxan A2
D. hemmt die Umwandlung von Prothrombin in Thrombin
E. hemmt die Aktivierung des Prothrombinkomplexes

15.032	15.4	Fragentyp C

ϵ-Aminocapronsäure hat einen blutgerinnungsfördernden
Effekt,

<u>weil</u>

ϵ-Aminocapronsäure das Thrombokinasesystem aktiviert.

16. Antihistaminica (H-Receptorenblocker)

16.001   16.1.1   Fragentyp A

Antihistaminica mildern allergische Zustände mittels

A. beschleunigter Ausscheidung von Histamin

B. Neutralisierung der Histamineffekte durch eigene
   entgegengesetzte Reaktionen

C. chemische Bindung an und Inaktivierung von Histamin

D. Kompetition von Histamin am Zellreceptor

E. Aktivierung von Histaminase

16.002   16.1.2   Fragentyp A

Welches der folgenden Antihistaminica führt über eine
Blockade der H_2-Receptoren zu einer Hemmung der Magensaftsekretion?

A. Diphenhydramin

B. Cimetidin

C. Meclozin

D. Phenyramin

E. Promethazin

16.003   16.2   Fragentyp C

Bei lokaler Applikation von Antihistaminica kommt es
nicht zu allergischen Reaktionen,

weil

Antihistaminica Antiallergica sind.

16.004   16.2.1   Fragentyp A

Welcher Effekt kommt dem antihistaminisch wirkenden
Phenothiazinderivat Promethazin auch in hohen Dosen
(bzw. Konzentrationen) <u>nicht</u> zu?

A. Wirkung gegen die Reisekrankheit

B. Narkosepotenzierende Wirkung

C. Hemmung der durch Histamin gesteigerten Magensaft-
   sekretion

D. Lokalanaesthetische Wirkung

E. Milderung der Symptome einer allergischen Rhinitis

16.005   16.2.1   Fragentyp A

Welche der folgenden Wirkungen wird durch Histamin <u>nicht</u>
ausgelöst?

A. Kopfschmerzen

B. Bronchoconstriction

C. Steigerung der Magensaftsekretion

D. Steigerung der Capillarpermeabilität

E. Constriction der Arteriolen

16.006   16.2.1   Fragentyp A

Welche der folgenden durch Histamin ausgelösten Wirkungen
hemmen H_1-Receptorenblocker <u>nicht</u>?

A. Kontraktion des Darms

B. Constriction der Bronchien

C. Steigerung der Magensaft-Sekretion

D. Steigerung der Capillarpermeabilität

E. Juckreiz

16.007   16.2.1   Fragentyp C

Histamin steigert die Magensaft-Sekretion über die Stimulierung von H_1-Receptoren,

__weil__

sich diese Wirkung von Histamin durch Antihistaminica vom Typ der Phenothiazine aufheben läßt.

16.008   16.2.1   Fragentyp A

Welches der folgenden Phänomene wird nicht durch Antihistaminica vom Typ des Pheniramin antagonisiert?

A. Der durch Histamin provozierte Juckreiz

B. Die durch Histamin gesteigerte Capillarpermeabilität

C. Die durch Histamin ausgelöste Bronchoconstriction

D. Die durch Histamin stimulierte Magensekretion

E. Die durch Histamin ausgelöste Kontraktion der Darmmuskulatur

16.009   16.2.1   Fragentyp C

Antihistaminica können bei bestimmten Formen von Allergie wirksam sein,

__weil__

sie mit Histamin am Histaminreceptor konkurrieren.

16.010   16.2.1   Fragentyp D

Für Antihistaminica vom Typ der H_1-Blocker gilt:

1) Sie wirken über die Verhinderung der Antigen-Antikörper-Reaktion antiallergisch und antianaphylaktisch

2) Sie wirken meist sedierend und können zur Beeinträchtigung der Verkehrstüchtigkeit führen

3) Infolge einer zusätzlichen anticholinergen Wirkungskomponente sind sie auch als Antiasthmatica brauchbar

4) Sie haben sich in Grippemitteln bewährt, weil sie
temperatursenkend und analgetisch wirken

Wählen Sie bitte die zutreffende Aussagenkombination.

A. Nur 1 und 4 sind richtig

B. Nur 2 und 3 sind richtig

C. Nur 2 ist richtig

D. Nur 3 ist richtig

E. Alle Aussagen sind falsch

16.011   16.2.1   Fragentyp C

Die Potenz des Histamins für eine Bronchoconstriction
und eine Dilatation der Arteriolen und Capillaren ist
nachts am höchsten,

<u>weil</u>

die Reaktivität der H_1-Receptoren in der Mitte der
Schlafperiode am stärksten ist.

16.012   16.2.2
          16.2.3   Fragentyp A

Welche der folgenden unerwünschten Wirkungen tritt bei
Therapie mit H_1-Antihistaminica häufig auf?

A. Arrhythmien

B. Müdigkeit

C. Übersäuerung des Magens

D. Ohrensausen

E. Erbrechen

16.013	16.2.3	Fragentyp C

Einige Antihistaminica haben Antiparkinson-Wirkung,

<u>weil</u>

sie zusätzlich anticholinergisch wirken.

16.014	16.2.2 16.2.3	Fragentyp D

Nebenwirkungen von Antihistaminica sind:

1) Sedierung
2) Trockener Mund
3) Allergische Reaktion
4) Potenzierung der Alkoholwirkung

Wählen Sie bitte die zutreffende Aussagenkombination.

A. Nur 1 ist richtig
B. Nur 1 und 2 sind richtig
C. Nur 2 und 3 sind richtig
D. Nur 1, 2 und 4 sind richtig
E. Alle Aussagen sind richtig

16.015	16.3	Fragentyp D

Prostaglandine zeigen die folgenden Wirkungen:

1) Bronchodilatation
2) Motilitätserhöhung des Uterus während der
   Schwangerschaft
3) Blutdruckabfall durch Vasodilatation
4) Analgesie

Wählen Sie bitte die zutreffende Aussagenkombination.

A. Alle Aussagen sind richtig
B. Nur 1, 2 und 3 sind richtig
C. Nur 1, 3 und 4 sind richtig

D. Nur 2 und 3 sind richtig

E. Nur 1 und 3 sind richtig

16.016   16.3   Fragentyp D

Die Kinine besitzen die folgenden pharmakologischen
Wirkungen:

1) Erhöhung der Capillarpermeabilität

2) Kontraktion der glatten Muskulatur

3) Vasodilatation

4) Vasoconstriction

Wählen Sie bitte die zutreffende Aussagenkombination.

A. Nur 1, 2 und 3 sind richtig

B. Nur 1, 2 und 4 sind richtig

C. Nur 1 und 2 sind richtig

D. Nur 2 und 4 sind richtig

E. Nur 1 ist richtig

16.017   16.3   Fragentyp C

Prostaglandin $F_{2\alpha}$ eignet sich zur Einleitung der Geburt,

weil

Prostaglandin $F_{2\alpha}$ durch vermehrte Freisetzung von
Oxytocin regelmäßige und rhythmische Kontraktionen des
Uterus induziert.

16.018   16.3   Fragentyp D

Aus dem Endoperoxid Prostaglandin G_2 können enzymatisch folgende Mediatoren gebildet werden:

1) Prostaglandin E_2

2) Prostacyclin

3) Thromboxan A_2

4) Prostansäure

Wählen Sie bitte die zutreffende Aussagenkombination.

A. Nur 1, 2 und 3 sind richtig

B. Nur 1, 2 und 4 sind richtig

C. Nur 1, 3 und 4 sind richtig

D. Nur 2, 3 und 4 sind richtig

E. Alle Aussagen sind richtig

16.019   16.3   Fragentyp A

Bradykinin

A. verursacht Erweiterung der Hautgefäße, die durch ß-Blocker verhindert werden kann

B. entsteht durch die Einwirkung von Kallikrein auf ein Plasmaprotein

C. wird von sensorischen Neuronen durch den schmerz-erzeugenden Nervenimpuls freigesetzt

D. verursacht Kontraktion der Intestinalmuskulatur, die durch Atropin blockiert werden kann

E. verursacht einen Anstieg der Capillarpermeabilität, die durch Antihistaminica blockiert werden kann

17. Secale-Alkaloide

17.001   17.1.1   Fragentyp C

Secale-Alkaloide können zur Migränetherapie verwandt
werden,

<u>weil</u>

die dihydrierten Formen der Secale-Alkaloide α-blockie-
rende Eigenschaften besitzen.

17.002   17.1.1   Fragentyp D

Welche Feststellungen über Ergometrin sind richtig?

1) Ergometrin wird enteral in wirksamer Form resorbiert
2) Ergometrin führt in therapeutischen Dosen und bei
   richtiger Indikation zu keinen peripheren Durchblutungsstörungen
3) Die Wirkung einer Injektion von Ergometrin auf den
   Uterus setzt sofort ein
4) Der gravide Uterus spricht empfindlicher auf Ergometrin an als der nicht-gravide Uterus

Wählen Sie bitte die zutreffende Aussagenkombination.

A. Nur 1, 2 und 3 sind richtig

B. Nur 1 und 3 sind richtig

C. Nur 2 und 4 sind richtig

D. Nur 4 ist richtig

E. Alle Aussagen sind richtig

17.003   17.1.1   Fragentyp D

Das Mutterkorn-Alkaloid Ergotamin unterscheidet sich von Ergometrin dadurch, daß es

1) zu einer Uterusrelaxation führt

2) in therapeutischen Dosen eine Vasoconstriction bewirkt

3) eine längere Wirkungsdauer hat

4) nach peroraler Aufnahme langsamer und unvollständiger resorbiert wird

Wählen Sie bitte die zutreffende Aussagenkombination.

A. Nur 1, 2 und 3 sind richtig

B. Nur 1 und 3 sind richtig

C. Nur 2 und 4 sind richtig

D. Nur 4 ist richtig

E. Alle Aussagen sind richtig

17.004   17.2   Fragentyp C

Dihydroergotoxin-Alkaloide sind zur Behandlung atonischer Blutungen des Uterus post partum indiziert,

weil

dehydrierte Secale-Alkaloide eine rasche und nachhaltige Kontraktion des Uterus bewirken ohne vasokonstriktorisch zu wirken

17.005   17.2   Fragentyp A

Bromokryptin, ein Ergotderivat, hat welche der folgenden Eigenschaften:

A. Es erhöht den Prolactinspiegel

B. Es ist ein Dopaminantagonist

C. Es hemmt die Sekretion von FSH

D. Es ist bei Akromegalie kontraindiziert

E. Es wird zum Abstillen angewendet

17.006	17.2	Fragentyp A

Durch Hydrierung von Ergotaminen in 9,10-Stellung wird

A. die α-sympathomimetische Wirkung verstärkt

B. die α-sympatholytische Wirkung verstärkt

C. die direkt-vasoconstrictorische Wirkung verstärkt

D. die direkt-vasodilatatorische Wirkung verstärkt

E. die Uterus-kontrahierende Wirkung verstärkt

17.007	17.2	Fragentyp A

Welches der folgenden Ergot-Alkaloide wirkt am stärksten
vasoconstrictorisch?

A. Ergometrin

B. Methylergometrin

C. Ergotamin

D. Dihydroergotamin

E. Bromokryptin

17.008	17.2	Fragentyp D

Mutterkornalkaloide zeigen vielseitige Wirkungen am
zentralen und vegetativen Nervensystem. Im folgenden
sind einige Wirkungen aufgeführt:

1) α-Receptorenblockade

2) α-Receptorenstimulation

3) Serotoninblockade

4) Zentraldopaminerge Wirkung

Wählen Sie bitte die zutreffende Aussagenkombination.

A. Nur 1, 2 und 3 sind richtig

B. Nur 1 und 3 sind richtig

C. Nur 2 und 4 sind richtig

D. Nur 4 ist richtig

E. Alle Aussagen sind richtig

17.009 17.3 Fragentyp C

Bei chronischer Zufuhr von Mutterkornalkaloiden kann es
zu schmerzhaften brennenden Durchblutungsstörungen der
Extremitäten kommen mit möglicher Gangränbildung,

<u>weil</u>

Mutterkornalkaloide durch ihre α-sympathomimetische
Wirkung zu einer Vasoconstriction führen können.

17.010 17.3 Fragentyp D

Mutterkornalkaloide können im Zentralnervensystem
folgende Wirkungen haben:

1) Temperaturregulationsstörungen

2) Dopaminerge Wirkung

3) Hemmung des Atemzentrums

4) Hemmung des Brechzentrums

Wählen Sie bitte die zutreffende Aussagenkombination.

A. Nur 1, 2 und 3 sind richtig

B. Nur 1 und 3 sind richtig

C. Nur 2 und 4 sind richtig

D. Nur 4 ist richtig

E. Alle Aussagen sind richtig

17.011 16
17.4 Fragentyp D

Welche der folgenden Mediatoren können zu einem Blutdruckabfall führen?

1) Serotonin

2) Histamin

3) Bradykinin

4) Angiotensin

5) Prostaglandin E

Wählen Sie bitte die zutreffende Aussagenkombination.

A. Nur 1, 2 und 3 sind richtig

B. Nur 2, 3 und 5 sind richtig

C. Nur 3, 4 und 5 sind richtig

D. Nur 1 und 4 sind richtig

E. Nur 2 und 5 sind richtig

17.012   16
                               17.4   Fragentyp D

Welche der folgenden Mediatoren wirken bronchoconstric-
torisch?

1) Serotonin

2) Histamin

3) Bradykinin

4) Angiotensin

5) Prostaglandin E

Wählen Sie bitte die zutreffende Aussagenkombination.

A. Nur 1, 2 und 3 sind richtig

B. Nur 2, 3 und 4 sind richtig

C. Nur 3, 4 und 5 sind richtig

D. Nur 1, 4 und 5 sind richtig

E. Nur 2, 3 und 5 sind richtig

17.013 17.016		
17.014	16	
17.015	17.4	Fragentyp B

Bitte ordnen Sie den in Liste 1 angegebenen Mediatoren und Transmittern die entsprechenden Antagonisten der Liste 2 zu.

<u>Liste 1</u>	<u>Liste 2</u>
17.013 Histamin	A. Atropin
17.014 Acetylcholin	B. Papaverin
17.015 Serotonin	C. Diphenhydramin
17.016 Noradrenalin	D. Methysergid
	E. Phentolamin

| 17.017 | 16 | |
| | 17.4 | Fragentyp D |

Welche der folgenden Mediatoren führen zu einer Erhöhung der Capillarpermeabilität?

1) Serotonin

2) Histamin

3) Bradykinin

4) Angiotensin

5) Prostaglandin E

Wählen Sie bitte die zutreffende Aussagenkombination.

A. Nur 1, 2 und 3 sind richtig

B. Nur 2, 3 und 4 sind richtig

C. Nur 3, 4 und 5 sind richtig

D. Nur 1, 4 und 5 sind richtig

E. Nur 2, 3 und 5 sind richtig

Methysergid

1) ist ein Serotoninantagonist

2) kann zu Unruhe und Schlaflosigkeit führen

3) kann bei längerdauernder Anwendung fibrotische Prozesse im Retroperitonealraum und an den Gefäßen verursachen

4) ist ein ausgezeichnetes Mittel gegen Menstruations- beschwerden

Wählen Sie bitte die zutreffende Aussagenkombination.

A. Nur 1, 2 und 3 sind richtig

B. Nur 1 und 3 sind richtig

C. Nur 2 und 4 sind richtig

D. Nur 4 ist richtig

E. Alle Aussagen sind richtig

18. Antacida

Wählen Sie bitte für die in Liste 1 angeführten Arzneimittelgruppen dasjenige Arzneimittel (Liste 2) aus, das
Sie für zutreffend halten

Liste 1	Liste 2
18.001 Secretagoga	A. Pentagastrin
18.002 Acida	B. Aluminiumsilicat
18.003 Antacida	C. Betain-HCl
18.004 Obstipantien	D. Magnesiumsulfat
18.005 Laxantien	E. Magnesiumoxid

18.006   18.1   Fragentyp A

Bei Hyperacidität geben Sie eines der folgenden Mittel,
außer

A. Magnesiumhydroxid

B. Natriumbicarbonat

C. Calciumcarbonat

D. Magnesiumtrisilicat

E. Aluminiumsilicat

18.007   18.1   Fragentyp A

Welches der folgenden Mittel ist kein Antacidum?

A. Magnesiumsulfat

B. Dimagnesiumtrisilicat

C. Aluminiumhydroxid

D. Magnesia usta

E. Aluminiumphosphat-Gel

18.008	18.2	Fragentyp D

Folgende Nachteile bringt die Verwendung von Natriumbicarbonat mit sich:

1) Blähungen durch die Freisetzung von CO_2

2) Kompensatorische Hypersekretion von Salzsäure

3) Alkalisierung des Urins

4) Auslösung einer metabolischen Alkalose bei gestörter Nierenfunktion

Wählen Sie bitte die zutreffende Aussagenkombination.

A. Nur 1, 2 und 3 sind richtig

B. Nur 1 und 3 sind richtig

C. Nur 2 und 4 sind richtig

D. Nur 4 ist richtig

E. Alle Aussagen sind richtig

19. Laxantien

Ordnen Sie bitte den in Liste 1 angeführten Untergruppen der Laxantien diejenigen Abführmittel A-E aus Liste 2 zu, die zu der Untergruppe gehören.

Liste 1	Liste 2
19.001 Gleitmittel	A. Magnesiumsulfat
19.002 Quellmittel	B. Carboxymethylcellulose
19.003 Salinische Abführ- mittel	C. Magnesiumtrisilicat
19.004 Stimulierende Laxantien	D. Natriumdioctyl- sulfosuccinat
	E. Anthrachinone

Welches Abführmittel zeigt erst nach hydrolytischer Spaltung im Dünndarm seine Wirkung im Dickdarm?

A. Carboxymethylcellulose

B. Bisacodyl

C. Paraffinöl

D. Phenolphthalein

E. Ricinusöl

Natriumsulfat (Glaubersalz) ist ein Abführmittel, weil

A. Sulfat-Ionen direkt die Darmmuskulatur anregen

B. es im Darm osmotisch wirksam ist

C. Natrium-Ionen die Darmmuskulatur anregen

D. Natrium-Ionen leicht vom Darm resorbiert werden

E. Sulfat-Ionen leicht vom Darm resorbiert werden

19.007   19.2   Fragentyp A
____

Der Wirkungsmechanismus von Anthrachinon-Derivaten als
Abführmittel ist

A. Freisetzung von Histamin und dadurch Erregung der
   Dünndarmmuskulatur

B. Erweichung des Darminhaltes durch Erniedrigung der
   Oberflächenspannung

C. direkte Hemmung der Wasser- und Elektrolytresorption
   im Dickdarm

D. Steigerung der Peristaltik des Dickdarms nach
   hydrolytischer Spaltung und Reduktion

E. osmotische Wasserfüllung des Dickdarms nach anaerobem
   Abbau zu organischen Säuren durch Darm-Bakterien

19.008   19.2   Fragentyp A
____

Ricinusöl kann bei längerer Anwendung zu Darmatonie und
Muskelschwäche führen, weil es

A. den Parasympathicus dämpft

B. den Sympathicus erregt

C. zu Na^+- und K^+-Verlust führt

D. durch das ständig vermehrte Volumen die Darmwand
   erschlafft

E. die Histaminfreisetzung hemmt

19.009   19.2   Fragentyp A

Welches der folgenden Abführmittel wirkt nach enzymatischer Spaltung reizend auf die Dünndarmschleimhaut?

A. Paraffinöl

B. Ricinusöl

C. Danthron

D. Bisacodyl

E. Lactulose

19.010   19.2   Fragentyp D

Durch welches der folgenden Abführmittel können Leberschädigungen verursacht werden?

1) Paraffinöl

2) Ricinusöl

3) Magnesiumsulfat

4) Oxyphenisatin

Wählen Sie bitte die zutreffende Aussagenkombination.

A. Nur 1, 2 und 3 sind richtig

B. Nur 1 und 3 sind richtig

C. Nur 2 und 4 sind richtig

D. Nur 4 ist richtig

E. Alle Aussagen sind richtig

19.011   19.2   Fragentyp A

Magnesiumsulfat wird als Abführmittel verwendet, weil

A. Magnesiumsulfat als osmotisch wirksames Füllungs-
   mittel reflektorisch die Peristaltik des Darms anregt

B. Mg^{2+}-Ionen die Darmmuskulatur anregen

C. Sulfat-Ionen die Darmmuskulatur anregen

D. Magnesiumsulfat eine adstringierende Wirkung hat

E. Keine der angeführten Antworten trifft zu, da
   Magnesiumsulfat ein Antacidum ist.

20. Diuretica

20.001
20.002
20.003   20.1   Fragentyp E

| | Ausscheidung im Harn Mikroäquivalente/min | |
	Na^+	K^+
Kontrolle	550	26
20.001 Arzneimittel I	400	40
20.002 Arzneimittel II	650	15
20.003 Arzneimittel III	750	60

Die Tabelle zeigt Effekte verschiedener Arzneimittel
auf die Ausscheidung von Na^+ und K^+ durch die Niere.
Ordnen Sie bitte dem jeweiligen Ausscheidungsmodus
eines der unten angegebenen Mittel zu.

A. Desoxycorticosteron

B. Adrenocorticotropin

C. Hydrochlorothiacid

D. Spironolacton

E. Digitoxin

20.004   20.1   Fragentyp D

Bei welchen der folgenden Diuretica Gruppen ist die
Wirksamkeit in der Niere nahezu unabhängig vom pH?

1) Hg-Derivate

2) Benzothiadiazin-Derivate

3) Carboanhydrase-Hemmer

4) Ethacrynsäure

5) Furosemid

Wählen Sie bitte die zutreffende Aussagenkombination.

A. Nur 1, 2 und 3 sind richtig

B. Nur 2, 3 und 4 sind richtig

C. Nur 2, 4 und 5 sind richtig

D. Nur 3, 4 und 5 sind richtig

E. Nur 2, 3, 4 und 5 sind richtig

20.005   20.1   Fragentyp C

In ihrem Wirkungsspektrum bezüglich der Na^+-, K^+-,
Cl^-- und HCO_3-Ausscheidung zeigen Acetazolamid und
Furosemid große Ähnlichkeit,

<u>weil</u>

die Wirkung beider Substanzen auf dem gleichen Mechanismus beruht.

20.006   20.1   Fragentyp A

Ein Anstieg der renalen Exkretion von HCO_3^- erscheint
regelmäßig nach Gabe von

A. Furosemid

B. Quecksilberdiuretica

C. Acetazolamid

D. Spironolacton

E. keinem der genannten Diuretica

20.007   20.1   Fragentyp A

Wasser verursacht Diurese hauptsächlich durch

A. Anstieg der extracellulären Flüssigkeitsmenge

B. Erniedrigung des onkotischen Druckes des Plasmas
   und damit verstärktem Volumenfluß durch die
   glomerulären Capillaren

C. Hemmung der tubulären Rückresorption durch Hydrierung der Tubulus-Zellen

D. Erniedirgung der Osmolarität der Körperflüssig-
   keiten und damit Hemmung der Sekretion des anti-
   diuretischen Hormons

E. Keine der Antworten ist richtig.

20.008   20.1   Fragentyp A

Bei welcher der folgenden Kombinationen von Diuretica
tritt ein Antagonismus in der K^+-Ausscheidung auf?

A. Mannit + Ethacrynsäure

B. Chlorothiazid + Chlorthalidon

C. Chlorthalidon + Furosemid

D. Chlorothiacid + Spironolacton

E. Spironolacton + Triamteren

20.009-20.014   20.1   Fragentyp B

Ordnen Sie bitte den Diuretica aus Liste 1 die für diese
angenommenen Mechanismen aus Liste 2 zu.

Liste 1	Liste 2
20.009 Ethacrynsäure	A. Bindung an SH-Gruppen von Kationen-Transport-Enzymen
20.010 Spironolacton	
20.011 Mannit	B. Hemmung der Carboanhydrase
20.012 Hg-Diuretica	C. Osmotische Wirksamkeit
20.013 Acetazolamid	D. Primärer Wirkungsmecha- nismus außerhalb der Niere
20.014 Ammoniumchlorid	E. Antagonismus zum Aldosteron

20.015-20.021   20.1   Fragentyp E

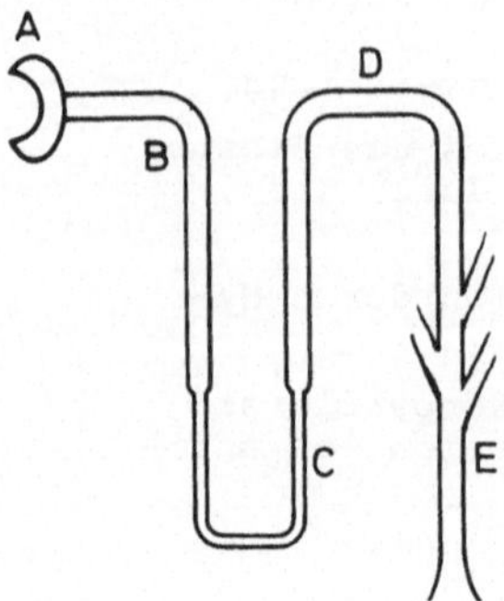

Ordnen Sie bitte den unten angegebenen Arzneimitteln den
entsprechenden, in der schematischen Darstellung des
Nephrons mit Buchstaben bezeichneten hauptsächlichen
Wirkungsort zu.

20.015 Spironolacton

20.016 Ethacrynsäure

20.017 Furosemid

20.018 Probenezid

20.019 Carboanhydrase-Hemmer

20.020 Triamteren

20.021 Amilorid

20.022   20.1   Fragentyp C

Vorbehandlung mit Spironolacton hebt die diuretische
Wirkung von Benzothiadiazindiuretika auf,

weil

Spironolacton ein kaliumsparendes Diuretikum ist,
während durch Benzothiadiazine Kalium vermehrt ausgeschieden wird.

20.023   20.2   Fragentyp A

Diuretica vom Benzothiadiazin-Typ

A. haben alle die gleiche Potenz

B. steigern die Ausscheidung von Harnsäure

C. erniedrigen die Reninsekretion

D. können hypoglykämische Zustände auslösen

E. führen zu Verlusten von Kaliumionen

20.024   20.2   Fragentyp C

Diuretica vom Benzothiadiazin-Typ haben beim Gesunden
keine diuretische Wirkung,

<u>weil</u>

Diuretica vom Benzothiadiazin-Typ nur im Überschuß
retinierte Natrium- und Chloridionen zur Ausscheidung
bringen.

20.025   20.2.1   Fragentyp A

Welches der folgenden Diuretica hat die längste Wirkungsdauer?

A. Etacrynsäure

B. Furosemid

C. Hydrochlorothiacid

D. Chlorthalidon

E. Triamteren

20.026   20.2.2   Fragentyp D

Diuretica vom Typ der Benzothiadiazine erzeugen

1) Natriurese

2) Chlorurese

3) Kaliurese

4) Kaliumretention

Wählen Sie bitte die zutreffende Aussagenkombination.

A. Nur 1 und 3 sind richtig

B. Nur 1 und 2 sind richtig

C. Nur 1 und 4 sind richtig

D. Nur 1, 2 und 3 sind richtig

E. Nur 1, 2 und 4 sind richtig

20.027   20.2.2   Fragentyp A

Welche der folgenden Wirkungen gehört <u>nicht</u> zum Wirkungsspektrum der Diuretica vom Benzothiadiazin-Typ?

A. Senkung des erhöhten arteriellen Drucks

B. Verminderte Empfindlichkeit des Herzens gegenüber
   gleichzeitig gegebenen Herzglykosiden

C. Hypokaliämie

D. Verminderte Glucosetoleranz

E. Vermindertes Harnvolumen ("Antidiurese") beim
   Diabetes insipidus

20.028   20.2.2   Fragentyp D

Benzothiadiazinderivate (z.B. Hydrochlorothiacid) bewirken eine

1) Erniedrigung des Blutdrucks

2) Abnahme der Glucosetoleranz

3) Steigerung der Kaliumausscheidung

4) Steigerung der Chloridausscheidung

5) Abnahme der Harnsäureausscheidung

Wählen Sie bitte die zutreffende Aussagenkombination.

A. Nur 1, 3 und 5 sind richtig

B. Nur 1 und 5 sind richtig

C. Nur 2, 3 und 4 sind richtig

D. Nur 2 und 4 sind richtig

E. Alle Aussagen sind richtig

20.029   20.2.2   Fragentyp A

Diuretica vom Typ der Benzothiadiazine können in therapeutischen Dosen welche der folgenden Wirkungen haben?

A. Steigerung der Harnsäureausscheidung über die Niere

B. Steigerung der glomerulären Filtrationsrate

C. Hemmung der Reninsekretion

D. Auslösung einer Hypoglykämie durch Steigerung der Glucoseverwertung

E. Steigerung der Kaliumausscheidung

20.030   20.3   Fragentyp A

Welche Feststellung trifft für die diuretische Wirkung von Furosemid _nicht_ zu?

A. Seine diuretische Wirkung tritt schneller ein als die der Benzothiadiazin-Derivate

B. Es führt zu einem Verlust von Kalium-Ionen

C. Es hat eine stärkere diuretische Wirkung als die Benzothiadiazine

D. Es eignet sich besonders zur Dauertherapie der Hypertonie

E. Es erniedrigt die Harnsäureausscheidung und kann bei disponierten Personen einen Gichtanfall auslösen

20.031	20.3.3	Fragentyp D

Furosemid

1) zeigt einen schnelleren Wirkungseintritt als
   Spironolacton

2) senkt die Reninsekretion

3) hat einen größeren diuretischen Effekt als Thiacide

4) kann den Glucosespiegel erniedrigen

Wählen Sie bitte die zutreffende Aussagenkombination.

A. Nur 1, 2 und 3 sind richtig

B. Nur 1 und 3 sind richtig

C. Nur 2 und 4 sind richtig

D. Nur 4 ist richtig

E. Alle Aussagen sind richtig

20.032	20.4.1	Fragentyp A

Triamteren wird verwendet, weil es

A. die K^+-Sekretion im distalen Nephron hemmt

B. in der Niere nicht rückresorbiert wird

C. die Carboanhydrase hemmt

D. mit Aldosteron um einen gemeinsamen Receptor konkurriert

E. den Na^+-H^+-Austausch hemmt

20.033	20.5	Fragentyp D

Welche der angegebenen kaliumsparenden Diuretica haben
einen aldosteronunabhängigen Wirkungsmechanismus?

1) Amilorid

2) Hydrochlorothiacid

3) Spironolacton

4) Furosemid

5) Triamteren

Wählen Sie bitte die zutreffende Aussagenkombination.

A. Nur 1, 3 und 5 sind richtig

B. Nur 1 und 5 sind richtig

C. Nur 2, 3 und 4 sind richtig

D. Nur 2 und 4 sind richtig

E. Alle Aussagen sind richtig

20.034   20.5.4   Fragentyp D

Spironolacton

1) besitzt eine natriuretische Wirkung

2) führt zu Kaliumverlusten

3) hemmt die Bildung von Aldosteron in der Nebenniere

4) hat Steroidstruktur

5) kann metabolische Acidose erzeugen

Wählen Sie bitte die zutreffende Aussagenkombination.

A. Nur 1, 2 und 3 sind richtig

B. Nur 1, 2 und 5 sind richtig

C. Nur 2, 3 und 4 sind richtig

D. Nur 1, 3 und 4 sind richtig

E. Nur 1 und 4 sind richtig

20.035   20.5.4   Fragentyp D

Welche der folgenden Diuretica haben eine antikaliuretische Wirkung?

1) Ethacrynsäure

2) Hydrochlorothiacid

3) Furosemid

4) Spironolacton

5) Amilorid

Wählen Sie bitte die zutreffende Aussagenkombination.

A. Nur 1 und 3 sind richtig

B. Nur 1 und 4 sind richtig

C. Nur 2, 4 und 5 sind richtig

D. Nur 4 und 5 sind richtig

E. Nur 3 und 4 sind richtig

20.036   20.5.4   Fragentyp A

Bei welchem Diureticum ist das Auftreten einer Hyperkaliämie zu erwarten?

A. Hydrochlorothiacid

B. Mannit

C. Furosemid

D. Chlortalidon

E. Spironolacton

20.037   20.6.3   Fragentyp A

Welches der folgenden Diuretica zeigt die niedrigste
Natriumionen-Konzentration im Harn?

A. Furosemid

B. Spironolacton

C. Mannit

D. Triamteren

E. Hydrochlorothiacid

20.038   20.6.3   Fragentyp A

Die Wirkung des Mannits als Diureticum beruht auf

A. der Hemmung des Na^+-K^+-Transportsystems in den
   Nierentubuli

B. der fehlenden Rückresorption dieser Substanz in
   der Niere

C. der Hemmung der Carboanhydrase

D. der Konkurrenz dieser Substanz mit Aldosteron um
   einen gemeinsamen Receptor

E. der Hemmung des Na^+-H^+-Austausches

21. Elektrolyte, Infusionslösungen

Starke Verminderung der Extracellulärflüssigkeit ohne
Änderung der extracellulären Natriumkonzentration (sog.
extracelluläre Dehydratation) soll behandelt werden mit
Infusionen von

A. isotoner Glucoselösung

B. hypertoner Glucoselösung

C. isotoner Ammoniumchloridlösung

D. hypotoner Natriumchloridlösung

E. isotoner Natriumchloridlösung

Die Erniedrigung der Plasma-Kalium-Konzentration kann
erreicht werden durch

1) Furosemid

2) Adrenalin

3) Calcium-EDTA

4) Spironolacton

5) Glucose und Insulin

Wählen Sie bitte die zutreffende Aussagenkombination.

A. Nur 1, 3 und 5 sind richtig

B. Nur 1 und 5 sind richtig

C. Nur 2, 3 und 4 sind richtig

D. Nur 2 und 4 sind richtig

E. Alle Aussagen sind richtig

21.003 21.2.1 Fragentyp A

K^+ stellt am Herzen den natürlichen Antagonisten dar
zum

A. Na^+

B. Mg^{2+}

C. Ca^{2+}

D. Cl^-

E. PO_4^{3-}

21.004 21.3.3 Fragentyp A

Ca^{2+} hat die folgenden Funktionen und Wirkungen, <u>außer</u>

A. Förderung der Blutgerinnung

B. Vermeidung von Tetanie

C. Permeabilitätserniedrigung von Gefäßwänden

D. Antagonist des K^+ am Herzen

E. Stimulierung der Cholecalciferol-Bildung

21.005 21.3.4 Fragentyp C

Calciumpräparate müssen langsam intravenös gegeben
werden,

<u>weil</u>

eine schnelle Injektion von Calciumpräparaten eine
Tetanie verursachen kann.

21.006 21.4.3 Fragentyp C

Die Zufuhr großer Mengen von Mg^{2+}-Salzen ist nicht un-
problematisch,

<u>weil</u>

Mg^{2+} einen narkoseähnlichen Zustand mit neuromuscu-
lärer Lähmung erzeugen kann.

21.007	21.4.3	Fragentyp C

Mg^{2+} hat im allergischen Reaktionsablauf therapeutische Bedeutung,

<u>weil</u>

Mg^{2+} zu einer Erniedrigung der Gefäßpermeabilität führt.

21.008	21.5.1	Fragentyp A

Welches der folgenden Mittel kann zur Behebung einer metabolischen Acidose eingesetzt werden?

A. Kaliumchlorid

B. Trometamol

C. Calciumgluconat

D. Ammoniumchlorid

E. Magnesiumsulfat

21.009	21.6.3	Fragentyp C

Zur Korrektur einer metabolischen Alkalose kann Ammoniumchlorid verwendet werden,

<u>weil</u>

mit Ammoniumchlorid durch Metabolisierung in der Leber ein labiles HCO_3^- durch ein stabiles Cl^- ausgetauscht wird.

22. Allgemeinanaesthetica

Durch Beimischung einiger Vol.-% Kohlendioxid kann die
Einleitung einer Allgemeinnarkose mit einem Inhalationsnarkoticum ebenso wie die Beendigung beschleunigt werden,

<u>weil</u>

Kohlendioxid das Atemzentrum stimuliert und dadurch den
Gasaustausch in den Lungenalveolen beschleunigt.

Inhalationsnarkotica erreichen bei konstanter Konzentration in der Beatmungsluft ein steady state des Par-
tialdruckes im Zentralnervensystem um so rascher

A. je größer ihre Lipoidlöslichkeit ist

B. je geringer ihr Partialdruck ist

C. je größer ihre Löslichkeit im Blut ist

D. je geringer ihre Löslichkeit im Blut ist

E. A und C sind richtig.

22.003	22.1.2	Fragentyp D

Welche der folgenden Gas-Gemische sind explosiv?

1) Äther-O_2

2) Halothan-O_2

3) Äther-N_2O

4) Cyclopropan-O_2

5) Chloroform-O_2

Wählen Sie bitte die zutreffende Aussagenkombination.

A. Alle Aussagen sind richtig

B. Nur 1, 2 und 3 sind richtig

C. Nur 1, 4 und 5 sind richtig

D. Nur 2, 4 und 5 sind richtig

E. Nur 1, 3 und 4 sind richtig

22.004	22.1.3	Fragentyp A

Zur Durchführung einer Inhalationsnarkose mit Lachgas
wird ein N_2O + O_2-Gemisch verwendet. Wie hoch würden
Sie den N_2O-Gehalt wählen?

A. 20 %

B. 40 %

C. 60 %

D. 80 %

E. 88 %

22.005	22.1.3	Fragentyp A

Welche der folgenden Aussagen über Halothan trifft <u>nicht</u>
zu?

A. Halothan erreicht eine vergleichbare Narkosetiefe
   schon bei niedriger Konzentration als Stickoxydul

B. Halothan hat eine schwächere analgetische Wirkung
   als Stickoxydul

C. Das flüssige Halothan verdampft leicht, um als
   Inhalationsnarkoticum verwendet zu werden

D. Bei einer Halothannarkose ist der Blutdruck dosisabhängig erniedrigt

E. Die Narkoseeinleitung mit Halothan erfolgt schneller
   als mit Stickoxydul

22.006   22.1.3   Fragentyp A

Welches der folgenden Inhalationsnarkotica löst sich am
besten im Blut?

A. Stickoxydul

B. Diäthyläther

C. Halothan

D. Chloroform

E. Diese Narkosemittel haben ähnliche Löslichkeit im
   Blut.

22.007   22.1.3   Fragentyp A

Um eine Narkose (Toleranzstadium) mit Halothan zu unter-
halten, muß der Volumenanteil des Narkoticums in der
Beatmungsluft betragen:

A. Zwischen 0,05 - 0,5 Vol.-%

B. Zwischen 0,5 - 1,5 Vol.-%

C. Zwischen 3,0 - 12,0 Vol.-%

D. Zwischen 10,0 - 30,0 Vol.-%

E. Zwischen 80,0 - 85,0 Vol.-%

22.008
22.009
22.010   22.1.3   Fragentyp E

Bei Applikation konstanter Konzentrationen in der Beatmungsluft zeigen Inhalationsnarkotica charakteristische Verläufe der Gasspannung im Blut. Ordnen Sie bitte den Kurven in der folgenden Abbildung das entsprechende Inhalationsnarkoticum zu:

22.008 Äther

22.009 Stickoxydul

22.010 Halothan

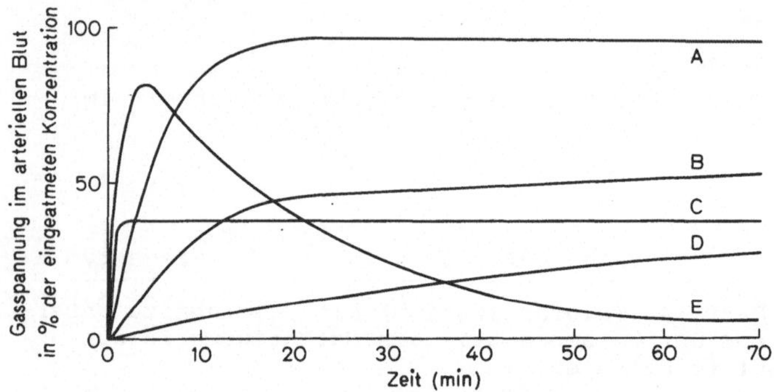

22.011   22.1.3   Fragentyp A

In welcher Reihenfolge nimmt die Löslichkeit von Inhalationsnarkotica im Blut zu?

A. Stickoxydul→Diäthyläther→Halothan
B. Stickoxydul→Halothan→Diäthyläther
C. Halothan→Stickoxydul→Diäthyläther
D. Halothan→Diäthyläther→Stickoxydul
E. Diäthyläther→Halothan→Stickoxydul

22.011   22.1.3   Fragentyp A

Äther unterscheidet sich als Anaestheticum von Stickoxydul in folgenden Eigenschaften, <u>außer</u>

A. Die narkotische Wirkung klingt nach Absetzen des Narkoticums langsamer ab

B. Die Muskelrelaxation ist besser

C. Die Löslichkeit im Blut ist besser

D. Die schleimhautreizende Wirkung ist stärker

E. Die Einleitungsdauer ist kürzer

22.013   22.1.4   Fragentyp A

Welche der unten angegebenen Teile des ZNS werden bei
einer Narkose zuletzt ausgeschaltet?

A. Großhirn

B. Kleinhirn

C. Medulla oblongata

D. Rückenmark

E. Die einzelnen Teile des ZNS werden bei einer Narkose
   gleichzeitig betroffen

22.014   22.1.4   Fragentyp A

Welches Narkoticum hat die stärkste analgetische Wirkung?

A. Stickoxydul

B. Propanidid

C. Halothan

D. Thiopental

E. Ketamine

22.015   22.1.4   Fragentyp A

Halothan hat folgende Wirkungen, _außer_

A. Atemdepression

B. Blutdrucksenkung

C. Vermehrung der Speichelsekretion

D. Bradykardisierung

E. Sensibilisierung des Herzens gegen Catecholamine

22.016   22.1.4   Fragentyp A

In welcher Reihenfolge nimmt die muskelrelaxierende
Wirkung von Inhalationsnarkotica zu?

A. Stickoxydul→Halothan→Diäthyläther

B. Stickoxydul→Diäthyläther→Halothan

C. Diäthyläther→Stickoxydul→Halothan

D. Diäthyläther→Halothan→Stickoxydul

E. Halothan→Diäthyläther→Stickoxydul

22.017 22.020
22.018
22.019   22.1.4   Fragentyp B

Bitte ordnen Sie die Wirkungen der Liste 2 den entsprechenden Anaesthetica der Liste 1 zu.

    Liste 1   Liste 2

22.017 Äther

22.018 Halothan

22.019 Stickoxydul

22.020 Thiopental

A. Sehr starke analgetische
   Wirkung, sehr gute Steuerbarkeit, geringe Narkosetiefe

B. Keine analgetische Wirkung, schlechte Steuerbarkeit, gibt das Er-
   lebnis des Einschlafens

C. Sehr starke analgetische
   Wirkung, muskelrelaxieren-
   de Eigenwirkung, schlechte
   Steuerbarkeit

D. Starke analgetische Wirkung, führt mit Sympathomimetica zu Arrhythmien,
   führt oft zu Blutdrucksteigerung

E. Zur Narkoseeinleitung ungeeignet, deutliche Blutdrucksenkung, relativ
   geringe analgetische Wirkung

22.021   22.1.5   Fragentyp C

Kommt es während einer Halothan-Narkose zu Blutdruck-
senkungen, dürfen diese keinesfalls durch Injektion
von Sympathomimetica behandelt werden,

weil

Sympathomimetica in Kombination mit Halothan schwere
Herzrhythmusstörungen auslösen können.

22.022   22.1.5   Fragentyp A

Welche der folgenden Nebenwirkungen ist typisch für
Halothan?

A. Blutdrucksenkung

B. Bronchospasmus

C. Übelkeit und Erbrechen

D. Excessive Speichelsekretion

E. Erhöhung des peripheren Widerstandes

22.023   22.1.5   Fragentyp D

Anaesthetica, die Catecholaminsekretion induzieren, sind

1) Halothan

2) Diäthyläther

3) Stickoxydul

4) Cyclopropan

Wählen Sie bitte die zutreffende Aussagenkombination.

A. Nur 1, 2 und 3 sind richtig

B. Nur 1 und 3 sind richtig

C. Nur 2 und 4 sind richtig

D. Nur 4 ist richtig

E. Alle Aussagen sind richtig

22.024   22.1.5   Fragentyp D

Bei welchem der folgenden Narkotica kann es zum akuten
Herzstillstand kommen?

1) Trichloräthylen

2) Äther

3) Propanidid

4) Halothan

5) Ketamine

Wählen Sie bitte die zutreffende Aussagenkombination.

A. Nur 1 und 2 sind richtig

B. Nur 2 und 4 sind richtig

C. Nur 3 und 4 sind richtig

D. Nur 3 und 5 sind richtig

E. Nur 1 und 4 sind richtig

22.025   22.2.4   Fragentyp A

Welche der nachfolgenden Erkrankungen stellt eine
absolute Kontraindikation gegen die Anwendung einer
Barbituratnarkose-Einleitung dar?

A. Icterus iuvenilis intermittens

B. Lungenemphysem

C. Absolute Kammerarrhythmie bei Vorhofflimmern

D. Akute intermittierende Porphyrie

E. Keine der genannten Erkrankungen

22.026   22.1.5   Fragentyp A

Halothan kann in seltenen Fällen eine Leberschädigung
hervorrufen. Die Symptome einer derartigen fatalen
Entwicklung treten auf

A. sofort nach der Narkose

B. ca. 24 Std nach der Narkose

C. ca. 1 - 3 Wochen nach der Narkose

D. ca. 6 - 12 Wochen nach der Narkose

E. ca. ein halbes Jahr nach der Narkose

22.027   22.1.5   Fragentyp A

Welches der folgenden Narkotica sensibilisiert das Herz
gegenüber Catecholaminen am meisten?

A. Halothan

B. Äther

C. Stickoxydul

D. Thiopental

E. Hexobarbital

22.028   22.1.5   Fragentyp A

Welche unerwünschte Wirkung wird durch eine Halothannarkose nicht verursacht?

A. Sensibilisierung des Herzens gegen Catecholamine

B. Blutdruckabfall

C. Leberschädigung

D. Erhebliche Verstärkung der Salivation

E. Anstieg der Körpertemperatur

22.029   22.2.1   Fragentyp A

Welche Feststellung trifft für Thiopental <u>nicht</u> zu?

A. Es ist ein Kurznarkoticum

B. Es wird besonders im Fettgewebe gespeichert

C. Es wird schnell metabolisiert

D. Es hat eine geringere Narkosebreite als Hexobarbital

E. Es wirkt bei paravenöser Injektion gewebsschädigend

22.030	22.2.2	Fragentyp A

Warum hat Thiopental nach einmaliger intravenöser Injektion eine kurze narkotische Wirkungsdauer?
Es wird schnell

A. durch die Lunge abgeatmet

B. durch die Niere ausgeschieden

C. in der Leber metabolisiert

D. im Fettgewebe und der Muskulatur aufgenommen

E. durch Entwicklung von Tachyphylaxie unwirksam

22.031	22.2.2	Fragentyp C

Dauernarkosen mit intravenös applizierbaren Narkotica sollten nicht durchgeführt werden,

weil

die Gefahr allergischer Reaktionen bei diesem Vorgehen besonders groß ist.

22.032	22.2.2	Fragentyp C

Intravenöse Kurznarkosen können mit Thiobarbituraten durchgeführt werden,

weil

diese Anaesthetica durch Metabolismus rasch von der Leber abgebaut werden.

22.033	8.2.2	
22.034	22.1.3	
22.035	22.2.2	Fragentyp B

Die Wirkungsdauer der Präparate der Liste 1 wird in erster Linie bestimmt durch welchen Mechanismus der Liste 2?

<u>Liste 1</u>	<u>Liste 2</u>

22.033 Halothan

22.034 Thiopental

22.035 Procain

A. Oxidativer Abbau in der Leber

B. Ausscheidung mit dem Urin

C. Abatmung durch die Lunge

D. Umverteilung im Organismus

E. Hydrolytische Spaltung

22.036
22.037   22.1.4
22.038   22.2.3   Fragentyp B

Bitte ordnen Sie die Wirkungen der Liste 2 den entsprechenden Injektionsanaesthetica der Liste 1 zu.

<u>Liste 1</u>

22.036 Ketamine

22.037 Propanidid

22.038 Hexobarbital

<u>Liste 2</u>

A. Sehr starke analgetische Wirkung, sehr gute Steuerbarkeit, geringe Narkosetiefe, rasches Abklingen der Narkose nach Absetzen

B. Subjektiv angenehme Narkose, schwache analgetische Wirkung, deutliche Blutdrucksenkung, Gefahr von Arrhythmien

C. Gibt das Erlebnis des Einschlafens, keine Sensibilisierung des Herzens gegen Catecholamine, wirkt negativ inotrop, keine analgetische Wirkung

D. Gute Analgesie, schnelle Amnesie, schlechte Muskelrelaxation, Rachenreflexe bleiben erhalten

E. Rascher Narkoseeintritt, sehr kurze Dauer durch hydrolytische Spaltung, Muskelzittern und Laryngospasmus möglich

22.039   22.1.5
                                22.2.4   Fragentyp D

Bei welchen der folgenden Narkotica kann es zur akuten
Atemlähmung kommen?

1) Halothan

2) Stickoxydul

3) Barbituraten

4) Ketamine

5) Äther

Wählen Sie bitte die zutreffende Aussagenkombination.

A. Nur 1 und 2 sind richtig

B. Nur 1 und 3 sind richtig

C. Nur 1, 2 und 3 sind richtig

D. Nur 3, 4 und 5 sind richtig

E. Nur 2, 4 und 5 sind richtig

22.040   22.2.4   Fragentyp A

Bei intraarterieller Injektion von Thiopental kann es
kommen zu

A. starker Vasodilatation und Mehrdurchblutung der
   Extremität

B. lokaler Anaesthesie der Extremität

C. Nekrose der Extremität

D. lokaler allergischer Urticaria der Extremität

E. keinem der dargestellten Effekte

23. Hypnotica und Sedativa

Wählen Sie bitte aus Liste 2 den für die Angaben in
Liste 1 zutreffenden Arzneistoff

Liste 1

23.001 Ein Barbiturat, das intra-
       venös als Anaesthethicum
       gegeben wird

23.002 Ein Langzeit-Barbiturat

23.003 Ein Mittelzeit-Barbiturat

Liste 2

A. Phenobarbital

B. Heptobarbital

C. Haloperidol

D. Carbromal

E. Thiopental

Nicht als Hypnoticum brauchbar ist

A. Carbromal

B. Chloralhydrat

C. Methyprylon

D. Barbitursäure

E. Nitrazepam

23.005   23.3   Fragentyp A

Hexobarbital unterscheidet sich von Phenobarbital in folgenden Eigenschaften, _außer_

A. eine verbesserte Lipidlöslichkeit

B. eine kürzere Wirkungsdauer

C. einen schnelleren Wirkungseintritt

D. eine geringere atemhemmende Wirkung

E. eine höhere Abbaugeschwindigkeit

23.006
23.007   23.3   Fragentyp B

Wählen Sie bitte aus der Liste 2 den für die Angaben in Liste 1 zutreffenden Arzneistoff.

Liste 1	Liste 2
23.006 Ein mittellang wirksames Barbiturat	A. Methaqualon
	B. Phenobarbital
23.007 Ein Barbiturat, das sich als Antiepilepticum eignet	C. Cyclobarbital
	D. Thiopental
	E. Barbitursäure

23.008   23.3   Fragentyp A

In welcher Reihenfolge nimmt die Wirkungsdauer von Barbituraten zu?

A. Hexobarbital→Pentobarbital→Phenobarbital

B. Hexobarbital→Phenobarbital→Pentobarbital

C. Phenobarbital→Hexobarbital→Pentobarbital

D. Phenobarbital→Pentobarbital→Hexobarbital

E. Pentobarbital→Phenobarbital→Hexobarbital

23.009   23.3   Fragentyp A

Welches der folgenden Sedativa wird am langsamsten ausgeschieden und bietet daher die größte Gefahr der Kumulation?

A. Nitrazepam

B. Methaqualon

C. Methyprylon

D. Bromid

E. Chloralhydrat

23.010   23.4   Fragentyp A

Bei der Vergiftung mit Barbituraten ist der Patient vor
allem gefährdet durch

A. Atemlähmung

B. Herzstillstand

C. Leberschädigung

D. Decubitus

E. Aspirationspneumonie

23.011   23.4   Fragentyp A

Mit welcher der folgenden Wirkungen braucht man auch
nach längerdauernder Barbituratapplikation nicht zu
rechnen?

A. Obstipation

B. Enzyminduktion in der Leber

C. Unterdrückung des REM-Schlafes

D. Auslösung von Erregungszuständen

E. Arzneimittelexanthem

23.012   23.5.2   Fragentyp D

Welche der folgenden Arzneistoffe können sedierende
Wirkung haben?

1) Phenothiazine

2) Antihistamine

3) Benzodiazepine

4) Beta-Blocker

Wählen Sie bitte die zutreffende Aussagenkombination.

A. Nur 1, 2 und 3 sind richtig

B. Nur 1 und 3 sind richtig

C. Nur 2 und 4 sind richtig

D. Nur 4 ist richtig

E. Alle Aussagen sind richtig

23.013   23.5.2   Fragentyp A

Die spezifische Behandlung des Bromismus besteht in der
Gabe von

A. Dimercaprol

B. D-Penicillamin

C. Natriumchlorid

D. Natriumbicarbonat

E. Eine spezifische Behandlung ist nicht bekannt.

23.014   23.6   Fragentyp C

Chloruretische Substanzen sind bei der Behandlung der
Bromid-Intoxikation nützlich,

weil

Bromid auf qualitativ gleiche Weise wie Chlorid ausgeschieden wird.

Welcher der genannten Stoffe, die in der Therapie als
Antidota gelten, wird bei einer akuten Barbituratver-
giftung zur Bindung des Barbiturats im Anschluß an die
Magenspülung durch den Magenschlauch verabfolgt?

A. Natriumthiosulfat

B. Dimercaprol (BAL)

C. Na_2Ca-Edetat

D. Methylenblau

E. Tierkohle

24. Tranquillantien

Welche der folgenden Aussagen über Barbiturate und Benzodiazepine trifft zu?

1) Barbiturate haben zwischen sedierender und narkotischer Wirkung eine geringere therapeutische Breite
   als Benzodiazepine

2) Barbiturate führen zu Abhängigkeit, Benzodiazepine
   nicht

3) Beide Arzneimittelgruppen werden bei verschiedenen
   Formen der Epilepsie verwendet

4) Beide wirken über eine Stimulierung des GABAergen
   Systems

Wählen Sie bitte die zutreffende Aussagenkombination.

A. Nur 1, 2 und 3 sind richtig

B. Nur 1 und 3 sind richtig

C. Nur 2 und 4 sind richtig

D. Nur 4 ist richtig

E. Alle Aussagen sind richtig

Benzodiazepine

1) wirken anxiolytisch

2) wirken anticonvulsiv

3) wirken sedierend

4) wirken antipsychotisch

Wählen Sie bitte die zutreffende Aussagenkombination.

A. Nur 1, 2 und 3 sind richtig

B. Nur 1 und 3 sind richtig

C. Nur 2 und 4 sind richtig

D. Nur 4 ist richtig

E. Alle Aussagen sind richtig

24.003	24.1.2	Fragentyp A

Folgende Wirkungen können durch Benzodiazepine verursacht werden, _außer_

A. antipsychotische Wirkung

B. Appetitsteigerung

C. Verstärkung der Wirkung von Äthanol

D. Verstärkung der Wirkung von Schlafmitteln

E. psychische Abhängigkeit bei chronischer Einnahme

24.004	24.1.3	Fragentyp C

Mit Benzodiazepinen ist Selbstmord schwierig auszuführen,

weil

Benzodiazepine angstlösend sind.

24.005	24.1.2	Fragentyp A

Welcher der folgenden Mechanismen trifft für Benzodiazepine zu?

A. Adrenerg

B. Cholinerg

C. Dopaminerg

D. GABAerg

E. Purinerg

24.006	24.1.1	Fragentyp C

Von den Benzodiazepinderivaten eignet sich Nitrazepam
besser zum Schlafmittel als Diazepam,

<u>weil</u>

Nitrazepam nur eine Wirkungsdauer von 4-8 Stunden hat,
die Wirkungsdauer von Diazepam dagegen über 20 Stunden
ist.

25. Antidepressiva

Monoaminoxidasehemmer

1) haben sympathicomimetische Wirkung
2) haben sympathicolytische Wirkung
3) können Hypotonie verursachen
4) werden bei Depressionen verwendet
5) können zu Hochdruckkrisen führen

Wählen Sie bitte die zutreffende Aussagenkombination.

A. Nur 1, 3 und 4 sind richtig
B. Nur 1, 4 und 5 sind richtig
C. Nur 2, 3 und 5 sind richtig
D. Nur 2, 3 und 4 sind richtig
E. Alle Aussagen sind richtig

Monoaminoxidasehemmer verursachen im Gehirn eine gesteigerte Konzentration von

1) Norepinephrin
2) Dopamin
3) 5-Hydroxytryptamin
4) Histamin

Wählen Sie bitte die zutreffende Aussagenkombination.

A. Nur 1, 2 und 3 sind richtig
B. Nur 1 und 3 sind richtig
C. Nur 2 und 4 sind richtig
D. Nur 4 ist richtig
E. Alle Aussagen sind richtig

25.003	25.1	Fragentyp D

Desipramin und Amitriptylin

1) haben atropinartige Wirkung

2) unterscheiden sich in ihrer chemischen Struktur im Ringsystem

3) hemmen die Aufnahme des Noradrenalins an der präsynaptischen Membran

4) sind überwiegend psychomotorisch dämpfend

Wählen Sie bitte die zutreffende Aussagenkombination.

A. Nur 1, 2 und 3 sind richtig

B. Nur 1 und 3 sind richtig

C. Nur 2 und 4 sind richtig

D. Nur 4 ist richtig

E. Alle Aussagen sind richtig

25.004	25.1.3	Fragentyp A

Folgende Nebenwirkungen können durch tricyclische Antidepressiva ausgelöst werden, außer

A. Mundtrockenheit

B. Glaukomanfall

C. Herzrhythmusstörungen

D. orthostatische Hypotonie

E. verstärkte Diurese

25.005	25.1.1	Fragentyp D

Iminodibenzylderivate (z.B. Imipramin)

1) sind Monoaminoxidasehemmer

2) sind in ihrer chemischen Struktur ähnlich den Phenothiazinen

3) verursachen häufig Anorexie und Gewichtsverlust

4) verhindern den Rücktransport von Catecholaminen in ihre Speicher

Wählen Sie bitte die zutreffende Aussagenkombination.

A. Nur 1, 2 und 3 sind richtig

B. Nur 1 und 3 sind richtig

C. Nur 2 und 4 sind richtig

D. Nur 4 ist richtig

E. Alle Aussagen sind richtig

25.006   25.1.2   Fragentyp A

Tricyclische Antidepressiva können folgende Wirkungen haben, **außer**

A. Glaukomanfall bei disponierten Personen

B. Hemmung der Motilität des Darms

C. Erhöhung des Blutdrucks

D. Verstärkung der Wirkung von injiziertem Noradrenalin

E. Erzeugung von Arrhythmien

25.007   25.2   Fragentyp D

Lithium

1) wirkt in der manischen Phase manisch-depressiver Patienten sedierend

2) kann in vitro bei der Depolarisation der Neuronen Natrium ersetzen

3) hat eine große therapeutische Breite

4) wird ähnlich wie Natrium vom Körper aufgenommen und ausgeschieden

Wählen Sie bitte die zutreffende Aussagenkombination.

A. Nur 1, 3 und 4 sind richtig

B. Nur 1, 2 und 3 sind richtig

C. Nur 2, 3 und 4 sind richtig

D. Nur 1, 2 und 4 sind richtig

E. Alle Aussagen sind richtig

Der hauptsächliche Unterschied in der Struktur zwischen
den tricyclischen Antidepressiva und Phenothiazin-
Neuroleptica ist

A. der Ersatz des Phenothiazin-Schwefels durch eine
   Äthyl-Gruppe

B. das Hinzufügen eines weiteren Ringes

C. das Ablösen der Seitenketten

D. Ersatz der Propylzwischenkette durch eine Butylkette

E. eine Imidazolgruppe in der Seitenkette

26. Neuroleptica

Antipsychotische Phenothiazine haben

1) eine 3-Ring-Struktur mit zwei Benzol-Ringen, durch
   Schwefel und Stickstoff verbunden

2) Substitutionen normalerweise an Position 2 und 10

3) geringste Potenz bei Piperidin-Substitution an
   Position 10

4) größte Potenz bei Piperazin-Substitution an
   Position 10

5) drei Kohlenstoffatome zwischen dem Kern und dem
   Stickstoffatom der Seitenkette

Wählen Sie bitte die zutreffende Aussagenkombination.

A. Nur 1, 2, 3 und 4 sind richtig

B. Nur 1, 2 und 5 sind richtig

C. Nur 1 und 2 sind richtig

D. Nur 4 und 5 sind richtig

E. Alle Aussagen sind richtig

Das Piperidin-Phenothiazin Thioridazin

A. hat antidepressive Wirkung

B. wird häufig als Antiemeticum gebraucht

C. verursacht psychische Abhängigkeit

D. wird durch den Magen-Darm-Trakt schlecht resorbiert

E. hat keine antihistaminische Wirkung

26.003   26.1   Fragentyp A
____

Es gibt viele pharmakologische Ähnlichkeiten zwischen
Butyrophenon-Derivaten und

A. Piperazin-Phenothiazinen

B. Momoaminoxidasehemmern

C. Lithium

D. Benzodiazepin-Derivaten

E. Barbituraten

26.004   26.1.1   Fragentyp A
____

Phenothiazine haben alle die folgenden Wirkungen,
außer

A. antiemetische

B. antikonvulsive

C. antihistaminische

D. anticholinergische

E. antiadrenergische

26.005   26.1.1   Fragentyp A
____

Chlorpromazin und Reserpin haben folgende Wirkung
gemeinsam:

A. Anstieg der Dopaminkonzentration im Nucleus caudatus
   und Putamen

B. Hörhalluzination

C. Verringerung des cerebralen 5-Hydroxytryptamin-
   Spiegels

D. Parkinson-ähnliches Syndrom während längerer hoher
   Dosierung

E. Korrektion der Dissoziation in der Schizophrenie

26.006   26.1.1   Fragentyp E

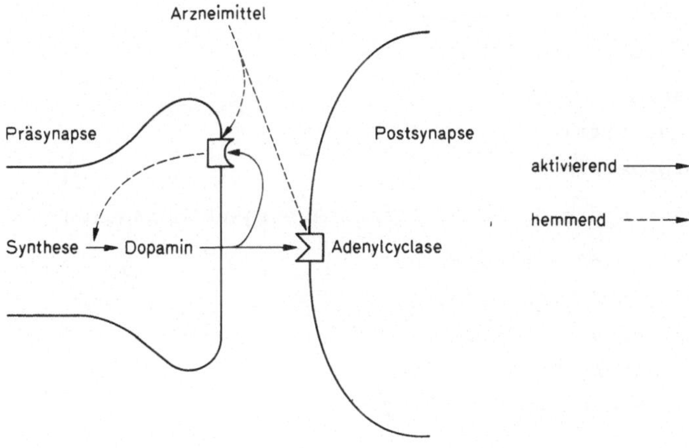

Vorstehende Zeichnung zeigt eine dopaminerge Synapse im
zentralen Nervensytem. Welche der folgenden Arzneimittelgruppen erzeugt die gezeigte blockierende Wirkung?

A. Butyrophenone

B. Benzodiazepine

C. Prostaglandine

D. Opiate

E. Nicht-steroide Antiphlogistica

26.007   26.1.1   Fragentyp A

Folgende Wirkungen können den Neuroleptica zugeordnet
werden, <u>außer</u>

A. Steigerung des Dopaminturnovers

B. H_1-Receptorenhemmung

C. Hemmung der Chemoreceptortriggerzone

D. Störung der Wärmeregulation

E. Antriebssteigerung

26.008	26.1.2	Fragentyp D

Welche der folgenden zentral wirksamen Pharmaka entwickeln keine Abhängigkeit?

1) Pethidin

2) Diazepam

3) Cyclobarbital

4) Chlorpromazin

Wählen Sie bitte die zutreffende Aussagenkombination.

A. Nur 1, 2 und 3 sind richtig

B. Nur 1 und 3 sind richtig

C. Nur 2 und 4 sind richtig

D. Nur 4 ist richtig

E. Alle Aussagen sind richtig

26.009	26.1.2	Fragentyp A

Welche der folgenden Arzneimittel können zu extrapyramidalen Störungen führen?

A. Hydantoine

B. Tranquillantien

C. Weckamine

D. Neuroleptica

E. Barbiturate

26.010	26.1.2	Fragentyp A

Bei Phenothiazin-Therapie kann Gelbsucht auftreten. Die Ursache ist wahrscheinlich

A. Zerstörung der roten Blutkörperchen

B. Lebernekrose

C. Verschlußikterus der allergischen Art

D. verstärkte Konversion des Biliverdins zu Bilirubin

E. Keine der oben angegebenen Antworten ist richtig.

Bei welchem der folgenden Psychopharmaka können als Nebenwirkung extrapyramidale Symptome (Parkinsonismus) auftreten?

A. Chlordiazepoxid

B. Meprobamat

C. Diazepam

D. Haloperidol

E. Metamphetamin

27. Antiparkinsonmittel

27.001 27.1.2 Fragentyp C

Beim Morbus Parkinson werden dopaminerge Substanzen therapeutisch verwendet,

<u>weil</u>

beim Morbus Parkinson wahrscheinlich ein Ungleichgewicht zwischen cholinergem und dopaminergem System zu Ungunsten des letzteren vorliegt.

27.002 27 Fragentyp A

Folgende Mittel werden bei Morbus Parkinson angewendet, <u>außer</u>

A. Scopolamin

B. Biperiden

C. L-Dopa

D. Dopamin

E. Amantadin

27.003 27.2.2 Fragentyp A

Die therapeutische Wirkung von Biperiden bei extrapyramidalmotorischen Störungen kommt zustande durch eine

A. zentrale dopaminerge Wirkung

B. zentrale anticholinerge Wirkung

C. zentrale cholinerge Wirkung

D. depolarisierende Wirkung an der motorischen Endplatte

E. Hemmung des polysynaptischen Reflexbogens durch Blockade von Interneuronen im Rückenmark

Amantadin wurde ursprünglich als Virostaticum angewendet. Bei Morbus Parkinson wirkt es, weil Amantadin

A. gegen den den Morbus Parkinson verursachenden Virus
   wirkt

B. wahrscheinlich Dopamin freisetzt

C. sedierend wirkt

D. anticholinerg wirkt

E. Amantadin hat keine Wirkung bei Morbus Parkinson

28. Analgetica mit morphinartiger Wirkung

28.001   28.1.3   Fragentyp D

Wird Morphin in einer analgetisch wirksamen Dosis gegeben, kann es zusätzlich

1) die Atmung unterdrücken

2) Obstipation durch eine schlaffe Lähmung im Magen-Darm-Trakt verursachen

3) das Hustenzentrum hemmen

4) eine Mydriasis auslösen

5) Histamin freisetzen

Wählen Sie bitte die zutreffende Aussagenkombination.

A. Nur 1, 3 und 5 sind richtig

B. Nur 1 und 5 sind richtig

C. Nur 2, 3 und 4 sind richtig

D. Nur 2 und 4 sind richtig

E. Alle Aussagen sind richtig

28.002   28.1.3   Fragentyp D

Morphium und andere narkotische Analgetica können folgende Wirkungen aufweisen:

1) Erhöhung des Tonus des M. Sphincter Oddi

2) Miosis

3) Hemmung des Atemzentrums

4) Stimulierung der Chemoreceptor-Trigger-Zone

5) Störung der orthostatischen Kreislaufregulation

Wählen Sie bitte die zutreffende Aussagenkombination.

A. Nur 1, 3 und 4 sind richtig

B. Nur 2, 3 und 5 sind richtig

C. Nur 1, 2 und 3 sind richtig

D. Nur 4 und 5 sind richtig

E. Alle Aussagen sind richtig

| 28.003 | 28.1.3 | Fragentyp A |

Das natürliche Substrat für den Morphinreceptor ist

A. Endorphin

B. Prostacyclin

C. Cerebrosid

D. Dopamin

E. Es gibt kein natürliches Substrat für den Morphinreceptor.

| 28.004 | 28.1.3 | Fragentyp C |

Morphin ist bei akuter Cholecystitis kontraindiziert,

weil

es den Tonus des Sphincter Oddi erhöht.

| 28.005 | 28.1.4 | Fragentyp A |

Eine Toleranzentwicklung gegen Morphium tritt in bezug
auf folgende Wirkung nicht auf:

A. Analgetische Wirkung

B. Atemdepressive Wirkung

C. Euphorisierende Wirkung

D. Miotische Wirkung

E. Antitussive Wirkung

28.006 28.2 Fragentyp C

Codein wirkt hustenstillend,

<u>weil</u>

aus Codein im Organismus teilweise Morphin gebildet wird.

28.007 28.4.1 Fragentyp A

Welche der folgenden Aussagen trifft <u>nicht</u> zu?

A. Pethidin wird oral besser resorbiert als Morphin

B. Pethidin kann eine physische Abhängigkeit auslösen

C. Morphinantagonisten hemmen die toxischen Wirkungen von Pethidin

D. Pethidin hemmt in therapeutisch wirksamer Dosis die Atmung

E. Pethidin löst bei therapeutischen Dosen eine Miosis aus

28.008 28.4.4 Fragentyp C

Die Kombination eines Morphinantagonisten mit einem Morphinagonisten zur Unterdrückung der Suchtgefahr ist problematisch,

<u>weil</u>

die Wirkungsdauer der Morphinantagonisten kürzer ist als die der Morphinagonisten.

28.009 28.4.4 Fragentyp A

Naloxon hemmt die analgetische Wirkung von

A. Acetylsalicylsäure

B. Pethidin

C. Phenacetin

D. Metamizol

E. Phenazon

28.010   28.4.4   Fragentyp A

Die folgenden Substanzen können beim Morphiumsüchtigen Morphium ersetzen, <u>außer</u>

A. Heroin

B. Hydrocodon

C. Pethidin

D. Levallorphan

E. Methadon

28.011   23.4
                           28.4.4   Fragentyp A

Welches der aufgeführten Pharmaka verursacht in hohen Dosen eine Atemdepression, die durch Nalorphin nicht aufhebbar ist?

A. Morphin

B. Methadon

C. Heroin

D. Pethidin

E. Pentobarbital

28.012   28.4.5   Fragentyp C

Pentazocin hat neben guter analgetischer Wirkung eine atmungsdepressorische Wirkung,

<u>weil</u>

Pentazocin ein Morphinderivat ist.

28.013   28.4.5   Fragentyp C

Opium führt im Gegensatz zu Morphium zu einer spastischen Obstipation

<u>weil</u>

Opium neben Morphium noch Papaverin enthält.

29. Analgetica mit antipyretischer Wirkung

29.001	29.1	Fragentyp A

Die Temperatursenkung durch Antipyretica beruht in
erster Linie auf

A. Vermehrung der Wärmeabgabe durch peripheren Angriff

B. Vermehrung der Wärmeabgabe durch zentralen Angriff

C. Verminderung der Wärmeporduktion durch peripheren
   Angriff

D. Verminderung der Wärmeproduktion durch zentralen
   Angriff

E. keinem der genannten Mechanismen

29.002	29.2.2	Fragentyp C

Acetylsalicylsäure verstärkt die Wirkung von Cumarin-
derivaten,

<u>weil</u>

Acetylsalicylsäure den Prothrombinspiegel senkt.

29.003	29.2.2	Fragentyp C

Eine Thrombusbildung durch Thrombocytenaggregation wird
bei intaktem Gefäßendothel verhindert,

<u>weil</u>

das intakte Gefäßendothel ein Enzym abgibt, das aus Prostaglandin G_2 Prostacyclin bildet anstelle von Thromboxan A_2.

29.004   29.2.2   Fragentyp A

Thromboxan A_2 und Prostacyclin (PGI_2) spielen eine
wichtige Rolle bei der Blutgerinnung. Ihre Synthese wird
durch nicht-steroide Antiphlogistica gehemmt. Welche
weitere Eigenschaft haben sie gemeinsam?

A. Synthese aus dem gleichen Vorläufer

B. Thrombocytenaggregationshemmung

C. Blutgerinnungshemmung

D. Blutgefäßconstriction

E. Bronchodilatation

29.005   29.2.2   Fragentyp C

Nicht-steroide Antiphlogistica verlängern die Blutungszeit,

<u>weil</u>

die nicht-steroiden Antiphlogistica eine Hemmung der
Synthese von Prostaglandinendoperoxyden (PGG) bewirken.

29.006   29.2.2   Fragentyp A

Die Wirkung von Acetylsalicylsäure auf die Blutgerinnung
beruht vor allem auf folgendem Mechanismus:

A. Komplexierung der Ca^{2+}-Ionen

B. Verzögerung der Umwandlung von Prothrombin zu
   Thrombin

C. Vitamin K-Antagonismus

D. Thrombocytenaggregationshemmung

E. Acetylsalicylsäure hat keine Wirkung auf die
   Blutgerinnung.

29.007   29.2.2   Fragentyp A

Die Thrombocytenaggregation wird gefördert durch

A. Prostaglandin E_1

B. Prostacyclin

C. Pizotifen

D. Thromboxan A_2

E. Antworten A und B sind richtig

29.008   29.2.2   Fragentyp A

Welche der nachfolgenden Feststellungen trifft für
Acetylsalicylsäure <u>nicht</u> zu?

A. Ein Teil ihrer Wirkung ist über eine Prostaglandin-
   synthesehemmung zu erklären

B. Sie bewirkt bereits in niedriger Dosierung (300-600
   mg/Tag) eine Thrombocytenaggregationshemmung

C. Sie senkt bei längerer Anwendung den Prothrombinspiegel

D. Sie kann eine metabolische Alkalose verursachen

E. Ihre antiphlogistische Wirkung wird von keinem der
   anderen Nichtsteroid-Antiphlogistica übertroffen

29.009   29.2.2   Fragentyp D

Welche der folgenden Wirkungen besitzt die Acetylsalicylsäure?

1) Hemmung der Prothrombinsynthese

2) Hemmung der Thrombocytenaggregation

3) Erniedrigung des Sollwerts des Wärmezentrums

4) Entwicklung einer Hyperpnoe

Wählen Sie bitte die zutreffende Aussagenkombination.

A. Nur 1, 2 und 3 sind richtig

B. Nur 1 und 3 sind richtig

C. Nur 2 und 4 sind richtig

D. Nur 4 ist richtig

E. Alle Aussagen sind richtig

29.010   29.2.3   Fragentyp D

Welche der folgenden Analgetica können in toxischen
Dosen eine respiratorische Alkalose auslösen?

1) Phenacetin

2) Pentazocin

3) Phenylbutazon

4) Acetylsalicylsäure

Wählen Sie bitte die zutreffende Aussagenkombination.

A. Nur 1, 2 und 3 sind richtig

B. Nur 1 und 3 sind richtig

C. Nur 2 und 4 sind richtig

D. Nur 4 ist richtig

E. Alle Aussagen sind richtig

29.011   29.3   Fragentyp D

Pharmakologisch und toxikologisch ist Phenacetin gekennzeichnet

1) durch eine gute antipyretische und auch analgetische
   Wirkung (gegenüber Schmerzzuständen, die nicht des
   Einsatzes von Opiaten bedürfen)
2) durch eine Thrombocyten-Aggregationshemmung
3) durch eine ulcerogene Wirkung am Magen-Darm-Trakt
4) durch eine Methämoglobin-bildende Wirkung (besonders
   beim Säugling)

Wählen Sie bitte die zutreffende Aussagenkombination.

A. Nur 1 ist richtig

B. Nur 1 und 2 sind richtig

C. Nur 2 und 3 sind richtig

D. Nur 1 und 4 sind richtig

E. Alle Aussagen sind richtig

Welche der folgenden Wirkungen sind durch eine akute
Überdosierung von Phenacetin bewirkt?

1) Respiratorische Acidose

2) Magen-Darm-Blutungen

3) Agranulocytose

4) Methämoglobinbildung

Wählen Sie bitte die zutreffende Aussagenkombination.

A. Nur 1, 2 und 3 sind richtig

B. Nur 1 und 3 sind richtig

C. Nur 2 und 4 sind richtig

D. Nur 4 ist richtig

E. Alle Aussagen sind richtig

30. Antiphlogistica

Welches der genannten Pharmaka ist zur Behandlung von
rheumatischen Erkrankungen am wenigsten geeignet?

A. Acetylsalicylsäure

B. Chloroquin

C. Phenacetin

D. Indometacin

E. Phenylbutazon

Ordnen Sie bitte jedem Analgeticum in Liste 1 eine
typische Nebenwirkung der Liste 2 zu.

Liste 1	Liste 2
30.002 Indometacin	A. Allergische Agranulo-cytose
30.003 Phenylbutazon	B. Megaloblastenanämie
30.004 Phenacetin	C. Methämoglobinbildung, besonders bei Säuglingen
30.005 Acetylsalicylsäure	D. Kopfschmerzen
	E. Respiratorische Alkalose

30.006   30   Fragentyp D

Indometacin unterscheidet sich von den Pyrazolonderi-
vaten (z.B. Amidopyrin, Phenylbutazon) unter den
Nichtsteroid-Antiphlogistica grundsätzlich

1) durch sein über die Acetylsalicylsäure hinaus-
   gehendes therapeutisches Maximum als Proliferations-
   hemmer

2) in seiner Ulcerogenität am Magen-Darm-Trakt

3) durch das Fehlen einer auf allergischer Basis das
   Knochenmark schädigenden Wirkung

4) durch das Fehlen einer die Nierenfunktion beein-
   trächtigenden Wirkung

Wählen Sie bitte die zutreffende Aussagenkombination.

A. Alle Aussagen sind richtig

B. Nur 1 und 2 sind richtig

C. Nur 1 und 3 sind richtig

D. Nur 1 und 4 sind richtig

E. Nur 3 und 4 sind richtig

30.007   30   Fragentyp A

Welches Antiphlogisticum besitzt die längste biologische
Halbwertszeit beim Menschen?

A. Amidopyrin

B. Phenylbutazon

C. Acetylsalicylsäure

D. Indometacin

E. Hydrocortison

30.008   30.1   Fragentyp C

Die Gabe von Corticosteroiden zur Entzündungshemmung ist
unbedenklich,

<u>weil</u>

die Entzündungshemmung durch Corticosteroide streng
spezifisch ist.

30.009   30.3   Fragentyp D

Phenylbutazon

1) ist bei längerdauernder Anwendung besser magenver-
   träglich als Amidopyrin

2) wirkt wesentlich stärker analgetisch als Amidopyrin

3) kann Tolbutamid oder Cumarinderivate aus der
   Plasmaeiweißbindung verdrängen

4) kann zur Ausscheidungshemmung von anderen nieren-
   pflichtigen Pharmaka führen

Wählen Sie bitte die zutreffende Aussagenkombination.

A. Nur 1 und 2 sind richtig

B. Nur 1 und 3 sind richtig

C. Nur 1 und 4 sind richtig

D. Nur 2 und 3 sind richtig

E. Nur 3 und 4 sind richtig

30.010   30.3.2   Fragentyp A

Welche Nebenwirkung ist bei einer langdaurenden Behandlung mit Phenylbutazon <u>nicht</u> zu erwarten?

A. Schleimhautschäden im Magen-Darm-Trakt

B. Natrium- und Wasserretention

C. Leukopenie

D. Psychische und physische Abhängigkeit

E. Gewichtszunahme

30.011   30.4.2   Fragentyp C

Indometacin ist als Mittel gegen Kopfschmerzen wenig
geeignet,

<u>weil</u>

es selbst bei wiederholter Anwendung Kopfschmerzen auslösen kann.

31. Arzneimittel zur Behandlung der Gicht

31.001
31.002
31.003   31   Fragentyp B

Ordnen Sie bitte den Eigenschaften in Liste 1 das entsprechende Mittel in Liste 2 zu.

        Liste 1   Liste 2

31.001 Blockiert die tubuläre   A. Allopurinol
       Rückresorption von
       Harnsäure   B. Acetylsalicylsäure

                                  C. Colchicin
31.002 Ist ein Mitosehemmer
                                  D. Aminophyllin
31.003 Ist ein Analogon des
       Hypoxanthins, das die   E. Probenecid
       Xanthinoxidase hemmt

31.004   31.2   Fragentyp D

Welche der folgenden Mittel sind geeignet, die Ausscheidung von Harnsäure mit dem Urin zu steigern?

1) Triamteren

2) Allopurinol

3) Furosemid

4) Probenecid

Wählen Sie bitte die zutreffende Aussagenkombination.

A. Nur 1, 2 und 3 sind richtig

B. Nur 1 und 3 sind richtig

C. Nur 2 und 4 sind richtig

D. Nur 4 ist richtig

E. Alle Aussagen sind richtig

31.005	31.2	Fragentyp A

Welcher Wirkungsmechanismus trifft für uricosurische Substanzen zu?

A. Wirkungsmechanismus ist unbekannt

B. Erhöhung der Ausscheidung von Harnsäure im Urin (Rückresorption der Harnsäure in den Tubuli gehemmt)

C. Starke analgetische Wirkung

D. Harnsäurebildung aus Xanthin wird verhindert

E. Mehr oder weniger starke antiphlogistische Eigenschaften

31.006	31.3	Fragentyp A

Allopurinol vermindert die Harnsäure-Konzentration im Blut Gichtkranker, weil

A. die Rückresorption von Harnsäure in den Nierentubuli gehemmt wird

B. die Xanthinoxidase gehemmt wird

C. die Entstehung von Purin-Körper verhindert wird

D. die Xanthinoxidase stimuliert wird

E. Der Wirkungsmechanismus ist unbekannt.

Welche der folgenden Gichtmittel hemmen die Bildung von Harnsäure?

1) Indometacin

2) Probenecid

3) Colchicin

4) Allopurinol

Wählen Sie bitte die zutreffende Aussagenkombination.

A. Nur 1, 2 und 3 sind richtig

B. Nur 1 und 3 sind richtig

C. Nur 2 und 4 sind richtig

D. Nur 4 ist richtig

E. Alle Aussagen sind richtig

32. Hypophysenvorderlappenhormone

```
32.001  32.004
32.002
32.003                    32.1.1                    Fragentyp E
```

Wie ist der zeitliche Verlauf der Ausscheidung von
17-Hydroxysteroiden im Harn nach einer Gabe von ACTH
(adrenocorticotropem Hormon) bei Normalfunktion und
pathologisch veränderter Nebennierenfunktion: Bitte
ordnen Sie die Abbildungen A-E den entsprechenden
Befunden zu.

32.001 Normalfunktion

32.002 Primäre NNR-Insuffizienz

32.003 Sekundäre NNR-Insuffizienz

32.004 NNR-Hyperplasie

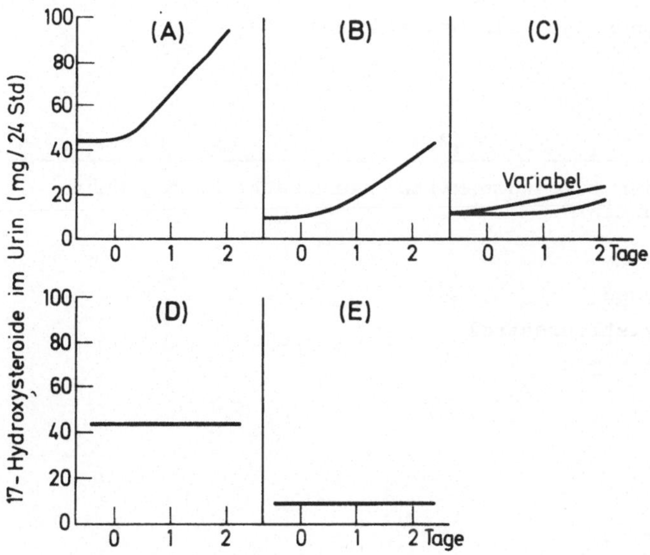

32.005   32.1.1   Fragentyp A

Welches der folgenden Hormone ist als diagnostisches
Hilfsmittel zur Erkennung von primärer oder sekundärer
Nebenniereninsuffizienz geeignet?

A. Thyreotropes Hormon

B. Calcitonin

C. Follikelstimulierendes Hormon

D. Wachstumshormon

E. Adrenocorticotropes Hormon

32.006   32.2   Fragentyp A

Die ovulationsauslösende Wirkung von Clomifen beruht auf

A. Konkurrenz mit Oestrogen im Hypothalamus

B. direkter Stimulierung der Sekretion von Gonadotropinen

C. Substitution der Gonadotropine bei der Entwicklung
    des Follikels

D. Konkurrenz mit Progesteron im Hypothalamus

E. Clomiphen ist kein Ovulationsauslöser.

32.007   32.2.1   Fragentyp A

Welches der folgenden Mittel verursacht häufig Mehr-
lingsgeburten?

A. Androgen

B. Oestrogen

C. Diäthylstilboestrol

D. Gonadotropin

E. ACTH

32.008	32.2.1	Fragentyp A

Welche der folgenden Aussagen trifft <u>nicht</u> zu?

A. Prolactin hemmt die Sekretion von LH und FSH

B. Bromokryptin senkt den Prolactinspiegel und ist
   deshalb bei durch Hyperprolactinämie bedingter
   Amenorrhoe indiziert

C. Die Freigabe von Prolactin wird durch Dopamin gehemmt

D. Bromokryptin kann zum Abstillen angewandt werden

E. Phenothiazine können über Stimulierung von PIF
   (prolactin inhibitory factor) zu Unfruchtbarkeit
   führen

33. Hypophysenhinterlappenhormone

33.001   33   Fragentyp D

Oxytocin und Vasopressin haben folgende Eigenschaften gemeinsam: Sie

1) stimulieren den graviden Uterus

2) wirken antidiuretisch

3) sind kleine Peptide mit einer Disulfidbrücke

4) verursachen Vasoconstriction beim Menschen

Wählen Sie bitte die zutreffende Aussagenkombination.

A. Nur 1, 2 und 3 sind richtig

B. Nur 1 und 3 sind richtig

C. Nur 2 und 4 sind richtig

D. Nur 4 ist richtig

E. Alle Aussagen sind richtig

33.002   33.1   Fragentyp A

Oxytocin ist ein

A. Steroid

B. Peptid

C. Alkaloid

D. Glykosid

E. Nucleotid

33.003   33.1   Fragentyp D

Welche der folgenden Medikamente werden benützt, um Blutungen post partum zu stoppen?

1) Oxytocin

2) Thrombin

3) Ergometrin

4) Fibrin

Wählen Sie bitte die zutreffende Aussagenkombination.

A. Nur 1, 2 und 3 sind richtig

B. Nur 1 und 3 sind richtig

C. Nur 2 und 4 sind richtig

D. Nur 4 ist richtig

E. Alle Aussagen sind richtig

33.004   33.1.1   Fragentyp D

Oxytocin

1) führt auch bei hoher Dosierung zu keiner Dauer-
   kontraktion des Uterus

2) stimuliert den Milchfluß bei stillenden Müttern

3) erhöht den Blutdruck

4) wird am besten als Dauerinfusion gegeben

Wählen Sie bitte die zutreffende Aussagenkombination.

A. Nur 1, 2 und 3 sind richtig

B. Nur 1 und 3 sind richtig

C. Nur 2 und 4 sind richtig

D. Nur 2, 3 und 4 sind richtig

E. Alle Aussagen sind richtig

33.005	33.1.1	Fragentyp A

Zur Unterbrechung der Lactation nach der Geburt eignet
sich

A. Androgen

B. Oxytocin

C. Oestradiol

D. Prostaglandin

E. Prednisolon

33.006	33.2	Fragentyp A

In Fällen, in denen Vasopressin zur Therapie des Diabetes
insipidus nicht gegeben werden kann, können folgende
Mittel versucht werden

A. Androgene

B. Thiazide

C. Thioharnstoffe

D. Oxytocin

E. Biguanide

33.007	2.2.3 33.2.1	Fragentyp D

Die Adenylcyclase wird durch

1) ß-Sympathomimetica stimuliert

2) Methylxanthine gehemmt

3) Parasympatholytica gehemmt

4) Vasopressin stimuliert

Wählen Sie bitte die zutreffende Aussagenkombination.

A. Nur 1, 2 und 3 sind richtig

B. Nur 2, 3 und 4 sind richtig

C. Nur 1 und 2 sind richtig

D. Nur 1 und 4 sind richtig

E. Nur 2 und 4 sind richtig

33.008   33.2.1   Fragentyp C

Vasopressin hat eine antidiuretische Wirkung,

<u>weil</u>

Vasopressin die Rückresorption von Natrium im proximalen Tubulus fördert.

34. Schilddrüsenhormone und Thyreostatica

34.001   34.1   Fragentyp C

Schilddrüsenhormon eignet sich nicht zur Therapie der
Fettleibigkeit,

<u>weil</u>

sich der Patient nach Absetzen des Hormons im Zustand
der Hypothyreose befindet, nach deren Überwindung er
meist sein ursprüngliches Gewicht wieder erlangt.

34.002   34.2.1   Fragentyp A

Propylthiouracil wirkt hauptsächlich dadurch thyreosta-
tisch, daß es

A. die Jodpermeation in die Schilddrüse hemmt

B. die Ausschüttung von thyreotropem Hormon blockiert

C. die Abgabe des Schilddrüsenhormons aus den Follikeln
   hemmt

D. den anorganischen Jodspiegel senkt

E. die Jodierung von Thyrosin hemmt

34.003   34.2.1   Fragentyp A

Der Effekt der Thioharnstoffe bei Hyperthyreoidismus
beruht auf der Hemmung der

A. Sekretion des thyroidstimulierenden Hormons (TSH)

B. Aufnahme von Jod durch die Schilddrüse

C. Biosynthese von L-Thyroxin und L-Trijodthyronin

D. Abgabe von L-Thyroxin und L-Trijodthyronin durch
   die Schilddrüse

E. Sekretion von Thyrocalcitonin

34.004	34.2.1	Fragentyp A

Thioharnstoffe vermindern

1) Grundumsatz

2) Exophtalmus

3) Thyroglobulinsynthese

4) Kretinismus

Wählen Sie bitte die zutreffende Aussagenkombination.

A. Nur 1, 2 und 3 sind richtig

B. Nur 1 und 3 sind richtig

C. Nur 2 und 4 sind richtig

D. Nur 4 ist richtig

E. Alle Aussagen sind richtig

34.005	34.2.2	Fragentyp A

Werden Patienten mit Hyperthyreose mit Thiouracil-
Derivaten behandelt, ist eine regelmäßige Untersuchung
angebracht, wegen der Gefahr von

A. zu starker Involution der Schilddrüse

B. Geschmacksänderung

C. Abnahme des Cholesterinspiegels

D. Agranulocytose

E. Diarrhoe

34.006	34.2.2	Fragentyp A

Therapie von Hyperthyreosen mit Thioharnstoffen kann
folgende unerwünschte Wirkungen haben, außer

A. Vergrößerung der Schilddrüse

B. Agranulocytose

C. Erhöhung der Körpertemperatur

D. Verstärkung eines bestehenden Exophthalmus

E. Kretinismus

34.007   34.3.1   Fragentyp A

Perchlorat übt seine thyreostatische Wirkung aus durch
Hemmung

A. der Jodidaufnahme in die Schilddrüse

B. der Oxidation von Jodid zu Jod

C. des Einbaus von Jod in das Thyreoglobulin

D. der Freisetzung von Schilddrüsenhormonen

E. der Thyreotropinsekretion

34.008   34.4   Fragentyp A

Der einfachste Weg zur Verhinderung von Jodmangel besteht

A. in der intravenösen Zufuhr von Jodiden

B. im Zusatz von Jod zum Trinkwasser

C. im Zusatz von Jodid zum Kochsalz

D. in der Zufuhr von thyroetropem Hormon

E. in der Zufuhr von Thrijodthyronin

34.009-34.014   34.2
                          34.3
                          34.4   Fragentyp B

Ordnen Sie bitte den Thyreostatica der Liste 1 den entsprechenden Wirkungsmechanismen der Liste 2 zu.

Liste 1	Liste 2
34.009 Thiocyanate	A. Hemmung der Thyroxin-
34.010 Thiouracile	freisetzung
34.011 Jodid	B. Zerstörung des Schild-
34.012 Radiojodid	drüsengewebes
34.013 Perchlorat	C. Hemmung der Thyroxin-
34.014 Thioharnstoff	synthese
	D. Hemmung der Jodaufnahme
	durch die Schilddrüse
	E. Synthese eines inaktiven
	Hormonanalogon

35. Corticoide

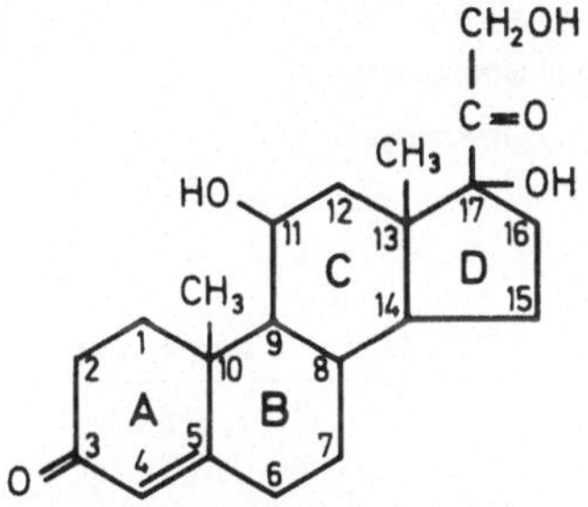

Die Zeichnung zeigt die Struktur des Cortisols. Welche
Wirkung der Liste 2 wird hervorgerufen, wenn die
Änderungen der Liste 1 vorgenommen werden.

Liste 1	**Liste 2**

Liste 1

35.001　Doppelbindung zwischen Position 1 und 2

35.002　Einführung eines Fluoratoms in 9α-Position

35.003　Weglassen der OH-Gruppe in 17α-Position

35.004　Weglassen der CO-CH₂OH-Gruppe in Position 17

35.005　Änderung der Ketogruppe in Position 3 zu einer Hydroxylgruppe

35.006　Methylierung in 16α-Position

Liste 2

A.　Verminderung der Glucocorticoid- und Erhöhung der Mineralocorticoid-Wirkung

B.　Erhöhung der Potenz

C.　Erhöhung der Glucocorticoid-Wirkung

D.　Verminderung der Mineralocorticoid-Wirkung

E.　Das Molekül ist kein Corticoid

35.007		
35.008		
35.009	35.1.1	Fragentyp B

Ordnen Sie bitte den Substanzen der Liste 1 eine der Substanzklassen der Liste 2 zu.

Liste 1	Liste 2
35.007 11-Desoxycorticosteron	A. Mineralcorticoid
35.008 Cortisol	B. Glucocorticoid
35.009 Diäthylstilboestrol	C. Androgen
	D. Oestrogen
	E. Gestagen

35.010	35.1.2	Fragentyp A

Aldosteron

A. aktiviert die $(Na^+ + K^+)$-ATPase indirekt über eine Induktion der Proteinsynthese

B. hemmt die $(Na^+ + K^+)$-ATPase indirekt über eine Hemmung der Proteinsynthese

C. aktiviert die $(Na^+ + K^+)$-ATPase direkt

D. hemmt die $(Na^+ + K^+)$-ATPase direkt

E. hat keine Wirkung auf die $(Na^+ + K^+)$-ATPase

35.011	35.1.2	Fragentyp A

Die Mineralocorticoidwirkung (Natrium-Retention) des Prednisolons ist

A. geringer als bei Cortisol

B. 2fach höher als bei Cortisol

C. 4 - 5fach höher als bei Cortisol

D. 6 - 8fach höher als bei Cortisol

E. 10 - 20fach höher als bei Cortisol

35.012   35.1.2   Fragentyp A

Die Glucocorticoid-Wirkung des Prednisolons ist

A. geringer als bei Cortisol

B. 2fach höher als bei Cortisol

C. 4 - 5fach höher als bei Cortisol

D. 10 - 20fach höher als bei Cortisol

E. 50fach höher als bei Cortisol

35.013   35.1.2   Fragentyp A

Die antiinflammatorische Wirkung von Dexamethason ist

A. geringer als beim Cortison

B. 2 - 3fach höher als beim Cortison

C. 4 - 5fach höher als beim Cortison

D. 20 - 25fach höher als beim Cortison

E. 50fach höher als beim Cortison

35.014   35.1.2   Fragentyp A

Die Wirkung des Aldosterons besteht in einer Steigerung

A. der Rückresorption von Na^+ im distalen Tubulus der Niere

B. der Rückresorption von K^+ im distalen Tubulus der Niere

C. der Ausscheidung von K^+ im proximalen Tubulus der Niere

D. der Rückresorption von Na^+ und K^+ im distalen Tubulus der Niere

E. der Ausscheidung von Na^+ und K^+ im proximalen Tubulus der Niere

35.015   35.1.2   Fragentyp A

Durch die Kininase II (converting enzym) wird

A. Renin zu Angiotensin I umgewandelt
B. Angiotensin I zu Angiotensin II umgewandelt
C. Angiotensin II abgebaut
D. Kallikrein zu Bradykinin umgewandelt
E. Bradykinin in die aktive Form überführt

35.016   35.1.2   Fragentyp A

Angiotensin bewirkt

A. eine Erhöhung der Wasser- und Salzausscheidung
B. eine Erhöhung der Salzausscheidung
C. eine Erhöhung der Wasserausscheidung
D. eine Verminderung der Wasser- und Salzausscheidung
E. keine Veränderung der Wasser- und Salzausscheidung

35.017   35.1.2   Fragentyp C

Angiotensin vermindert die Wasser- und Salzausscheidung
der Niere,

weil

Angiotensin eine Erhöhung der Aldosteronausschüttung
bewirkt.

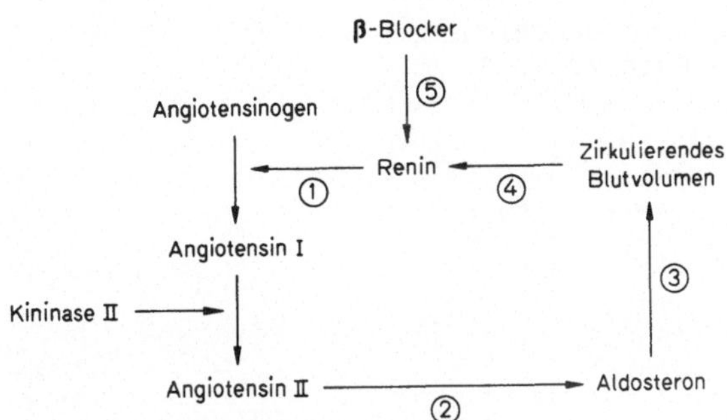

Im oben angegebenen Schema des Renin-Angiotensin-Aldo-
steron-Systems sind anfangend bei Renin einige Reaktions-
abläufe mit den Buchstaben 1-5 bezeichnet. Bitte geben
Sie an, welche Reaktionen in diesem Ablauf stimulierend
oder erhöhend wirken.

Wählen Sie bitte die zutreffende Aussagenkombination.

A. Nur 1, 2 und 3 sind richtig

B. Nur 2, 4 und 5 sind richtig

C. Nur 4 und 5 sind richtig

D. Nur 1, 3, 4 und 5 sind richtig

E. Nur 1 und 2 sind richtig

35.019   35.1.2   Fragentyp A
____

Welches der folgenden Clucocorticoide hat die höchste
mineralocorticoide Potenz?

A. Cortison

B. Prednison

C. Dexamethason

D. Triamcinolon

E. Betamethason

35.020   35.1.2   Fragentyp A
____

Die Glucocorticoide Dexamethason und Hydrocortison unterscheiden sich bei gleichstark entzündungshemmender Dosierung bei Langzeitbehandlung in folgendem:

A. Diabetogene Wirkung

B. Beeinflussung des Hypophysen-Zwischenhirnsystems und
   damit der ACTH-Abgabe

C. Entwicklung einer Myopathie

D. Entwicklung einer Euphorie

E. Retention von Natrium und Wasser

35.021   35.1.3   Fragentyp C
____

Glucocorticoidtherapie unterdrückt Infektionen,

weil

Glucocorticoide durch ihre antiphlogistische Wirkung die
Ausbreitung einer Infektion beschränken.

35.022   35.1.3   Fragentyp C
____

Glucocorticoide können einen Diabetes verschlechtern,

weil

Glucocorticoide durch Herabsetzung der Insulinproduktion
eine Hyperglykämie erzeugen können.

35.023 | 35.1.3 | Fragentyp D

Bei langandauernder Glucocorticoidtherapie sind folgende
Nebenwirkungen zu befürchten:

1) Verschlechterung eines Diabetes

2) Osteoporose

3) Magenulcus

4) Asthma bronchiale

5) Akromegalie

Wählen Sie bitte die zutreffende Aussagenkombination.

A. Nur 1, 2 und 3 sind richtig

B. Nur 2, 3 und 4 sind richtig

C. Nur 3, 4 und 5 sind richtig

D. Nur 1, 4 und 5 sind richtig

E. Nur 1, 2 und 5 sind richtig

35.024 | 37 / 35 | Fragentyp A

Welches der folgenden Pharmaka leitet sich strukturell
nicht vom Sterangrundgerüst ab?

A. Mineralocorticoide

B. Glucocorticoide

C. Prostaglandine

D. Herzglykoside

E. Weibliche Sexualhormone

36. Insulin und orale Antidiabetica

Die graphische Darstellung zeigt die Reaktion des Blut-
zuckerspiegels bei verschiedenen Krankheitsbildern nach
einmaliger Gabe einer großen Dosis eines Arzneimittels.

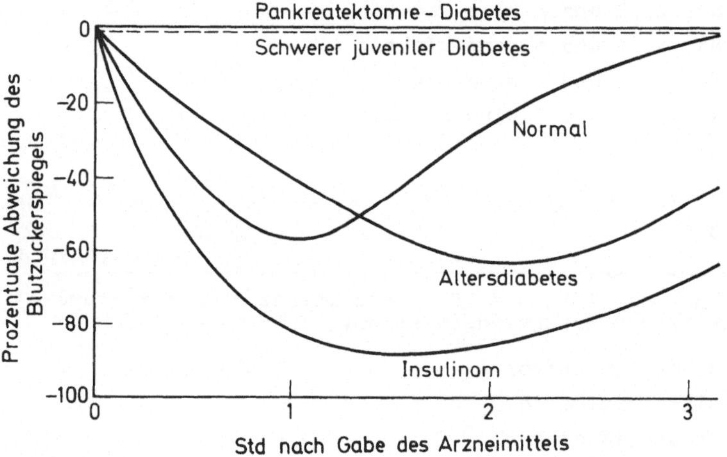

36.001

Das Arzneimittel ist ein

A. Glucagon-Analog

B. Biguanid

C. Insulin

D. Sulfonylharnstoff

E. Glucocorticoid

36.002

Der Mechanismus der Wirkung des Arzneimittels ist:

A. Es hemmt die Abgabe von Glucagon aus den α-Zellen
   des Pankreas

B. Es hemmt die Entstehung von Insulin-Antikörpern

C. Es steigert die Glucose-Aufnahme durch die
   Muskelzellen

D. Es setzt Insulin aus den ß-Zellen des Pankreas frei

E. Es hemmt die Glykogenolyse

36.003   36.1.1   Fragentyp A
____

Welches Insulin hat die kürzeste Wirkungsdauer?

A. Normal-Insulin

B. Globin-Zn-Insulin

C. Isophan-Insulin

D. Protamin-Insulin

E. Semilente-Insulin

36.004   36.2.1   Fragentyp A
____

Die Wirkungsweise der Sulfonylharnstoffverbindungen besteht in einer

A. Erhöhung der Insulinsynthese im Pankreas

B. Erhöhung der Insulinfreisetzung im Pankreas

C. Erniedrigung des Insulinabbaus in der Leber

D. Erniedrigung der Glucagonsynthese im Pankreas

E. Erniedrigung der Glucagonfreisetzung im Pankreas

36.005   36.2.2   Fragentyp D

Orale Antidiabetica vom Sulfonylharnstofftyp zeigen
folgende Wirkungsmechanismen:

1) Erhöhung der Insulinproduktion

2) Erhöhung der Insulinfreisetzung aus den ß-Zellen

3) Erniedrigung der Schwellenkonzentration für Zucker
   an der Zellmembran

4) Potenzierung der Insulinwirkung

5) Inaktivierung des Glucagons

Wählen Sie bitte die zutreffende Aussagenkombination.

A. Nur 1, 2 und 4 sind richtig

B. Nur 1 und 3 sind richtig

C. Nur 2 ist richtig

D. Nur 3 und 5 sind richtig

E. Nur 5 ist richtig

36.006   36.3   Fragentyp A

Die Wirkung der Biguanide beruht wahrscheinlich auf einer

A. Erhöhung der Insulinsynthese im Pankreas
B. Erhöhung der Insulinfreisetzung im Pankreas
C. Erniedrigung des Insulinabbaus in der Leber
D. Ersatz des Insulins beim Glucosetransport
E. Keiner der oben angegebenen Mechanismen trifft zu.

36.007   36.3   Fragentyp D

Die Wirkung der Biguanide beruht wahrscheinlich auf
folgenden Mechanismen:

1) Erhöhung der Insulinfreisetzung im Pankreas

2) Ersatz des Insulins bei Glucosetransport

3) Beeinträchtigung der Resorption von Nahrungsmitteln

4) Förderung der anaeroben Glykolyse

5) Hemmung der Gluconeogenese

Wählen Sie bitte die zutreffende Aussagenkombination.

A. Nur 1, 2 und 3 sind richtig

B. Nur 2, 3 und 4 sind richtig

C. Nur 3, 4 und 5 sind richtig

D. Nur 1, 2 und 4 sind richtig

E. Nur 2, 3 und 5 sind richtig

36.008   36.3.1   Fragentyp A

Patienten, die mit Sulfonylharnstoffen behandelt werden,
sollten beim Genuß des folgenden Mittels vorsichtig
sein:

A. Kaffee

B. Nicotin

C. Alkohol

D. Salz

E. Scharfe Gewürze

36.009   36.3.1   Fragentyp C

Bei Therapie des Diabetes mit Biguaniden kann es zu einer
lebensgefährlichen Lactacidose kommen,

weil

durch Biguanide die oxidative Phosphorylierung gehemmt
wird, wodurch es zu einer Steigerung der anaeroben
Glykose und zu einer Hemmung der Gluconeogenese kommt.

36.010-36.018   33.1   36.1
                       34.1   37.1
                       35.1   37.2   Fragentyp B

Die folgenden Hormone der Liste 1 sind den Struktur-
prinzipien der Liste 2 zuzuordnen.

Liste 1	Liste 2
36.010 Thyroxin	A. Niedermolekulare organische Verbindung, kein Peptid, kein Steroid
36.011 Insulin	
36.012 Testosteron	B. Peptid mit weniger als 10 Aminosäuren
36.013 Oxytocin	
36.014 Wachstumshormon	C. Peptid mit mehr als 20 Aminosäuren
36.015 Glucagon	
36.016 Glucorcorticoid	D. Steroid
36.017 Oestrogen	E. Polysaccharid
36.018 Prostaglandin	

36.019   36   Fragentyp C

Bei schlecht eingestelltem Diabetes und damit bedingten
großen Blutzuckerschwankungen kann es als Spätfolge zur
Verdickung der Basalmembran kleiner Gefäße kommen,

weil

es beim schlecht eingestellten Diabetes leicht zu einer
lebensgefährlichen Lactacidose kommen kann.

37. Sexualhormone

Welches der folgenden Pharmaka leitet sich strukturell
<u>nicht</u> vom Sterangrundgerüst ab:

A. Androgene

B. Oestrogene

C. Gestagene

D. Spironolacton

E. Angiotensin

Die folgende Tabelle zeigt einige Medikamente, die
Hyperglykämie oder Hypertonie erzeugen (+) oder nicht
erzeugen (-).

Medikament	Hyperglykämie	Hypertonie
1) Vasopressin	-	+
2) Orale Contraceptiva	+	+
3) Kinin	-	-
4) Glucocorticoide	+	+
5) Thioharnstoffe	-	-

Wählen Sie bitte die zutreffende Aussagenkombination.

A. Nur 1 und 2 sind richtig

B. Nur 1 und 4 sind richtig

C. Nur 1, 2 und 5 sind richtig

D. Nur 2, 3 und 4 sind richtig

E. Alle Aussagen sind richtig

37.003   37.1.1   Fragentyp D

Bei männlichen Patienten mit abnormal gesteigertem
Sexualtrieb kann Cyproteron verwendet werden. Es hat
folgende Wirkungen:

1) Die Wirkung tritt nach einer Latenz von 2 Wochen
   ein

2) Die Spermiogenese wird gehemmt

3) Es unterdrückt die Libido

4) Es erzeugt Gynäkomastie

Wählen Sie bitte die zutreffende Aussagenkombination.

A. Nur 1,2 und 3 sind richtig

B. Nur 1 und 3 sind richtig

C. Nur 2 und 4 sind richtig

D. Nur 4 ist richtig

E. Alle Aussagen sind richtig

37.004   37.1.2   Fragentyp D

Welche der folgenden Wirkungen besitzen Anabolica neben
ihrer Wirkung auf die primären und sekundären männlichen
Geschlechtsmerkmale?

1) Na^+-Retention

2) Entwicklung von Akne

3) Verminderung der Libido

4) Positive Stickstoffbilanz

5) Vergrößerung der Mamma

Wählen Sie bitte die zutreffende Aussagenkombination.

A. Nur 1, 2 und 3 sind richtig

B. Nur 1, 2 und 4 sind richtig

C. Nur 2, 3 und 4 sind richtig

D. Nur 2, 4 und 5 sind richtig

E. Alle Aussagen sind richtig

37.005   37.2.2   Fragentyp A

Bei welchem der folgenden Mittel kann als Nebenwirkung
vermehrt Thrombose auftreten?

A. Gestagene

B. Clomiphen

C. Androgene

D. Oestrogene

E. Gonadotropine

37.006   37.3   Fragentyp A

Welches der folgenden Pharmaka leitet sich vom
Sterangrundgerüst ab?

A. Angiotensin

B. Antidiuretisches Hormon

C. Gonadotropine

D. Gestagene

E. Adrenocorticotropes Hormon

37.007   37.2
37.008   37.3   Fragentyp B

Bitte ordnen Sie den Ovulationshemmern der Liste 1 die
entsprechende Gruppe ihrer Zusammensetzung aus Liste 2
zu.

Liste 1	Liste 2
37.007 Kombinations- präparat	A. Nur Oestrogen, kein Gestagen
	B. Nur Gestagen, kein Oestrogen
37.008 Minipille	C. Oestrogen + Gestagen gleich- zeitig
	D. 1. Phase nur Gestagen 2. Phase nur Oestrogen
	E. 1. Phase nur Oestrogen 2. Phase Oestrogen und Gestagen

37.009   37.2   Fragentyp C

Die für die Kontrazeption verwendeten Gestagen- und
Östrogenderivate sind im Gegensatz zu den natürlichen
weiblichen Sexualhormonen oral wirksam,

<u>weil</u>

Contraceptiva durch die Einführung einer Äthinylgruppe
am C_{17} in der Leber nur langsam metabolisiert werden.

37.010   37.2
                     37.3   Fragentyp D

Welche der folgenden Nebenwirkungen werden bei oralen
Contraceptiva beobachtet?

1) Thrombose

2) Durchbruchsblutung

3) Erhöhung des Blutdrucks

4) Diurese

5) Übelkeit

Wählen Sie bitte die zutreffende Aussagenkombination.

A. Nur 1 und 2 sind richtig

B. Nur 2 und 5 sind richtig

C. Nur 1, 3 und 4 sind richtig

D. Nur 1, 2, 3 und 5 sind richtig

E. Alle Aussagen sind richtig

37.011   37.2
                     37.3   Fragentyp D

Wodurch können Gestagene contraceptiv wirken?

1) Mobilitätssteigerung der Tuben

2) Veränderung der Endometriumentwicklung

3) Erhöhung der Viscosität des cervicalen Mucus

4) Veränderung der Empfindlichkeit des Ovars gegenüber
   den Gonadotropinen

5) Hemmung der LH-Sekretion in der Hypophyse

Wählen Sie bitte die zutreffende Aussagenkombination.

A. Nur 1 und 5 sind richtig

B. Nur 1, 4 und 5 sind richtig

C. Nur 2, 4 und 5 sind richtig

D. Nur 2 und 3 sind richtig

E. Alle Aussagen sind richtig

37.012   37.3   Fragentyp C

In Contraceptiva soll der Gestagenanteil möglichst niedrig dosiert sein,

weil

Gestagene thromboembolische Krankheiten verursachen oder verstärken können.

37.013   37.3.1   Fragentyp A

Gestagene greifen dosisabhängig an verschiedenen Stellen des Fortpflanzungsmechanismus ein. In welcher Reihenfolge werden diese Stellen beeinflußt, wenn die Dosis der Gestagene erhöht wird?

A. Hypophyse – Tuben – cervicaler Mucus

B. Tuben – cervicaler Mucus – Hypophyse

C. Cervicaler Mucus – Hypophyse – Tuben

D. Cervicaler Mucus – Tuben – Hypophyse

E. Tuben – Hypophyse – cervicaler Mucus

37.014   37.2.1
                          37.3.1   Fragentyp D
____

Die Befruchtung des Eies kann durch Hormone unterschiedlich beeinflußt werden:

1) Gestagene wirken unter anderem kontrazeptiv, da sie
   die Eigenschaften des Cervicalmucus ändern

2) Östrogene führen in hohen Dosen kurz nach der
   Befruchtung zur Ausstoßung des Eies durch erhöhte
   Tubenmotilität

3) Die Erhöhung der Prolactinausschüttung durch Bromokryptin kann in einigen Fällen von Amenorrhoe eine
   Konzeption ermöglichen

4) Durch die Anwendung von Humangonadotropinen kann bei
   einer durch Ausbleiben der Ovulation bedingten
   Sterilität in der Hälfte der Fälle eine Schwangerschaft erreicht werden

Wählen Sie bitte die zutreffende Aussagenkombination.

A. Nur 1, 2 und 3 sind richtig

B. Nur 1, 2 und 4 sind richtig

C. Nur 2, 3 und 4 sind richtig

D. Nur 1, 3 und 4 sind richtig

E. Alle Aussagen sind richtig

37.015   37.3.1   Fragentyp A
____

Welcher Mechanismus spielt bei der kontrazeptiven Wirkung der Gestagene keine Rolle?

A. Motilitätssteigerung der Tuben

B. Veränderte Endometriumsentwicklung

C. Erhöhte Viscosität des cervicalen Mucus

D. Veränderte Empfindlichkeit des Ovars gegenüber den
   Gonadotropinen

E. Steigerung der LH-Sekretion in der Hypophyse

38. Vitamin D (D-Hormon), z. B. 1,25-Dihydroxycholecalciferol

38.001	34.3.1	
38.002	35.1.2	
38.003	38	Fragentyp B

Bitte ordnen Sie die Substanzen der Liste 2 den entsprechenden Eigenschaften der Liste 1 zu.

Liste 1

38.001 Blockiert die Eigenschaft der Schilddrüse, Jod zu konzentrieren

38.002 Hat hohe antiinflammatorische Potenz mit niedriger Natriumretention

38.003 Verursacht Mobilisierung von Calcium aus den Knochen und steigert Phosphatausscheidung

Liste 2

A. Prednison

B. Perchlorat

C. Parathormon

D. Hydrocortison

E. Keines dieser Mittel

38.004	38	Fragentyp A

Die Sekretion des Calcitonins wird reguliert durch

A. den PO_4^{3-}-Spiegel des Bluts

B. den Ca^{2+}-Spiegel des Bluts

C. die Ca^{2+}-Ausscheidung durch die Niere

D. die orale Ca^{2+}-Aufnahme

E. keines der beiden Ionen

38.005   38   Fragentyp C

Obwohl Parathormon die Calciumkonzentration des Plasmas erhöht, ist es bei einer durch akuten Mangel an Calciumionen ausgelösten Tetanie nicht angezeigt,

<u>weil</u>

Parathormon körpereigenes Calcium aus dem Knochengewebe mobilisiert und dadurch seine Wirkung erst nach mehreren Stunden einsetzt.

38.006   38.1.1   Fragentyp A

Nach ultravioletter Hautbestrahlung wird welche Substanz im Körper produziert, die die Absorption von Calcium im Dünndarm beeinflußt?

A. Ergocalciferol

B. Cholecalciferol

C. Dihydrotachysterol

D. 25-Hydroxyergocalciferol

E. 25-Hydroxycholecalciferol

38.007   38.1.2   Fragentyp D

Die Gabe von Vitamin D_3 ist indiziert bei

1) Hyperparathyreoidismus

2) Hypoparathyreoidismus

3) der Prophylaxe der Rachitis bei Säuglingen und Kleinkindern

4) der Therapie der Rachitis

5) Hypercalcämie

Wählen Sie bitte die zutreffende Aussagenkombination.

A. Nur 1, 3 und 4 sind richtig

B. Nur 2, 3, 4 und 5 sind richtig

C. Nur 3 und 4 sind richtig

D. Nur 2, 3 und 4 sind richtig

E. Nur 1, 3, 4 und 5 sind richtig

38.008   38.1.2   Fragentyp A
____

Folgende Wirkungen hat Vitamin D, <u>außer</u>

A. Resorption von Calcium und Phosphat aus dem Darm

B. Stimulation der Synthese eines Ca^{2+}-bindenden
   Proteins

C. Erniedrigung der Citratkonzentration im Blut,
   Knochen und Harn

D. es kann durch Mobilisierung von Calcium aus den
   Knochen zur Erhaltung des konstanten Blut-Calcium-
   Spiegels beitragen

E. es beeinflußt die Phosphatausscheidung durch die
   Niere

38.009   38.1.2   Fragentyp C
____

Hohe Dosen Cholecalciferol führen beim Gesunden zu
einer Erniedrigung des Blut-Ca-Spiegels,

<u>weil</u>

Vitamin D_3 die Einlagerung von Ca^{2+} in die Knochensub-
stanz bewirkt.

38.010   38.1.2   Fragentyp C
____

Vitamin D_3 ist zur Prophylaxe bei Säuglingen indiziert,

<u>weil</u>

die Eigenproduktion des Cholecalciferols den Bedarf des
Säuglings in den ersten Lebensjahren nicht deckt.

38.011   38.1.3   Fragentyp C
____

Durch Überdosierung von Vitamin D können Vergiftungen
und Todesfälle vorkommen,

<u>weil</u>

der Blut-Calcium-Spiegel stark ansteigt, in der Niere
sich Calcium-Phosphat ablagert und Nierenversagen eintreten kann.

39. Fluorid

39.001   39.1.2   Fragentyp C

Nebenwirkungen bei Überdosierung von Fluorid treten kaum auf,

<u>weil</u>

Fluorid zusammen mit Phosphat als Fluorapatit im Knochen abgelagert wird.

40. Chemotherapeutica

Bitte ordnen Sie den Antibiotica der Liste 1 die gebräuchlichen Applikationsarten der Liste 2 zu.

Liste 1	Liste 2
40.001 Amphotericin B	A. Oberflächlich
40.002 Procainpenicillin	B. Oral
40.003 Bacitracin	C. Intramusculär
40.004 Griseofulvin	D. Intravenöse Injektion
40.005 Sulfonamid	E. Intravenöse Infusion
40.006 Isoniazid	
40.007 Vancomycin	
40.008 Benzathinpenicillin	
40.009 Streptomycin	

40.010 40.013
40.011
40.012   40.1   Fragentyp B

Bitte ordnen Sie die Eigenschaften der Liste 2 den Be
griffen der Liste 1 zu.

Liste 1	Liste 2

40.010 Resistenz

40.011 Persistenz

40.012 Bacteriostase

40.013 Bactericidie

A. Hemmung des Bakterien-Wachstums durch das Antibioticum

B. Abtötung des Bacteriums durch das Antibioticum

C. Unempfindlichkeit einiger Bakterien in der Population gegen das Antibioticum, da sie sich während der Antibioticum-Einwirkung gerade im Ruhestand befanden

D. Unempfindlichkeit einiger Bakterien gegen ein Antibioticum, da die Bakterien genetisch verändert sind

E. Auftreten von Bakterien, die nicht dem Spektrum des verwendeten Antibioticums entsprechen

40.014   40.2   Fragentyp D

Welche der folgenden Arzneistoffe werden im Körper
acetyliert?

1) Isoniazid

2) Gentamycin

3) Sulfonamide

4) Penicillin

Wählen Sie bitte die zutreffende Aussagenkombination.

A. Nur 1, 2 und 3 sind richtig

B. Nur 1 und 3 sind richtig

C. Nur 2 und 4 sind richtig

D. Nur 4 ist richtig

E. Alle Aussagen sind richtig

40.015   40.2   Fragentyp A

Der Wirkungsmechanismus von Penicillin besteht in einer
Hemmung der mikrobiellen

A. Proteinsynthese

B. Folsäuresynthese

C. Nucleinsäuresynthese

D. Zellwandsynthese

E. Phospholipidsynthese

40.016   40.2   Fragentyp A

Eine Induktion der Monooxygenasen der Leber erfolgt durch
welche der folgenden Arzneistoffe nicht?

A. Phenobarbital

B. Rifampicin

C. Phenytoin

D. Strophanthin

E. Alle angegebenen Arzneimittel induzieren die
   Monooxygenasen.

40.017   40.2   Fragentyp D

Die Wirkung von Antibiotica beruht im allgemeinen auf
einem der folgenden Mechanismen:

1) Hemmung der Synthese der bakteriellen Zellwand

2) Hemmung des aktiven Ionentransportes

3) Hemmung der Proteinsynthese

4) Hemmung der Nucleinsäuresynthese

5) Hemmung von Stoffwechselvorgängen

Wählen Sie bitte die zutreffende Aussagenkombination.

A. Alle Aussagen sind richtig

B. Nur 2, 3, 4 und 5 sind richtig

C. Nur 1, 3, 4 und 5 sind richtig

D. Nur 2, 3 und 4 sind richtig

E. Nur 1, 2 und 5 sind richtig

40.018   40.3   Fragentyp A

Welche der folgenden Eigenschaften von Penicillin G kann
durch halbsynthetische Abwandlung des Moleküls oder durch
galenische Zubereitung <u>nicht</u> geändert werden?

A. Penicillinase-Empfindlichkeit

B. Kurze Wirkungsdauer

C. Säure-Instabilität

D. Allergische Nebenwirkungen

E. Schmales Spektrum im grampositiven Bereich

40.019   40.3   Fragentyp C

Das Natrium-Salz von Benzylpenicillin ist dem Kalium-
Salz vorzuziehen, wenn große Dosen von Penicillin gegeben werden müssen,

<u>weil</u>

das Natrium-Salz langsamer als das Kalium-Salz aus dem
Körper eliminiert wird.

40.020   40.3.1   Fragentyp A

Welches der folgenden Antibiotica soll local auf der
Haut <u>nicht</u> gegeben werden?

A. Ampicillin

B. Neomycin

C. Bacitracin

D. Miconazol

E. Nystatin

40.021 40.024		
40.022 40.025		
40.023	40.3.1	Fragentyp B

Ordnen Sie bitte den Penicillinen in Liste 1 die angegebenen Eigenschaften in Liste 2 zu.

	__Liste 1__	__Liste 2__

<table>
<tr><td>40.021 Penicillin V</td><td>A. Oral unwirksam, Penicillinase-empfindlich, hauptsächlich im grampositiven Bereich wirksam</td></tr>
<tr><td>40.022 Oxacillin</td><td></td></tr>
<tr><td>40.023 Azlocillin</td><td></td></tr>
<tr><td>40.024 Ampicillin</td><td>B. Oral unwirksam, breites Spektrum im grampositiven- und negativen Bereich, auch gegen Pseudomonas</td></tr>
<tr><td>40.025 Penicillin G</td><td></td></tr>
</table>

C. Klassisches Wirkungsspektrum, oral wirksam, Penicillinase-empfindlich, hauptsächlich im grampositiven Bereich wirksam

D. Oral wirksam, Penicillinase-empfindlich, erweitertes Spektrum im gramnegativen Bereich

E. Penicillinase-stabil, hauptsächlich im grampositiven Bereich wirksam, säurestabil

40.026	40.3.2	Fragentyp A

Orale Verabreichung von Penicillin G hat folgenden Hauptnachteil gegenüber parenteraler Gabe:

A. Veränderung der natürlichen Darmflora

B. Erhöhte Gefahr der Allergisierung

C. Geringere Penicillinasefestigkeit

D. Geringere Wirksamkeit wegen Säurelabilität

E. Irritation der Magenschleimhaut

40.027

Wodurch ist die kurze biologische Halbwertszeit von
Penicillin G bedingt?

A. Spaltung der Peptidbindung

B. Hydrolysierung des Lactamringes

C. Bindung an Gewebsproteine

D. Sekretion in den Nierentubuli

E. Ausscheidung mit der Galle

40.028

Wodurch kann dieser Mechanismus gehemmt werden?

A. Kombination mit Procain

B. Kombination mit Probenicid

C. Kombination mit Gentamycin

D. Halbsynthetische Abänderung des Penicillinmoleküls

E. Verabreichung des Ca^{2+}-Salzes anstelle des K^+-Salzes

Durch Kombination von Procain mit Penicillin wird

A. die Gallensekretion von Penicillin G gehemmt

B. die Resorption von Penicillin G am Injektionsort
   verzögert

C. die Konjugation von Penicillin G in der Leber
   kompetitiv gehemmt

D. die Penicillinase gehemmt

E. die Nierenausscheidung von Penicillin gehemmt

40.030   40.3.3   Fragentyp A

Penicillin G wird im Körper

A. im Fettgewebe gespeichert

B. unverändert renal ausgeschieden

C. in der Leber mit Glucuronsäure konjugiert

D. durch Monooxygenasen oxidiert

E. zu 6-Aminopenicillansäure gespalten

40.031   40.3.3   Fragentyp C

Penicillin G erreicht nach oraler Gabe keine genügend
hohe Plasmakonzentration,

weil

Penicillin G durch Penicillinase hydrolysiert wird.

40.032   40.3.3   Fragentyp A

Gibt man gleichzeitig mit Penicillin oder Cephalosporin
Probenicid, wird

A. die minimale Hemmkonzentration der Lactam-Antibiotica
    erniedrigt

B. die Ausscheidung der Lactam-Antibiotica durch die
    Niere verzögert

C. die Spaltung der Lactam-Antibiotica in der Leber
    gehemmt

D. allergische Reaktionen auf Lactam-Antibiotica ver-
    mindert

E. das Wirkungsspektrum der Lactam-Antibiotica er-
    weitert

40.033   40.3.3   Fragentyp A

Die Depotwirkung von Benzathinpenicillin kommt zustande durch

A. langsame Ausscheidung durch die Nieren

B. Bindung an Plasmaeiweiß

C. langsame Biotransformation

D. langsame Resorption vom Injektionsort

E. Speicherung im Fettgewebe

40.034
40.035
40.036   40.3.3   Fragentyp E

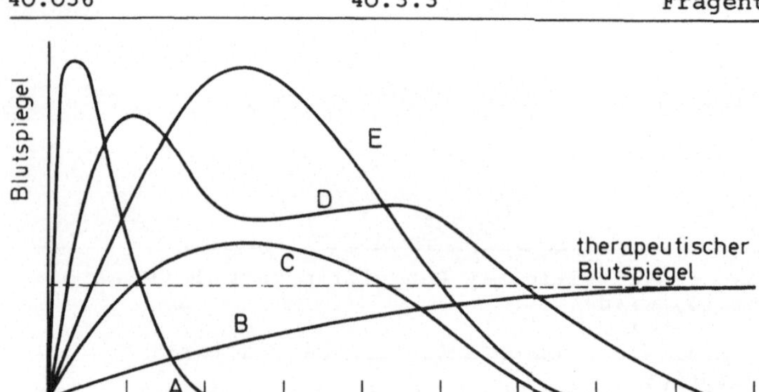

Ordnen Sie bitte den unten angegebenen Penicillinen die entsprechende Blutspiegelkurve zu, die nach einmaliger Gabe des Präparats mit jeweils der gleichen Dosis erzielt wird:

40.034 Benzathinpenicillin

40.035 Penicillin G

40.036 Procainpenicillin

40.037   40.3.3   Fragentyp A

Welcher der angegebenen Mechanismen bedingt den Depot-
Effekt des Procain-Penicillin?

A. Bindung an Plasmaproteine

B. Verminderte tubuläre Sekretion

C. Entero-hepatischer Kreislauf

D. Vasoconstriction im Bereich des Depots

E. Ein hier nicht genannter Mechanismus

40.038   40.3.4   Fragentyp A

Welches von den folgenden Penicillinen ist säurestabil
und Penicillinase-resistent?

A. Propicillin

B. Ampicillin

C. Meticillin

D. Benzylpenicillin

E. Dicloxacillin

40.039   40.3.5   Fragentyp A

Ampicillin

A. wird in der Leber acetyliert

B. wird nach oraler Gabe nicht resorbiert

C. wird durch die bakterielle Penicillinase gespalten

D. erreicht in Gehirn und Liquor höhere Konzentrationen
   als im Plasma

E. wird vornehmlich durch die Galle ausgeschieden

40.040   40.3.5   Fragentyp A

Welche Aussage trifft für Azlocillin <u>nicht</u> zu?
Azlocillin

A. muß parenteral gegeben werden weil es säurelabil ist

B. gelangt in antibakteriell wirksamen Konzentrationen
   in den Urin

C. wird durch bakterielle Penicillinase inaktiviert

D. ist gegenüber grampositiven Erregern 4-8mal wirksamer
   als Penicillin G

E. hat ein breiteres Wirkungsspektrum als Penicillin G

40.041   40.3.5   Fragentyp D

Ampicillin

1) besitzt gegenüber gramnegativen Keimen eine chemo-
   therapeutische Wirkung

2) ist ein Depotpenicillin

3) ist penicillinaseresistent

4) ist säurestabil

Wählen Sie bitte die zutreffende Aussagenkombination.

A. Nur 1 und 2 sind richtig

B. Nur 1, 2 und 3 sind richtig

C. Nur 1 und 4 sind richtig

D. Nur 1, 3 und 4 sind richtig

E. Nur 2, 3 und 4 sind richtig

40.042   40.3.6   Fragentyp C

Ein anaphylaktischer Schock nach Penicillin G kann durch
intravenöse Injektion von Penicillinase kupiert werden,

<u>weil</u>

Penicillinase den ß-Lactamring des Penicillin G spaltet.

40.043   40.3.6   Fragentyp A

Penicilline

A. können schon bei der ersten Gabe allergische
   Reaktionen zeigen

B. zeigen keine allergischen Reaktionen

C. zeigen nur nach mehrmaliger Gabe allergische
   Reaktionen

D. Bei der durch Penicillin ausgelösten allergischen
   Reaktion kommt es nicht zum anaphylaktischen Schock.

E. Die typische allergische Reaktion auf Penicillin ist
   die "Serumkrankheit".

40.044   40.4.1   Fragentyp C

Cefoxitin kann Penicillin G bei Bakterienresistenz nicht
ersetzen,

weil

Cefoxitin nicht Penicillinase-resistent ist.

40.045   40.4.1   Fragentyp A

Welche Antibioticagruppe steht bezüglich seiner Eigenschaften dem Penicillin am nächsten?

A. Tetracycline

B. Aminoglykoside

C. Makrolide

D. Cephalosporine

E. Sulfonamide

40.046 40.4.1 Fragentyp A

Der Wirkungsmechanismus der Cephalosporine ist ähnlich
dem der

A. Sulfonamide

B. Penicilline

C. Tetracycline

D. Aminoglykoside

E. Cephalosporine haben einen Wirkungsmechanismus
   unterschiedlich von anderen Antibiotica.

40.047 40.4.3 Fragentyp A

Oral wirksam ist folgendes Cephalosporin:

A. Cefoxitin

B. Cefaclor

C. Cefotaxim

D. Cephalosporin C

E. Es gibt kein oral wirksames Cephalosporin.

40.048 40.5 Fragentyp D

Tetracycline sind gegen folgende Erreger wirksam:

1) Bakterien

2) Rickettsien

3) Pilze

4) Amöben

5) Trypanosomen

Wählen Sie bitte die zutreffende Aussagenkombination.

A. Nur 1, 2 und 3 sind richtig

B. Nur 1, 2 und 4 sind richtig

C. Nur 1, 3 und 4 sind richtig

D. Nur 1, 3 und 5 sind richtig

E. Nur 1, 4 und 5 sind richtig

40.049   40.5.1   Fragentyp A

Tetracycline sind gegen folgende Erreger wirksam, _außer_

A. Bakterien

B. Rickettsien

C. Pilze

D. Amöben

E. Mykoplasmen

40.050   40.6   Fragentyp A

Welches der folgenden Antibiotica kann Hörstörungen
oder Gleichgewichtsstörungen hervorrufen?

A. Tetracyline

B. Erythromycin

C. Gentamycin

D. Rifampicin

E. Bacitracin

40.051   40.6.3   Fragentyp C

Streptomycin erscheint nach oraler Gabe nicht in wirksamer Menge in der Blutbahn,

weil

Streptomycin von der Magen-Darm-Schleimhaut nicht resorbiert wird.

40.052   40.6.3   Fragentyp C

Streptomycin ist oral nicht wirksam,

weil

Streptomycin im Verdauungstrakt zerstört wird.

40.053   40.6.4   Fragentyp A

Aminoglykoside

A. sind neurotoxisch

B. werden vom Magen-Darm-Trakt schlecht resorbiert

C. entwickeln rasch Resistenz

D. werden durch die Milch ausgeschieden

E. Alle Antworten sind richtig.

40.054   40.5
                40.7   Fragentyp A

Tetracycline und Chloramphenicol haben folgende hauptsächliche Nebenwirkungen gemeinsam:

A. Magen-Darm-Störungen

B. Photosensibilisierung

C. Knochenmarkschädigungen

D. Schädigungen am Neugeborenen

E. Coagulations-Verzögerung

40.055   40.7.2   Fragentyp C

Ein therapeutischer Blutspiegel von Chloramphenicol ist
sicherer durch rectale Anwendung zu erreichen,

weil

Chloramphenicol nach oraler Gabe in der Leber schnell
inaktiviert wird.

40.056   40.8   Fragentyp A

Makrolide sind makrocyclische Lactone. Zu ihnen zählt
das Antibioticum

A. Cycloserin

B. Polymyxin

C. Ethambutol

D. Erythromycin

E. Kanamycin

40.057   40.5.1
                       40.8.1   Fragentyp D

Welche der folgenden Antibiotica sind bei Mykoplasmen-infektion wirksam?

1) Penicilline

2) Cephalosporine

3) Sulfonamide

4) Tetrazykline

5) Erythromycine

Wählen Sie bitte die zutreffende Aussagenkombination.

A. Nur 1, 2 und 3 sind richtig

B. Nur 4 und 5 sind richtig

C. Nur 2, 4 und 5 sind richtig

D. Nur 1 und 3 sind richtig

E. Alle Aussagen sind richtig

40.058   40.9   Fragentyp A

Welches der folgenden Peptidantibiotica ist nach oraler Gabe systemisch wirksam?

A. Bacitracin

B. Thyrothricin

C. Polymyxin

D. Erythromycin

E. Keines der angegebenen Peptidantibiotica ist nach oraler Gabe systemisch wirksam.

40.059   40.10.1   Fragentyp C

In Bakterien hemmen Sulfonamide den Einbau von p-Aminobenzoesäure in Folsäure, menschliche Zellen werden aber
nicht geschädigt,

weil

Folsäure für den Menschen ein Vitamin ist.

40.060   40.10   Fragentyp A

Derivate des Sulfanilamids befinden sich unter folgenden
Arzneimitteln:

1) Diuretica

2) Antidiabetica

3) Antihypertonica

4) Antigichtmittel

5) Antiepileptica

Wählen Sie bitte die zutreffende Aussagenkombination.

A. Nur 1 und 2 sind richtig

B. Nur 1, 2 und 3 sind richtig

C. Nur 2, 3 und 4 sind richtig

D. Nur 1, 2 und 4 sind richtig

E. Alle Aussagen sind richtig

40.061   40.10   Fragentyp A

Sulfonamide schädigen bestimmte Bakterien stärker als
den menschlichen Organismus, weil

A. die Zellen des menschlichen Organismus nicht so
   schnell wachsen wie Bakterien

B. Sulfonamide im Blut an die Plasmaproteine gebunden
   werden und daher nicht in die Zelle gelangen

C. Sulfonamide die Folsäuresynthese in menschlichen
   Zellen nicht zu hemmen vermögen

D. in menschlichen Zellen keine Folsäure synthetisiert
   wird

E. menschliche Zellen keine Kapsel haben und daher ein
   gestörter Einbau der Acetylmuraminsäure sich hier
   nicht schädlich auswirkt

40.062	40.10.2	Fragentyp C

Durch Acetylierung werden Sulfonamide unlöslicher.
Acetylierte Sulfonamide eignen sich deshalb gut zur
Behandlung von Darminfektionen,

<u>weil</u>

ungelöste Substanzen vom Magen-Darm-Trakt nicht resorbiert werden.

40.063	40.10.2	Fragentyp A

Sulfonamide können in den Harnkanälchen auskristal-
lisieren. Dies geschieht am ehesten bei

A. saurem pH des Harns

B. Langzeitsulfonamiden

C. gleichzeitiger Gabe mehrerer Sulfonamide

D. Entwicklung allergischer Reaktionen

E. gleichzeitiger Gabe von Saluretica

40.064
40.065
40.066   40.10.2   Fragentyp B

Ordnen Sie jedem der aufgeführten Chemotherapeutica
der Liste 1 die entsprechende Begriffsbestimmung der
Liste 2 zu.

      <u>Liste 1</u>   <u>Liste 2</u>

40.064 Sulfamethoxydiazin   A. Kurzzeitsulfonamid

40.065 Sulfisomidin   B. Langzeitsulfonamid

40.066 Sulfaguanidin   C. Schwer resorbierbares
                           Sulfonamid

                        D. Lokaltherapeuticum, nur
                           äußerlich

                        E. Harnweg-Desinfizienz

40.067   40.10.2   Fragentyp A

Die Wirkung von Langzeitsulfonamiden beruht auf folgendem Mechanismen:

A. Speicherung am Zellprotein und verminderte Sekretion
   im Nephron

B. Plasmaeiweißbindung und verminderte Sekretion im
   Nephron

C. Plasmaeiweißbindung und verstärkte Rückresorption im
   Nephron

D. Speicherung am Zellprotein und verstärkte Rückresorption im Nephron

E. Verminderte Sekretion und verstärkte Rückresorption
   im Nephron

40.068   40.10.3   Fragentyp A

Trimethoprim hemmt im Stoffwechsel der Bakterien die

A. Dihydrofolsäurereduktase

B. Zellatmung

C. Folsäuresynthese

D. Mucopeptidsynthese

E. Mureinsynthese

40.069   40.11   Fragentyp A

Von den folgenden Chemotherapeutica ist zur Behandlung
einer Infektion der Harnwege ungeeignet:

A. Sulfmethoxazol

B. Trimethoprim

C. Gentamycin

D. Nitrofurantoin

E. Nystatin

40.070   40.11.2   Fragentyp C

Nitrofurantoin ist in den ableitenden Harnwegen antibakteriell wirksam, obwohl es keine antibakterielle
Wirkung im übrigen Organismus hat,

<u>weil</u>

diese Verbindung erst durch den sauren pH des Harns in
die antibakteriell wirksame Form übergeführt wird.

40.071   40.12   Fragentyp A

Welches der folgenden Antimykotica ist ein Breitspektrum-
antimykoticum?

A. Nystatin

B. Clotrimazol

C. Griseofulvin

D. Flucytosin

E. Thiabendazol

40.072 40.12 Fragentyp D

Amphotericin B ist gegen folgende Erreger wirksam:

1) Trypanosomen

2) Leishmaniosen

3) Mykosen

4) Trichomonas

Wählen Sie bitte die zutreffende Aussagenkombination.

A. Nur 1 und 2 sind richtig

B. Nur 2 und 3 sind richtig

C. Nur 3 und 4 sind richtig

D. Nur 1 und 3 sind richtig

E. Nur 2 und 4 sind richtig

40.073-40.079 40.6 40.5
40.12 40.10
40.3 Fragentyp B

Ordnen Sie bitte die Mechanismen der Liste 2 den Antibiotica der Liste 1 zu.

Liste 1	Liste 2
40.073 Streptomycin	A. hemmt Protein-Synthese
40.074 Bacitracin	B. blockiert DNA-Synthese
40.075 Nystatin	C. blockiert Zellwand-Synthese
40.076 Actinomycin	
40.077 Penicillin	D. bindet sich an Membransterine
40.078 Tetracyclin	E. hemmt die Folsäuresynthese
40.079 Trimethoprim	

40.080 40.12.1 Fragentyp D

Welche der folgenden Antibiotica sind gegen Candida albicans wirksam?

1) Clotrimazol

2) Nystatin

3) Natamycin

4) Griseofulvin

Wählen Sie bitte die zutreffende Aussagenkombination.

A. Nur 1, 2 und 3 sind richtig

B. Nur 1 und 3 sind richtig

C. Nur 2 und 4 sind richtig

D. Nur 4 ist richtig

E. Alle Aussagen sind richtig

40.081   40.12.1   Fragentyp A
____

Welches der folgenden Pharmaka wirkt bei oraler Gabe
gegen bestimmte Pilzerkrankungen der Haut?

A. Bacitracin

B. Amphotericin B

C. Niclosamid

D. Nystatin

E. Griseofulvin

40.082   40.12.1   Fragentyp A
____

Welches der folgenden Mittel ist zur Behandlung von
systemischen Mykosen geeignet?

A. Griseofulvin

B. Gentamycin

C. Amphotericin

D. Nystatin

E. Chlorambucil

40.083	40.13	Fragentyp A

Welches der folgenden Antibiotica wird <u>nicht</u> als
Tuberculostaticum verwendet?

A. Isoniacid

B. p-Aminosalicylsäure

C. Ethambutol

D. Erythromycin

E. Rifampicin

40.084	40.13	Fragentyp D

Welche der folgenden Antibiotica werden als Tuber-
culostatica verwendet?

1) Isoniacid

2) p-Aminosalicylsäure

3) Ethambutol

4) Erythromycin

5) Rifampicin

Wählen Sie bitte die zutreffende Aussagenkombination.

A. Nur 1, 2 und 3 sind richtig

B. Nur 1, 2 und 4 sind richtig

C. Nur 2, 4 und 5 sind richtig

D. Nur 1, 2, 3 und 5 sind richtig

E. Alle Aussagen sind richtig

40.085	40.6 40.7 40.10 40.13	Fragentyp D

Antibiotica, die hauptsächlich durch N-Acetylierung
metabolisiert werden, sind

1) Streptomycin

2) Isoniacid

3) Chloramphenicol

4) Sulfadiazin

Wählen Sie bitte die zutreffende Aussagenkombination.

A. Nur 1, 2 und 3 sind richtig

B. Nur 1 und 3 sind richtig

C. Nur 2 und 4 sind richtig

D. Nur 4 ist richtig

E. Alle Aussagen sind richtig

40.086   40.13.1   Fragentyp A

Nach einer längeren Anwendung von Isoniacid tritt welche
Nebenwirkung am häufigsten auf?

A. Anaphylaktischer Schock

B. Taubheit

C. Periphere Polyneuropathie

D. Leukopenie

E. Epileptiforme Krämpfe

40.087   40.13.5   Fragentyp A

Mit welcher der genannten Nebenwirkungen braucht man
bei der Therapie der Tuberkulose mit p-Aminosalicylsäure nicht zu rechnen?

A. Allergie

B. Senkung des Prothrombinspiegels

C. Ototoxische Reaktionen

D. Gastrointestinale Störung

E. Hemmung der Schilddrüsenfunktion

40.088   40.14   Fragentyp D

Geeignete Mittel gegen Bandwurmbefall sind:

1) Melarsaprol

2) Niclosamid

3) Piperazin

4) Cestodin

5) Pyrviniumpamoat

Wählen Sie bitte die zutreffende Aussagenkombination.

A. Nur 1 und 3 sind richtig

B. Nur 2 und 5 sind richtig

C. Nur 3 und 5 sind richtig

D. Nur 2 und 4 sind richtig

E. Nur 1 und 4 sind richtig

40.089 40.092
40.090 40.093
40.091   40.14   Fragentyp B

Ordnen Sie bitte den Parasiten der Liste 1 die entsprechenden Mittel der Wahl der Liste 2 zu.

     Liste 1   Liste 2

40.089 Rundwürmer   A. Bephenium

40.090 Hakenwürmer   B. Diäthylcarbamazin

40.091 Bandwürmer   C. Niclosamid

40.092 Trichinenlarven   D. Piperazin

40.093 Filarien   E. Thiabendazol

40.094   40.14.2   Fragentyp C

Piperazin ist anderen Mitteln gegen Bandwürmer überlegen,

weil

Piperazin nicht aus dem Darm resorbiert wird.

40.095   40.15   Fragentyp D

Bei welchen Indikationen wird Chloroquin mit Erfolg
angewandt?

1) Candidiasis

2) Malaria

3) Amöbiasis

4) Chronische rheumatische Arthritis

5) Toxoplasmose

Wählen Sie bitte die zutreffende Aussagenkombination.

A. Nur 1, 2 und 3 sind richtig

B. Nur 2, 3 und 4 sind richtig

C. Nur 3, 4 und 5 sind richtig

D. Nur 1, 3 und 5 sind richtig

E. Nur 1, 4 und 5 sind richtig

40.096 40.099
40.097
40.098   40.15.2   Fragentyp B

Bitte wählen Sie aus Liste 2 dasjenige Arzneimittel aus,
das die entsprechende Form des Malariaplasmodiums in
Liste 1 angreift.

Liste 1	Liste 2
40.096 Sporozoit	A. Chiniofonum
40.097 Exoerythrocytäre Schizonten	B. Primaquin
	C. Suramin
40.098 Intraerythrocytäre Schizonten	D. Chloroquin
40.099 Gametocyten	E. Keines der genannten Mittel

40.100
40.101
40.102   40.16   Fragentyp B

Ordnen Sie bitte das entsprechende Mittel der Liste 2
den Eigenschaften in Liste 1 zu.

Liste 1	Liste 2

40.100 Sehr gute antivirale Wirkung mit sehr engem Spektrum und langer Dauer

40.101 Gute antivirale Wirkung mit breitem Spektrum und kurzer Dauer

40.102 Relativ geringe antivirale Wirkung mit engem Spektrum und sehr kurzer Dauer

A. Antikörper

B. Carbazon

C. Idoxuridin

D. Interferon

E. Metronidazol

40.103   40.16   Fragentyp D

Welche Aussage trifft für Interferon zu?

1) Es wirkt unspezifisch gegen zahlreiche Virusarten

2) Es hemmt intracellulär die Virussynthese

3) Es ist cellulärer Herkunft

4) Es wird von fast allen Viren induziert

Wählen Sie bitte die zutreffende Aussagenkombination.

A. Nur 1, 2 und 3 sind richtig

B. Nur 1 und 3 sind richtig

C. Nur 2 und 4 sind richtig

D. Nur 4 ist richtig

E. Alle Aussagen sind richtig

40.104   40.16   Fragentyp A

Auf welchem der folgenden Mechanismen beruht die Wirkung
von Idoxuridin?

A. Hemmung der Adsorption und Penetration des Virus in
   die Wirtszelle

B. Hemmung der viralen Nucleinsäuresynthese

C. Hemmung der Translation des Virus-RNA

D. Hemmung der Reifung des Virus

E. Stimulierung der Immunabwehr

40.105   40.16   Fragentyp A

Amantadin ist gegen Grippevirus A_2 erfolgreich, weil es

A. die Produktion von Interferon induziert

B. die Verwertung von Thymidin hemmt

C. an der Zellmembran das Eindringen des Virus
   verhindert

D. die für die Viren wichtige Proteinsynthese hemmt

E. die RNA-Synthese durch Hemmung der RNA-Polymerase
   beeinträchtigt

40.106 40.109		40.6
40.107 40.110		40.3
40.108		40.10
		40.13
		40.16

Fragentyp E

40.106

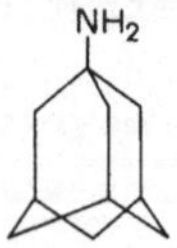

40.107

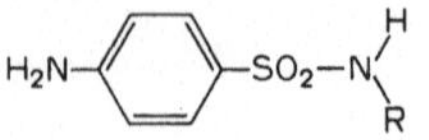

40.108

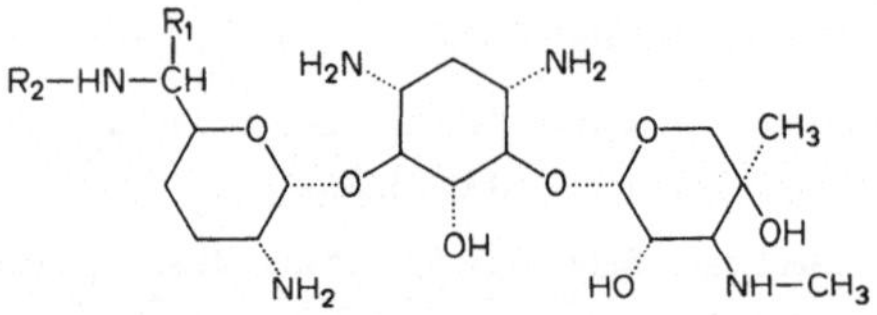

40.109

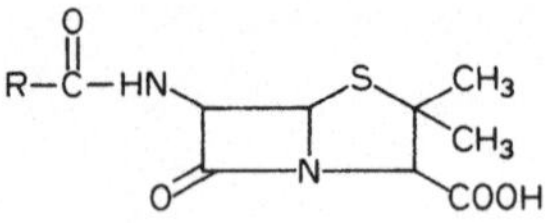

40.110

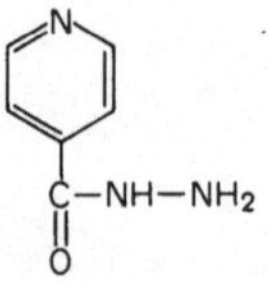

Ordnen Sie bitte den obigen Formeln die entsprechenden unten angegebenen Antibiotica zu.

A. Amantadin

B. Isoniacid

C. Gentamycin

D. Penicillin

E. Sulfonamid

40.111   40.17   Fragentyp A

Welches der aufgeführten Schwermetallsalze sollten Sie
nicht als Desinfektionsmittel verwenden?

A. Silbernitratlösung (1 %)

B. Protein-Silber-Verbindung

C. Merbromin

D. Sublimat

E. Phenylmercuriborat

40.112   40.17   Fragentyp A

Chlorgas ist aus den folgenden Gründen zur Desinfektion
von Trinkwasser geeignet, außer

A. geringe Konzentrationen sind voll wirksam

B. die Dosierung ist einfach

C. geringe Kosten entstehen

D. die dissoziierte unterchlorige Säure ist stark
   bactericid

E. die unterchlorige Säure zerfällt langsam in Salzsäure und naszierenden Sauerstoff, der keimtötend
   wirkt

40.113   40.17   Fragentyp A

Welche der angegebenen Antworten trifft für Ampholyt-
seifen nicht zu?

A. Seifen inaktivieren sie nicht

B. Gute Hautverträglichkeit

C. Geringe Toxicität und gute Reinigungswirkung

D. Durch Eiter, Blut und Eiweiß werden sie nicht
   inaktiviert

E. Sie haben bactericide und fungicide Eigenschaften

40.114   40.17   Fragentyp C

Der Formaldehyd dient hauptsächlich zur Raumdesinfektion
und zur Sterilisation von Sputum etc.,

weil

Formaldehyd durch Reaktion mit freien Aminogruppen Keime
abtötet.

40.115   40.17   Fragentyp C

Phenol ist ein gutes Desinfektionsmittel,

weil

es mit Eiweißen Komplexe bildet, die stabil sind, und
Phenol deshalb kein großes Penetrationsvermögen hat.

40.116   40.17   Fragentyp D

Die bactericide Wirksamkeit der Invertseifen wird herabgesetzt durch folgende Einflüsse und Veränderungen:

1) Seifen (anionische Detergentien)

2) Eiweiß

3) Eiter

4) Serum

Wählen Sie bitte die zutreffende Aussagenkombination.

A. Nur 1 ist richtig

B. Nur 3 und 4 sind richtig

C. Nur 1 und 2 sind richtig

D. Nur 2 und 4 sind richtig

E. Alle Aussagen sind richtig

40.117-40.123   40.17   Fragentyp B

Ordnen Sie den Desinfektionsmitteln der Liste 1 den entsprechenden Wirkungsmechanismus der Liste 2 zu.

Liste 1	Liste 2
40.117 Halogene	A. Denaturierung von Eiweiß
40.118 Detergentien	B. Oxidation
40.119 Glykole	C. Erhöhung der Permeabilität der Zellmembran
40.120 Phenole	
40.121 Schwermetalle	D. Bindung von SH-Gruppen
40.122 Kaliumpermagnat	E. Osmotischer Entzug von Wasser
40.123 Aldehyde	

40.124   40.17   Fragentyp D

Welche der folgenden Wirkungen können bei unsachgemäßer und langandauernder Anwendung von Hexachlorophen auftreten?

1) Krämpfe

2) Hypotonie

3) Pilzbefall

4) Teratogenie

Wählen Sie bitte die zutreffende Aussagenkombination.

A. Nur 1, 2 und 3 sind richtig

B. Nur 1 und 3 sind richtig

C. Nur 2 und 4 sind richtig

D. Nur 4 ist richtig

E. Alle Aussagen sind richtig

Aufgrund intensiver Forschung war es möglich, durch kon-
sequente Abwandlung der 7-Aminocephalosporansäure Antibiotica mit immer breiterem Spectrum zu entwickeln. In
welcher Reihenfolge nimmt die Breite des Spektrums der
Derivate der 7-Aminocephalosporansäure zu?

A. Cephalotin→Cofotaxim→Cefoxitin

B. Cephalotin→Cefoxitin→Cefotaxim

C. Cefoxitin→Cephalotin→Cefotaxim

D. Cefoxitin→Cefotaxim→Cephalotin

E. Cefotaxim→Cefoxitin→Cephalotin

41. Cytostatica

Welche der folgenden Nebenwirkungen sind allen Cytotoxika gemeinsam?

1) Magen-Darm-Beschwerden

2) Granulocytopenie

3) Kardiotoxicität

4) Haarausfall

5) Teratogenität

Wählen Sie bitte die zutreffende Aussagenkombination.

A. Nur 1, 3 und 4 sind richtig

B. Nur 2, 3 und 4 sind richtig

C. Nur 2, 3 und 5 sind richtig

D. Nur 1, 2, 4 und 5 sind richtig

E. Alle Aussagen sind richtig

41.002   41.1   Fragentyp D

Cytostatica sind

1) Immunsuppressiva

2) cancerogene Substanzen

3) immunologische Adjuvantien

4) antivirale Substanzen

5) gegen Pilzinfektionen wirksame Substanzen

Wählen Sie bitte die zutreffende Aussagenkombination.

A. Nur 1 und 2 sind richtig

B. Nur 1 und 3 sind richtig

C. Nur 2 und 4 sind richtig

D. Nur 1, 2 und 5 sind richtig

E. Nur 2, 3 und 4 sind richtig

41.003
41.004   40.2
41.005   41.2   Fragentyp B

Ordnen Sie bitte den Wirkungen der Liste 1 die entsprechenden Arzneimittel der Liste 2 zu.

<u>Liste 1</u>   <u>Liste 2</u>

41.003 Ein kompetitiver   A. Azathioprin
       Hemmer der Zell-
       wandsynthese   B. Allopurinol

                                 C. Benzylpenicillin
41.004 Ein Polypeptid-Anti-
       bioticum, das nephro-   D. Polymixin B
       toxisch ist
                                 E. Keines der ange-
41.005 Ein Antimetabolit des   gebenen Mittel
       Purinstoffwechsels,
       der zur Unterdrückung
       der Allograft-Ab-
       stoßung benützt wird

                          41.4
41.006   41.5   Fragentyp D

Zu welchen der folgenden Stoffgruppen zählen cytostatisch
wirksame Arzneimittel?

1) Purin-Antagonisten

2) Gammaaminobuttersäure-Antagonisten

3) p-Aminobenzoesäure-Antagonisten

4) Pyridoxin-Antagonisten

5) Folsäure-Antagonisten

Wählen Sie bitte die zutreffende Aussagenkombination.

A. Nur 1, 3 und 5 sind richtig

B. Nur 1 und 5 sind richtig

C. Nur 2, 3 und 4 sind richtig

D. Nur 2 und 4 sind richtig

E. Alle Aussagen sind richtig

41.007
41.008   41.2   Fragentyp F
____

41.007

Welches der folgenden Cytotoxika wird erst nach Resorption in die aktive Form umgewandelt?

A. Methotrexat

B. 6-Mercaptopurin

C. Cyclophosphamid

D. Cytarabin

E. Daunorubicin

41.008

Durch welchen Wirkungsmechanismus wirkt dieser Stoff cytotoxisch?

A. Purinantagonismus

B. Folsäurenantagonismus

C. Pyrimidinantagonismus

D. Hemmung der Transkription durch Komplexbindung an DNA

E. Alkylierung von DNA-Basen

<table>
<tr><td></td><td>41.3</td><td></td></tr>
<tr><td></td><td>41.7</td><td></td></tr>
<tr><td>41.009-41.014</td><td>41.8</td><td>Fragentyp B</td></tr>
</table>

Ordnen Sie bitte den Tumorhemmstoffen in Liste 1 die
entsprechenden Wirkungsmechanismen in Liste 2 zu.

Liste 1	Liste 2
41.009 Cyclophosphamid	A. Antimetabolit
41.010 Cytarabin	B. Alkylierung
41.011 Dactinomycin	C. Mitosehemmung
41.012 Methotrexat	D. Interkalierung
41.013 Daunorubicin	E. Kein Tumorhemmstoff
41.014 Vincristin	

41.015   41.3.2   Fragentyp D

Alkylierende Cytostatica können ihre Wirkung im Zellkern entfalten

1) über eine Purin-Freisetzung und damit eine
   Labilisierung der DNA-Kette

2) über eine Vernetzung von DNA-Ketten

3) durch Verknüpfung von unnatürlichen Basenpaaren in
   der DNA

4) über eine einfach Alkylierung und damit Quarternisie-
   rung von Purinbasen

5) durch Ringspaltung von Purinbasen

Wählen Sie bitte die zutreffende Aussagenkombination.

A. Nur 1, 3 und 5 sind richtig

B. Nur 1 und 5 sind richtig

C. Nur 2, 3 und 4 sind richtig

D. Nur 2 und 4 sind richtig

E. Alle Aussagen sind richtig

41.016 41.4 Fragentyp D

Folsäureantagonisten

1) neutralisieren die Folsäure dadurch, daß sie mit ihr eine chemische Bindung eingehen

2) gehen eine feste Bindung mit der Dihydrofolatreductase ein

3) sind durch ein Überangebot an Folsäure aus ihrer Bindung zu verdrängen

4) haben sich vor allem bei der Behandlung von akuten Leukämien im Kindesalter bewährt

Wählen Sie bitte die zutreffende Aussagenkombination.

A. Nur 1 und 2 sind richtig

B. Nur 1 und 3 sind richtig

C. Nur 2 und 3 sind richtig

D. Nur 2 und 4 sind richtig

E. Nur 1 und 4 sind richtig

41.017 41.4.2 Fragentyp A

Methotrexat

A. hemmt die tumorspezifische Proteinsynthese

B. wird als "falscher Baustein" in die Tumor-DNA eingebaut

C. hemmt die Dihydrofolsäurereduktase der Tumorzellen

D. alkyliert Nucleinsäuren

E. stimuliert die körpereigene Immunabwehr

Durch welche Nebenwirkungen bzw. Eigenschaften ist Vinblastin im Vergleich mit Cyclophosphamid zusätzlich
belastet?

1) Muß i.v. zugeführt werden

2) Neurotoxische Schädigungen

3) Schädigung der Hämopoese

4) Schädigung des Epithels des Magen-Darm-Kanals

Wählen Sie bitte die zutreffende Aussagenkombination.

A. Nur 1 und 2 sind richtig

B. Nur 1 und 3 sind richtig

C. Nur 1 und 4 sind richtig

D. Nur 2 und 3 sind richtig

E. Nur 2 und 4 sind richtig

42. Chemische Carcinogenese

42.001   42.1   Fragentyp C

Der Genuß von durch Schimmelpilze verdorbenen Lebens-
mitteln (z.B. Brot) verursacht keine akuten Intoxikatio-
nen, kann aber zu malignen Tumoren führen,

<u>weil</u>

von diesen Schimmelpilzen carcinogene Substanzen wie
Aflatoxin oder Luteoskyrin in das verdorbene Lebens-
mittel abgegeben werden.

42.002   42.1   Fragentyp A

Der carcinogene Metabolit von Benzpyren ist ein

A. Methylkation

B. Äthylenimin

C. Epoxid

D. Alkylsulfonsäureester

E. Haloäther

42.003   42.1   Fragentyp D

Zu den erwiesenen krebserzeugenden Stoffen gehören

1) 3,4-Benzpyren

2) 2-Fluorenylacetamid

3) Dimethylnitrosamin

4) Stickstofflost

5) Aflatoxin

Wählen Sie bitte die zutreffende Aussagenkombination.

A. Nur 1, 2, 3 und 4 sind richtig

B. Nur 2, 3, 4 und 5 sind richtig

C. Nur 1, 2 und 3 sind richtig

D. Nur 1, 3 und 5 sind richtig

E. Alle Aussagen sind richtig

42.004   42.2   Fragentyp C

Metaboliten, die im Körper aus bestimmten Stoffen entstehen, sind cancerogen,

weil

diese Metaboliten elektrophil sind und mit nucleophilen
Positionen körpereigener Stoffe reagieren.

43. Wichtige Gifte und Vergiftungen

Nach der Berufskrankheiten-Verordnung (BK-VO) sind be-
rufliche, meist chronisch verlaufende Vergiftungen den
Unfällen gleichgestellt und meldepflichtig. Wieviele
durch chemische Stoffe verursachte entschädigungs-
pflichtige Erkrankungen werden in der BK-VO von 1968
angeführt?

A. Keine, da berufsbedingte Vergiftungen seit der Einführung von Sicherheitsvorschriften nicht mehr vorkommen

B. Die Liste in der BK-VO enthält ca. 10 - 20, durch
   chemische Stoffe verursachte, meldepflichtige Erkrankungen

C. Die Liste in der BK-VO enthält 20 - 35, durch chemische Stoffe verursachte, meldepflichtige Erkrankungen

D. Die Liste enthält 35 - 50, durch chemische Stoffe
   verursachte, meldepflichtige Erkrankungen

E. Die BK-VO enthält lediglich allgemeine Hinweise zur
   Erkennung von Berufskrankheiten, die durch chemische
   Stoffe verursacht werden können

43.002   43   Fragentyp D

Bei welchen der folgenden Substanzen tritt im Organismus
eine "Giftung" auf?

1) Parathion

2) Cyanid

3) Methanol

4) Kohlenmonoxid

5) Benzol

Wählen Sie bitte die zutreffende Aussagenkombination.

A. Nur 1, 2 und 3 sind richtig

B. Nur 2, 4 und 5 sind richtig

C. Nur 3, 4 und 5 sind richtig

D. Nur 1, 3 und 5 sind richtig

E. Alle Aussagen sind richtig

43.003   43   Fragentyp D

Ein Stoff, der durch seine Einwirkung auf den menschlichen Körper eine toxische Wirkung zeigt, ist ein Gift.
Für Gifte gilt:

1) Gifte gehören zu bestimmten Substanzgruppen

2) Gifte sind auch bei der geringsten möglichen Menge
   toxisch

3) jeder Stoff ist in entsprechender Menge ein Gift

4) die Stärke der Giftwirkung ist speziesabhängig

5) Gifte sind chemisch sehr reaktionsfähige Substanzen

Wählen Sie bitte die zutreffende Aussagenkombination.

A. Nur 1, 2 und 4 sind richtig

B. Nur 1, 3 und 5 sind richtig

C. Nur 2 und 5 sind richtig

D. Nur 3 und 4 sind richtig

E. Alle Aussagen sind richtig

43.004   43.1   Fragentyp A

Welches ist die häufigste Vergiftungsursache bei
Patienten, die zur Entgiftung in die Klinik einge-
wiesen werden?

A. Versehentliche Giftaufnahme

B. Gewerbliche Vergiftung

C. Giftaufnahme in suicidaler Absicht

D. Drogenabhängigkeit

E. Vergiftung durch vorsätzliche Fremdeinbringung
   des Giftes

43.005   43.1   Fragentyp A

Was bezeichnet man als MAK-Wert (Maximale Arbeitsplatz-
Konzentration)?

A. Mittelwert aller im Laufe eines Tages am Arbeitsplatz gemessenen Konzentrationen eines Wirkstoffes
   bzw. einer chemischen Substanz

B. Höchste im Laufe eines Tages gemessene Konzentration
   eines gas-, dampf- oder staubförmigen Arbeits-
   stoffes in der Luft am Arbeitsplatz

C. Konzentration gas-, dampf- oder staubförmiger Stoffe,
   die auch bei langfristiger, in der Regel täglich
   8stündiger Einwirkung, jedoch bei Einhaltung einer
   Wochenarbeitszeit bis zu 45 Std, im allgemeinen die
   Gesundheit des hier Beschäftigten nicht schädigt

D. Mittelwert aller im Laufe eines Tages am Arbeitsplatz gemessenen Konzentrationen

E. Höchste im Laufe eines Tages am Arbeitsplatz gemessene Konzentration aller Werkstoffe bzw.
   Chemikalien

43.006	43.1	Fragentyp A

Was versteht man unter MIK-Werten (Maximale Immission-Konzentration)?

A. Die Konzentration eines luftverunreinigenden
   Stoffes, die bodennah im Freien außerhalb des Emit-
   tenten für Mensch, Tier oder Pflanze bei dauernder
   Einwirkung als unbedenklich anzusehen ist

B. Höchste im Lauf eines Tages auftretende Luft-
   Konzentration eines toxischen Stoffes, der durch
   die Haut aufgenommen werden kann

C. Angabe über das Vermögen einer Substanz, die Haut
   zu durchdringen

D. Angabe zur Charakterisierung der Aufnahmerate
   toxischer Substanzen durch die Haut

E. Höchste Aufnahmerate einer toxischen Substanz durch
   die Haut

43.007	43.1	Fragentyp A

Welches ist die häufigste Art der Tablettenvergiftung,
die wegen einer Intoxikation in klinische Behandlung
kommt?

A. Kreislaufmittel

B. Anabolica

C. Contraceptiva

D. Analgetica

E. Hypnotica

43.008	43.2	Fragentyp D

Bei Vergiftungen richten sich die zu treffenden Maßnahmen jeweils danach, ob sich das Gift auf dem ersten
Giftweg oder auf dem zweiten Giftweg befindet. Welche
der folgenden Maßnahmen der Giftentfernung sind für den
zweiten Giftweg angebracht?

1) Auslösen von Erbrechen

2) Forcierte Diurese

3) Magenspülung

4) Hämodialyse

Wählen Sie bitte die zutreffende Aussagenkombination.

A. Nur 1, 2 und 3 sind richtig

B. Nur 1 und 3 sind richtig

C. Nur 2 und 4 sind richtig

D. Nur 4 ist richtig

E. Alle Aussagen sind richtig

43.009　　　　　　　　43.3　　　　　　　　Fragentyp D

Welche der folgenden Substanzen werden von Schleimhäuten
in systemisch wirksamen Mengen resorbiert?

1) Amphetamin

2) Nicotin

3) Cocain

4) Nitroglycerin

5) Heroin

Wählen Sie bitte die zutreffende Aussagenkombination.

A. Nur 1, 3 und 5 sind richtig

B. Nur 1 und 5 sind richtig

C. Nur 2, 3 und 4 sind richtig

D. Nur 2 und 4 sind richtig

E. Alle Aussagen sind richtig

43.010　　　　　　　　43.3.1　　　　　　　　Fragentyp A

Bei Schlafmittelvergiftungen kommt es meist zu Reflex-
minderung und schlaffer Lähmung der Motorik. Bei welchem
der folgenden Schlafmittel kann es im Gegensatz dazu zu
gesteigerten Reflexen und Krämpfen kommen?

A. Nitrazepam

B. Methaqualon

C. Methyprylon

D. Carbromal

E. Chloralhydrat

43.011
43.012   43.3.1   Fragentyp F
____

Bei einer Vergiftung mit Phenobarbital kann seine Ausscheidung durch die Niere gesteigert werden durch

43.011

A. Probenecid

B. Phenprocumon

C. Ammoniumchlorid

D. Natriumbicarbonat

E. Phenytoin

43.012

Das Mittel wird gegeben weil es

A. den pH-Wert des Urins senkt

B. den pH-Wert des Urins erhöht

C. die Rückresorption von Phenobarbital in den Nierentubuli hemmt

D. Phenobarbital von seiner Plasmaeiweißbindung verdrängt

E. den Abbau in der Leber und damit die Wasserlöslichkeit von Phenobarbital steigert

43.013   43.3.3   Fragentyp C
____

Die Ausscheidung von Salicylsäure durch die Niere wird
durch Natriumbicarbonat erhöht,

weil

Natriumbicarbonat den Harn alkalisiert und dadurch die
tubuläre Rückresorption von Salicylsäure erniedrigt.

43.014   43.3.3   Fragentyp A
____

Welche Nebenwirkungen treten bei Gabe von Salicylaten
nicht auf?

A. Benommenheit und Schwindel

B. Ohrensausen

C. Okkulte Blutungen im Magen-Darm-Trakt

D. Respiratorische Alkalose

E. Thromboembolien

43.015 43.3.4 Fragentyp A

In einer Diskothek kaufte ein Jugendlicher ein Rausch-
mittel, das er sich intravenös injizierte. Danach kam
es bei ihm zu Erregung, Übelkeit, Benommenheit mit
engen Pupillen und flacher Atmung. Um welchen Stoff
könnte es sich dabei gehandelt haben?

A. LSD (Lysersäurediäthylamid)

B. Tetrahydrocannabinol

C. Heroin

D. Marihuana

E. Cocain

43.016 43.3.4 Fragentyp A

Welches Antidot ist bei der Therapie der akuten Morphin-
toxikation wegen seiner fehlenden intrinsischen Aktivität das Mittel der Wahl?

A. Atropin

B. Levallorphan

C. Naloxon

D. Nalorphin

E. Pyridostigmin

43.017 43.020	8.1 43.3.4	
43.018	23.5.2	
43.019	28.4	Fragentyp B

Wählen Sie bitte aus Liste 2 das für die Angaben in
Liste 1 zutreffende Arzneimittel.

<u>Liste 1</u>   <u>Liste 2</u>

43.017 Ein synthetisches Opiat,   A. Cocain
      das Sucht erzeugt, aber
      bei Heroin-Süchtigen zur   B. Methaqualon
      Therapie benützt wird   C. Methadon

43.018 Ein zentralnervöses Stimu-   D. Nalorphin
      lans, das auch als Lokal-
      anaestheticum gebraucht   E. Lidocain
      werden kann

43.019 Ein Nicht-Barbiturat-Seda-
      tivum, das ähnlich einem
      Mittelzeit-Barbiturat wirkt

43.020 Ein Lokalanaestheticum, das
      als Antiarrhythmicum ver-
      wendet wird

43.021	43.3.4	Fragentyp C

Todesfälle bei Morphinvergiftungen beruhen meist auf
Atemlähmung,

<u>weil</u>

Morphin direkt das Atemzentrum hemmt.

43.022	43.3.5	Fragentyp D

Welche der folgenden Symptome sind typisch für eine Vergiftung mit Atropin?

1) Tachykardie

2) Trockene, gerötete Haut

3) Mydriasis

4) Durchfall

5) Erhöhte Temperatur

Wählen Sie bitte die zutreffende Aussagenkombination.

A. Alle Aussagen sind richtig
B. Nur 1, 2, 3 und 4 sind richtig
C. Nur 1, 2 und 5 sind richtig
D. Nur 2, 3 und 4 sind richtig
E. Nur 1, 2, 3 und 5 sind richtig

43.023   43.4.1   Fragentyp A

Viele Giftwirkungen sind Ausdruck der Störung von
Enzymreaktionen. Für welche der als Gift genannten
Stoffe ist die Hemmung SH-haltiger Enzyme typisch?

A. Kohlenmonoxid
B. Reizgase, z.B. Chlor
C. Schwermetalle, z.B. Quecksilber
D. Barbiturate
E. Blausäure

43.024
43.025   43.3.5   Fragentyp F

Bei Anwendung eines Arzneimittels treten Schlafstörungen,
gerötete Haut bei verminderter Schweißsekretion und
Temperaturerhöhung auf.

43.024

Dies sind charakteristische Anzeichen einer Überdosierung
welchen Arzneimittels?

A. Atropin

B. Carbachol

C. Dihydroergotamin

D. Ephedrin

E. Physostigmin

43.025

Das verursachende Arzneimittel ist ein

A. direktes Parasympathomimeticum

B. indirektes Parasympathomimeticum

C. Parasympatholyticum

D. Sympathomimeticum

E. Sympatholyticum

43.026   43.4.2   Fragentyp A

Welche der folgenden Symptome sind für eine chronische
Bleivergiftung typisch?

A. Kopfschmerzen, Tremor, Lockerung der Zähne, Durchfälle

B. Appetitlosigkeit, Schmerzen in den Beinen, Haarausfall,
   Sehstörungen

C. Hyperkeratose, Mellanose, Entzündung der Nasenschleimhaut

D. Darmkoliken, Anämie, Parästhesien, Lähmungen

E. Konvulsionen, Sprachstörungen, Ataxie, Demenz

43.027   43.4.2   Fragentyp D

Tetraäthylblei unterscheidet sich von anorganischen
Bleiverbindungen durch

1) mangelnde Kumulation

2) Aufnahme über die Lunge mit der Atemluft

3) hohe Fettlöslichkeit

4) leichtes Eindringen in das Zentralnervensystem

5) Ablagerung im subepiphysären Knochenbereich

Wählen Sie bitte die zutreffende Aussagenkombination.

A. Nur 1, 3 und 5 sind richtig

B. Nur 1 und 5 sind richtig

C. Nur 2, 3 und 4 sind richtig

D. Nur 2 und 4 sind richtig

E. Alle Aussagen sind richtig

43.028   43.4.2   Fragentyp A

Die Hemmung der Blutbildung (Porphyrinsynthese) bei einer
Bleivergiftung geht charakteristischerweise einher mit

A. erhöhter Kreatininausscheidung

B. erhöhter Ausscheidung von δ-Aminolävulinsäure

C. Proteinurie

D. erhöhter Bilirubinausscheidung

E. erhöhtem Natriumverlust

43.029 43.4.2 Fragentyp A

Blei scheint sich im Körper ähnlich wie Calcium zu verhalten und wird wahrscheinlich als schwerlösliches tertiäres Bleiphosphat ($Pb_3(PO_4)_2$) im Organismus abgelagert. In welchem Organ (Gewebe) finden sich über 90% des gespeicherten Bleis wieder?

A. Fettgewebe

B. Knochen

C. Leberparenchym

D. Lymphknoten

E. Hautgewebe

43.030 43.4.2 Fragentyp A

Blei führt zu einer Hemmung der δ-Aminolävulinsäure-dehydrogenase und greift damit unmittelbar ein in

A. den Fettstoffwechsel

B. die Proteinsynthese

C. den Harnstoffcyclus

D. die Porphyrinsynthese

E. den Glykogenabbau

43.031 43.4.2 Fragentyp A

Ein Anstieg von δ-Aminolävulinsäure und Koproporphyrin III im Urin ist ein Zeichen für eine Vergiftung mit

A. Arsen

B. Blei

C. Eisen

D. Quecksilber

E. Thallium

43.032   43.4.2   Fragentyp A

Die Hemmung der Blutbildung (Porphyrinsynthese) bei
einer Bleivergiftung geht charakteristischerweise einher
mit

A. verminderter Ausscheidung von δ-Aminolävulinsäure

B. verminderter Ausscheidung von Koproporphyrin

C. Methämoglobinbildung

D. Hämolyse

E. erhöhter Ausscheidung von δ-Aminolävulinsäure

43.033   43.4.3   Fragentyp A

Welche der folgenden Symptome kann bei einer Vergiftung
mit anorganischen Quecksilbersalzen zum Tode führen?

A. Atemlähmung

B. Kammerflimmern

C. Anurie

D. Ikterus

E. Reiswasserähnliche Stühle

43.034   43.4.4   Fragentyp A

Welches der folgenden Mittel ist bei Thalliumvergiftung
indiziert?

A. Aurintricarbonsäure

B. Penicillamin

C. Eisen (III)-Hexacyanoferrat (II)

D. Dithiocarb

E. BAL

43.035   43.4.5   Fragentyp D

Dimercaprol (BAL) ist ein Antidot für folgende Vergiftungen:

1) Arsenik

2) Quecksilber

3) Gold

4) Eisen

Wählen Sie bitte die zutreffende Aussagenkombination.

A. Nur 1, 2 und 3 sind richtig

B. Nur 1 und 3 sind richtig

C. Nur 2 und 4 sind richtig

D. Nur 1 und 2 sind richtig

E. Alle Aussagen sind richtig

43.036   43.4.5   Fragentyp A

Das Mittel der Wahl bei akuter Eisenintoxikation ist

A. Dithiocarb

B. D-Penicillamin

C. Deferoxamin

D. Aurintricarbonsäure

E. Eisen (III)-Hexacyanoferrat (II)

43.037   43.4.5   Fragentyp A

Welche der folgenden Substanzen würden Sie bei einer Arsenvergiftung als Antidot benützen?

A. Pentetrazol

B. Dimercaprol (BAL)

C. Naloxon

D. Chlomethiazol

E. Deferoxamin

43.038 43.4.5 Fragentyp A

Natriumcalciumedetat (Na_2Ca-EDTA) wird als Antidot
bei Vergiftungen mit Schwermetallen angewendet. Welcher
Entgiftungsmechanismus wird dabei wirksam?

A. Physikalische Bindung

B. Nicht-kompetitiver Antagonismus

C. Antitoxinwirkung

D. Komplexbildung

E. Kompetitive Hemmung am Erfolgsorgan

43.039 43.4.5 Fragentyp D

Chelatbildner finden in der Behandlung von Schwer-
metallvergiftungen Anwendung, weil

1) Chelatbildner Metalle binden

2) Chelat-Metall-Komplexe wasserlöslich sind

3) Chelatbildner diuretisch wirken

4) die Ablagerung der Metalle im Gewebe beschleunigt wird

5) Chelat-Metall-Komplexe durch die Niere ausgeschieden werden

Wählen Sie bitte die zutreffende Aussagenkombination.

A. Nur 1, 2 und 3 sind richtig

B. Nur 2, 3 und 4 sind richtig

C. Nur 2, 4 und 5 sind richtig

D. Nur 1, 2 und 5 sind richtig

E. Nur 1, 4 und 5 sind richtig

43.040		
43.041		
43.042	43.4.5	Fragentyp B

Ordnen Sie bitte die Antidota der Liste 2 den entsprechenden Vergiftungen der Liste 1 zu.

<u>Liste 1</u>

43.040 Akute Vergiftung mit Pethidin

43.041 Chronische Vergiftung mit Blei

43.042 Akute Vergiftung mit Parathion

<u>Liste 2</u>

A. Berliner Blau

B. Naloxon

C. Calcium EDTA

D. Clomethiazol

E. Atropin

43.043	43.5.1	Fragentyp D

Eine Vergiftung mit Organophosphaten ist gekennzeichnet durch folgende Symptome, <u>außer</u>

A. Abdominalkrämpfe

B. exzessive Bronchialsekretion

C. Durchfälle

D. Tachykardie

E. enge Pupillen

43.044	43.5.1	Fragentyp A

Ein Patient zeigt Miosis, feuchte Haut, Speichel- und Tränenfluß, Diarrhoe, Bradykardie, flache Atmung. Durch welchen der folgenden Stoffe werden diese Symptome verursacht?

A. Tetraäthylblei

B. Morphin

C. Atropin

D. Barbiturate

E. Nitrostigmin

43.045 43.5.1 Fragentyp A

Welche Enzymaktivität wird durch Alkylphosphate gehemmt, wobei diese Hemmung ein wichtiges diagnostisches
Zeichen bei der Feststellung der betreffenden Vergiftung
ist?

A. Cholinesterasen

B. Serum-Glutamat-Pyruvat-Transaminase (SGPT)

C. Serum-Glutamat-Oxalat-Transaminase (SGOT)

D. Lipasen

E. Lactat-Dehydrogenase (LDH)

43.046 43.5.1 Fragentyp C

Bei einer Vergiftung mit Parathion können die muscarin-
artigen Vergiftungserscheinungen durch Atropin ge-
mildert werden,

weil

Atropin die durch Parathion verursachte endogene Acetyl-
cholinvergiftung antagonisiert.

43.047 43.5.1 Fragentyp A

Bei einer akuten Vergiftung mit dem Phosphorsäureester
Parathion ist welches der angeführten Antidote als
Sofortmittel angezeigt?

A. Atropin

B. Natriumthiosulfat

C. Obidoxim

D. Neostigmin

E. BAL

43.048   43.5.1   Fragentyp C

Bei akuter Intoxikation mit Organophosphaten (Phospho-
säureestern) ist im Anfangsstadium der Vergiftung (in
den ersten 12 Std) nach Gabe von Obidoxim die Anwendung
von Atropin überflüssig,

weil

Obidoxim die Acetylcholinesterase im Anfangsstadium
einer Organophosphat-Vergiftung zu reaktivieren vermag.

43.049   43.5.2   Fragentyp A

Welche Schädigung ist für die akute Vergiftung mit den
als Insecticiden verwendeten Carbamaten (Carbaminsäure-
estern) charakteristisch?

A. Hemmung der Cholinesterase

B. Toxische Leberschädigung

C. Toxische Nierenschädigung

D. Capillarschädigung mit Blutungsneigung

E. Hemmung der Alkoholdehydrogenase

43.050   43.5.3   Fragentyp D

DDT

1) ist insecticid durch seine Wirkung auf das Nervensystem

2) ist für Säugetiere toxischer als Hexachlorcyclohexan

3) akkumuliert im Körperfett

4) wird schnell metabolisiert

Wählen Sie bitte die zutreffende Aussagenkombination.

A. Nur 1, 2 und 3 sind richtig

B. Nur 1 und 3 sind richtig

C. Nur 2 und 4 sind richtig

D. Nur 4 ist richtig

E. Alle Aussagen sind richtig

43.051 43.054
43.052 43.055   43.5
43.053   43.6   Fragentyp B

Ordnen Sie bitte den in Liste 1 angeführten Insecticiden
und Herbiciden die entsprechende in Liste 2 genannte
toxikologische Wirkung bei Vergiftungen des Menschen zu

Liste 1	Liste 2
43.051 Carbaminsäureester (z.B. Carbaryl)	A. Hämolyse, Methämoglobinbildung, Ikterus, Nierenschädigung (Anurie, Urämie)
43.052 Chlorierte cyclische Kohlenwasserstoffe (z.B. Lindan)	B. Kurzzeitige Hemmung der Cholinesterase
43.053 Chlorierte Phenoxycarbonsäure	C. Reizwirkung auf Magen und Darm, narkotische Wirkung, Neuropathie
43.054 Bispyridiniumverbindungen (z.B. Paraquat)	D. Lungenödem, hepatorenales Syndrom
43.055 Natriumchlorat	E. Erregung, Krämpfe, Parenchymschädigung der Leber

---

43.056   43.6   Fragentyp D

Zu den Herbiciden zählen:

1) Carbamate

2) Chlorierte Phenoxycarbonsäuren

3) Chlorierte cyclische Kohlenwasserstoffe

4) Dipyridiniumverbindungen

5) Natriumchlorat

6) Natriumnitroprussid

Wählen Sie bitte die zutreffende Aussagenkombination.

A. Nur 1, 3 und 6 sind richtig

B. Nur 2, 4 und 6 sind richtig

C. Nur 2, 4 und 5 sind richtig

D. Nur 3, 4 und 6 sind richtig

E. Nur 1, 3 und 5 sind richtig

43.057　　　　　　　　43.6　　　　　　　　　　Fragentyp A

Die primäre toxische Wirkung von Natriumchlorat ist

A. Methämoglobinbildung

B. Hämolyse

C. Nierenschädigung

D. Leberschädigung

E. Vasodilatation

43.058　　　　　　　　43.7.1　　　　　　　　　Fragentyp C

Bei chronischen Alkoholikern besteht ein Thiaminmangel,

weil

bei Alkoholikern eine verminderte Nahrungsaufnahme vorliegt.

43.059　　　　　　　　43.7.1　　　　　　　　　Fragentyp C

Gabe von Äthanol ist bei akuter Methanolvergiftung
kontraindiziert,

weil

Äthanol durch seine hohe Affinität zur Aldehyddehydrogenase den Abbau von Methanol durch dieses Enzym
kompetitiv hemmt.

43.060　　　　　　　　43.7.1　　　　　　　　　Fragentyp A

Clomethiazol wird in Fällen von starkem Alkoholmißbrauch
vor allem bei starken Erregungszuständen (Delirium
tremens) als Medikament verabfolgt. Auf welche der genannten pharmakologischen Eigenschaften beruht die Wirkung des Clomethiazols?

A. Beschleunigung des Alkoholabbaus

B. Beschleunigung der Alkoholelimination über die Niere

C. Erzeugung einer Abneigung gegen Alkohol

D. Herbeiführung von Erbrechen

E. Zentraldämpfende Wirkung mit Dämpfung der
   Agitiertheit

43.061   43.7.1   Fragentyp C
____

Disulfiram kann zur Behandlung der Methanol-Vergiftung
angewandt werden,

<u>weil</u>

Disulfiram die Acetaldehyd-Dehydrogenase aktiviert.

43.062   43.7.1   Fragentyp A
____

Nach der Aufnahme von Alkohol (Äthanol) fällt die
Blutalkoholkonzentration vom Maximalwert in der Regel
linear ab, da

A. die Alkoholausscheidung der Nieren pro Zeiteinheit
   gleich bleibt

B. der enzymatische Alkoholabbau in der Leber pro Zeiteinheit gleich bleibt

C. das Muskelgewebe pro Zeiteinheit gleichviel
   Äthanol abbaut

D. die Elimination von Alkohol in der Exspirationsluft
   bei gleichbleibendem Herzminutenvolumen konstant ist

E. Äthanol nur langsam im Fettgewebe gespeichert wird

43.063   43.7.1   Fragentyp A
____

Disulfiram wird zur Behandlung des Alkoholismus verwendet, da es

A. den Alkoholabbau durch Aktivierung der Acetaldehyd-
   dehydrogenase beschleunigt

B. die Resorption von Alkohol aus dem Magen-Darm-Kanal
   hemmt

C. die Acetaldehyddehydrogenase hemmt

D. die Alkoholwirkung im Gehirn antagonisiert

E. die Elimination von Alkohol über die Nieren fördert

43.064	43.7.2	Fragentyp A

Welche Störungen eines Sinnesorgans wird typischerweise
bei bzw. nach einer Methanolvergiftung häufig beobachtet?

A. Geschmacksstörungen

B. Riechstörungen

C. Störung der Gehörfunktionen

D. Sehstörungen bzw. Erblinden

E. Sensibilitätsstörungen

43.065	43.7.2	Fragentyp A

Welcher der genannten Alkohole wird zu Formaldehyd und
Ameisensäure metabolisiert?

A. Methanol

B. Äthanol

C. Propanol

D. Butanol

E. Pentanol (Amylalkohol)

43.066	43.7.2	Fragentyp A

Welche der angeführten Verbindungen führt im Falle einer
Vergiftung häufig zu Erblindungen?

A. Quecksilber

B. Tetrachlorkohlenstoff

C. Cyanwasserstoff

D. Bromcarbamide

E. Methanol

43.067	43.7.2	Fragentyp A

Methanol wird im Körper durch "Giftung" zu Formaldehyd
und zur Ameisensäure oxidiert. Durch welche Substanz
kann man diese "Giftung" verzögern oder verhindern?

A. Furosemid

B. Äthanol

C. Folsäure

D. Natriumbicarbonat

E. Barbiturate

43.068
43.069   43.7.2   Fragentyp F

43.068

Eine akute Methanolvergiftung sollte unter anderem mit welchem der folgenden Mittel behandelt werden?

A. Natriumbicarbonat

B. Disulfiram

C. Natriumcalciumedetat (Na_2Ca-EDTA)

D. Mannit

E. Clomethiazol

43.069

Diese Substanz bewirkt

A. eine vermehrte Ausscheidung von Methanol durch die Niere

B. eine vermehrte Ausscheidung von Methanol durch Abatmung über die Lunge

C. eine Verminderung der durch die gebildete Ameisensäure bewirkten Acidose

D. eine Hemmung der Aldehyddehydrogenase und damit Hemmung der Bildung von Ameisensäure

E. eine Dämpfung des Patienten zur Verhinderung eines Deliriums

43.070   43.7.2   Fragentyp C

Äthanol wird bei der Methanol-Vergiftung als Antidot verwendet,

<u>weil</u>

Äthanol durch kompetitive Verdrängung das giftigere Methanol an seinem Wirkort im Zentralnervensystem nicht zur Wirkung kommen läßt.

43.071   43.8   Fragentyp A

Die für die "Giftung" von Kohlenwasserstoffen wichtigsten Enzyme in der Leber sind:

A. Dehydrogenasen

B. Monooxygenasen

C. Reduktasen

D. Alkylphosphatasen

E. Carboanhydrasen

43.072   43.8.1   Fragentyp C

Benzol hat eine geringere chronische Toxicität als aliphatische Kohlenwasserstoffe (z.B. Hexan u. Heptan),

<u>weil</u>

Benzol als relativ reaktionsträge Verbindung im menschlichen Organismus nicht metabolisiert wird.

43.073   43.8.1   Fragentyp C

Bei akuter Intoxikation durch peroral aufgenommene Chlorkohlenwasserstoffe ist in den ersten Minuten die Gabe von Milch indiziert,

<u>weil</u>

Milch die Resorption der Chlorkohlenwasserstoffe erschwert.

43.074   43.8.3
                   43.8.4   Fragentyp D

Die Giftung von halogenierten Kohlenwasserstoffen kann erfolgen durch

1) Carboxylierung

2) Epoxidbildung

3) Radikalbildung

4) Phosgenbildung

5) Hydroxylierung

Wählen Sie bitte die zutreffende Aussagenkombination.

A. Nur 1, 3 und 5 sind richtig

B. Nur 1 und 5 sind richtig

C. Nur 2, 3 und 4 sind richtig

D. Nur 2 und 4 sind richtig

E. Alle Aussagen sind richtig

43.075 43.078   43.8.2
43.076 43.079   43.8.3
43.077   43.8.4   Fragentyp B

Aliphatische halogenierte oder nicht-halogenierte Kohlenwasserstoffe sind weit verbreitet und deshalb manchmal Ursache beabsichtigter (Schnüffeln) oder nicht-beabsichtigter Vergiftungen. In der Liste 1 sind verschiedene Verbindungen der genannten Art angeführt. Ordnen Sie bitte die in Liste 2 angeführten Anwendungsbereiche jeweils zu den dazugehörigen Substanzen der Liste 1.

        __Liste 1__   __Liste 2__

43.075 Monochloräthan
        (Chloräthyl)

A. Fettlösungsmittel, Fleckenwasser, Feuerlöschmittel

43.076 Aliphatische Fluorkohlenwasserstoffe

B. Brenngas, Motorentreibstoff

43.077 Trichloräthylen

43.078 Propan

C. Motorkraftstoff, Lösungsmittel

43.079 Benzin

D. Kälteanaesthesie, Lösungsmittel

E. Treibgas für Aerosole, Kältemittel

43.080   43.9.1   Fragentyp A

Durch welche spezifische Therapie wird die Dissoziation
des Kohlenmonoxids im CO-Hämoglobin erreicht?

A. Durch die Zugabe von CO_2 zur Inspirationsluft

B. Durch Sympathomimetica

C. Durch Anregung der Atmung mit einem sauerstoffarmen
   Inspirationsgas

D. Durch Inhalation eines hochprozentig O_2-ange-
   reicherten Inspirationsgases

E. Durch Infusion von Natriumbicarbonat

43.081   43.9.2   Fragentyp A

Durch welche Maßnahme versucht man die Wirkung von
Cyanwasserstoff bei einer Vergiftung therapeutisch zu
beeinflussen?

A. Durch forcierte Diurese mittels Furosemid

B. Durch Gabe von p-Dimethylaminophenol zur
   Methämoglobin-Bildung

C. Durch Anreicherung der Inspirationsluft mit CO_2
   zur Anregung des Atemzentrums

D. Durch massive Infusionen zu Volumensubstitution im
   Kreislaufsystem

E. Durch die Gabe von Sedativa, um den O_2-Verbrauch
   zu vermindern

43.082   43.9.1   Fragentyp A

Welche der genannten Bedingungen hat <u>keinen</u> Einfluß auf
die Bildung von CO-Hämoglobin bei Exposition in einer
CO-haltigen Atmosphäre?

A. Die Stoffwechselleistung der Leber

B. Das Herzminutenvolumen

C. Das Atemminutenvolumen

D. Der CO-Anteil in der Inspirationsluft

E. Körperliche Arbeit

43.083 43.9.2 Fragentyp C

Im Fall einer Cyanidvergiftung kann bei Gabe von Natriumthiosulfat auf die Erzeugung von Methämoglobin (z.B.
durch p-Dimethylaminophenol) verzichtet werden,

<u>weil</u>

das Cyanid durch Natriumthiosulfat enzymatisch in das un-
giftige Rhodanid umgewandelt wird.

43.084 43.9.2 Fragentyp D

Eine Cyanidvergiftung ist zu behandeln mit

1) Dimethylaminophenol

2) Methylenblau

3) Natriumthiosulfat

4) Natriumbicarbonat

Wählen Sie bitte die zutreffende Aussagenkombination.

A. Nur 1, 2 und 3 sind richtig

B. Nur 1 und 3 sind richtig

C. Nur 2 und 4 sind richtig

D. Nur 4 ist richtig

E. Alle Aussagen sind richtig

43.085 43.9.2 Fragentyp C

Bei protahierter Vergiftung mit Blausäure besteht Atem-
not, dennoch zeigt die Hautfarbe des Patienten keine
Cyanose,

<u>weil</u>

bei Blausäurevergiftung die Oxygenierung des Hämoglobins
in der Lunge nicht gestört ist.

43.086   43.9.2   Fragentyp C
____

Der Genuß einer größeren Menge bitterer Mandeln (1/2-
1 Stück pro kg Körpergewicht) ist lebensgefährlich,

<u>weil</u>

damit die Dosis Blausäure aufgenommen wird, die über die
Hemmung des Atemzentrums zum Tode führt.

43.087   43.9.3   Fragentyp A
____

Welches Symptom ist für eine akute Phosgenvergiftung
typisch?

A. Krämpfe

B. Anurie

C. Diarrhoe

D. Miosis

E. Lungenödem nach freiem Intervall

43.088   43.9.3   Fragentyp D
____

Reizgase zeigen folgende Eigenschaften:

1) Praktisch alle Reizgase zeichnen sich durch hohe
   chemische Reaktivität aus

2) Ihre Wirkung besteht häufig in einer Proteindenaturie-
   rung

3) Sie verfügen ohne Ausnahme über eine hohe Lipoidlöslichkeit

4) Je weiter ein Reizgas in die Atemwege eintritt, um
   so schwerwiegender ist seine Wirkung

5) Die Wirkung tritt in allen Fällen sofort auf

Wählen Sie bitte die zutreffende Aussagenkombination.

A. Nur 1, 2 und 3 sind richtig

B. Nur 1, 2 und 4 sind richtig

C. Nur 2, 3 und 4 sind richtig

D. Nur 1, 4 und 5 sind richtig

E. Alle Aussagen sind richtig

43.089   43.9.3   Fragentyp D

Welche der folgenden Symptome können bei exponierten
Personen auftreten, wenn bei einem Unglück aus einem
beschädigten Behälter Chlorgas ausströmt?

1) Husten

2) Rötung und Schwellung der Schleimhäute und der
   Bindehäute der Augen

3) Lungenödem

4) Methämoglobinämie

5) Laryngospasmus

Wählen Sie bitte die zutreffende Aussagenkombination.

A. Nur 1, 2, 3 und 4 sind richtig

B. Nur 2, 3, 4 und 5 sind richtig

C. Nur 1, 2, 3 und 5 sind richtig

D. Nur 1, 3, 4 und 5 sind richtig

E. Nur 1, 2, 4 und 5 sind richtig

43.090   43.10   Fragentyp C

Die durch aromatische Amine verursachte Methämoglobinbildung klingt schneller wieder ab als die durch
Nitrite (wie Amylnitrit) verursachte Methämoglobinbildung,

weil

die bei der Methämoglobinbildung aus aromatischen
Aminen entstehenden Nitrosoverbindungen in einem Kreis-
prozeß zu Hydroxylaminen reduziert werden.

43.091   43.10   Fragentyp D

Zu den Methämoglobinbildnern zählen:

1) Nitrate

2) Carbonate

3) Chlorate

4) Sulfate

5) Phosphate

Wählen Sie bitte die zutreffende Aussagenkombination.

A. Nur 1, 2 und 3 sind richtig

B. Nur 1 und 3 sind richtig

C. Nur 3, 4 und 5 sind richtig

D. Nur 2, 4 und 5 sind richtig

E. Alle Aussagen sind richtig

43.092 43.095   43.5 43.10
43.093   43.7
43.094   43.8   Fragentyp E

Welche der in Liste 2 angegebenen Reaktionen betrifft
die in Liste 1 angegebenen Vorgänge?

    Liste 1

43.092 Entgiftung von Alkohol

43.093 Giftung von halogenierten Kohlenwasserstoffen

43.094 Reaktivierung der Acetylcholinesterase

43.095 Bildung von Methämoglobin

Liste 2

A

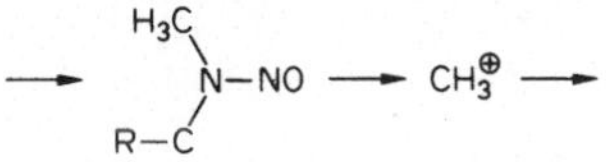

$$\longrightarrow \quad \begin{matrix} H_3C \\ \diagdown \\ N-NO \\ \diagup \\ R-C \end{matrix} \quad \longrightarrow \quad CH_3^{\oplus} \quad \longrightarrow$$

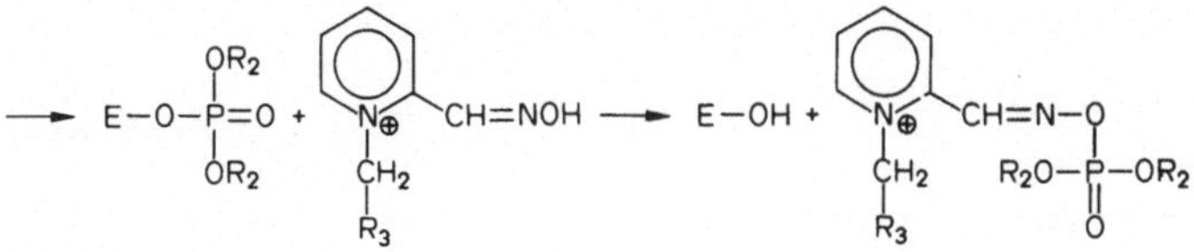

B

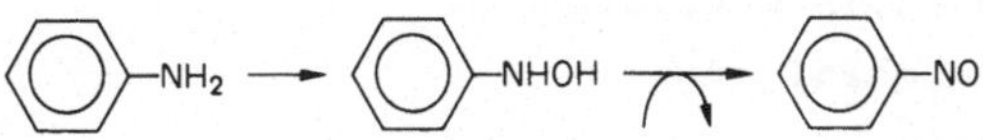

Benzolring–NH$_2$ $\longrightarrow$ Benzolring–NHOH $\longrightarrow$ Benzolring–NO

C

$$\longrightarrow \quad E-O-\overset{OR_2}{\underset{OR_2}{P}}=O \; + \; \text{Pyridinium–CH=NOH} \; \longrightarrow \; E-OH \; + \; \text{Pyridinium–CH=N–O–P(OR}_2\text{)}$$

D

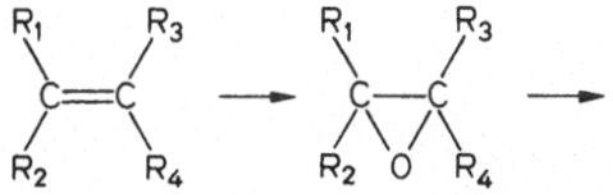

$$\begin{matrix} R_1 \quad R_3 \\ C=C \\ R_2 \quad R_4 \end{matrix} \quad \longrightarrow \quad \begin{matrix} R_1 \quad R_3 \\ C-C \\ R_2 \; O \; R_4 \end{matrix} \quad \longrightarrow$$

E

$$\longrightarrow \; H_3C-CHO \; \nearrow \; CH_3-COOH$$
$$\searrow \; CH_3-CO-S-CoA \longrightarrow$$

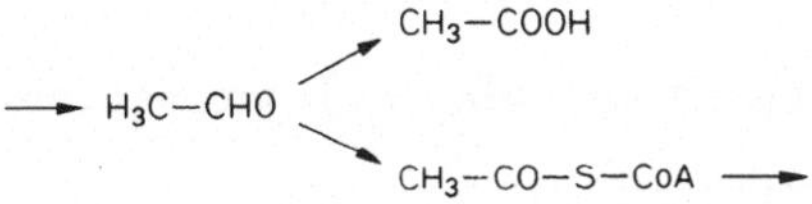

43.096   43.11   Fragentyp A

Welches ist die typische Organschädigung nach einer
Knollenblätterpilzvergiftung?

A. Diffusionsstörungen in der Lunge

B. Gehirnschädigung mit Lähmungen

C. Hämolyse

D. Akute gelbe Leberatrophie

E. Allgemeine Capillarschädigung

43.097   43.11   Fragentyp A

Welches der folgenden Symptome ist nicht für eine Vergiftung mit Rißpilzen oder Trichterlingen typisch?

A. Speichelfluß, Schwitzen

B. Übelkeit, Erbrechen, Durchfall

C. Pupillenverengung, Sehstörungen

D. Ikterus, Nierenschädigung

E. Cyanose, Lungenödem

43.098   43.11   Fragentyp D

Durch welche der aufgeführten Symptome zeichnet sich
eine Vergiftung durch Fliegenpilze aus?

1) Mydriasis

2) Hämolyse, Hämorrhagien

3) Kopfschmerzen, Schwindel, Erbrechen

4) Erregungszustände, Halluzinationen

5) Warme, trockene Haut

Wählen Sie bitte die zutreffende Aussagenkombination.

A. Nur 1, 3 und 4 sind richtig

B. Nur 2 und 3 sind richtig

C. Nur 3, 4 und 5 sind richtig

D. Nur 1, 2 und 4 sind richtig

E. Alle Aussagen sind richtig

43.099-43.105   7.1
                              7.2
                              9.2
                              26.1
                              43.12.2   Fragentyp B

Ordnen Sie bitte die Pharmaka der Liste 2 den entsprechenden Mechanismen der Liste 1 zu.

Liste 1	**Liste 2**

43.099 Verhindert die Depolarisation der Endplatten-
membran

43.100 Wird durch die unspezifische Cholinesterase
hydrolisiert

43.101 Verhindert die Freisetzung
von Acetylcholin aus den
vesiculären Speichern der
Nervenendigungen

43.102 Erhöht zentral die Krampf-
schwelle

43.103 Kann einen funktionellen
Parkinsonismus auslösen

43.104 Bewirkt eine Muskelrelaxation durch Depolarisation

43.105 Neostigmin wirkt antagonistisch

A. Botulinustoxin

B. d-Tubocurarin

C. Succinylcholin

D. Diphenylhydantoin

E. Haloperidol

44. Vitamine

Viele Vitamine dienen im Intermediärstoffwechsel als
Vorläufer von Coenzymen oder als prosthetische Gruppen.
Wählen Sie bitte für jede Störung (Liste 1) dasjenige
der Vitamine (Liste 2) aus, das diese Störung beheben
kann.

<u>Liste 1</u>   <u>Liste 2</u>

44.001 Störung des Citronen-   A. Pyridoxin
       säurecyclus (Anstieg
       des Plasmapyruvats)   B. Nicotinsäure

                                     C. Cyanocobalamin
44.002 Störungen des Amino-
       säurestoffwechsels   D. Thiamin

44.003 Sehstörungen (Nacht-   E. Retinol
       blindheit)

44.004 Störung der
       Nucleinsäuresynthese

Wann ist eine Thiamintherapie am wenigsten indiziert?

A. Beri-Beri

B. Neuritiden

C. Appetitlosigkeit, Gewichtsabnahme und Achylie als
   Ausdruck einer Störung der Magen- und Darmfunktion

D. Verlust des Muskeltonus bei Alkoholikern

E. Schwangerschaft, Lactation

44.006   44   Fragentyp A

Riboflavin ist Bestandteil des Coenzyms FAD bzw. FMN.
Bei welcher Reaktion ist FAD bzw. FMN beteiligt?

A. Wasserstoffübertragung in der Atmungskette

B. Transaminierung

C. Oxidative Phosphorylierung

D. Carboxylierung

E. Bei keiner der angeführten Reaktionen

44.007   44   Fragentyp A

Bei langdauernder Zufuhr sehr großer Dosen von
Vitamin A treten folgende Vergiftungserscheinungen auf,
<u>außer</u>

A. Anorexie

B. Haarausfall

C. Schlafstörungen

D. Tetanie

E. Hyperostosen

44.008   44   Fragentyp A

Vitamin A erfüllt folgende Aufgaben, <u>außer</u> es

A. ist für Wachstum der Epithelien unentbehrlich

B. reguliert den Ca^{2+}-Spiegel des Blutes

C. schützt die Schleimhäute vor Verhornung

D. erhöht die Infektionsabwehr der Schleimhäute durch
   Abdichtung der Epithelien

E. ist Bestandteil des Sehpurpurs

44.009   44   Fragentyp A

Nicotinsäureamid ist Bestandteil des Coenzyms

A. FAD

B. Pyridoxal-5-Phosphat

C. Coenzym A

D. NAD

E. Keines der angeführten Coenzyme.

44.010   44   Fragentyp C

Vitamin E-Gaben haben einen großen therapeutischen Wert,

weil

ein Mangel an Vitamin E beim Menschen Unfruchtbarkeit erzeugen kann.

44.011   44   Fragentyp C

Zusätzliche Gaben von Vitamin E sind nicht gerechtfertigt,

weil

Vitamin E in tierischen und pflanzlichen Materialien weit verbreitet ist.

44.012 44.015
44.013
44.014   44   Fragentyp B

Ordnen Sie bitte den in Liste 1 aufgeführten Lebensbedingungen, bei denen Vitaminmangel auftreten kann, diejenigen Ursachen aus Liste 2 zu, die zu einem echten Vitaminmangel führen können.

<u>Liste 1</u>	<u>Liste 2</u>
44.012 Schwangerschaft, Säuglingsalter, Lactationsperiode	A. Mangelnde Vitaminzufuhr
44.013 Erkältungskrankeiten	B. Gesteigerter Vitaminbedarf
44.014 Hohes Alter	C. Gestörte Vitaminaufnahme
44.015 Einseitige oder nicht ausreichende Ernährung	D. Gesteigerter Vitaminabbau
44.016 Durchfälle, die länger anhalten; Magenschleimhautatrophie; Behandlung mit Breitbandantibiotica	E. Es besteht primär kein Vitaminmangel

44.017 44.020
44.018 44.021
44.019   44   Fragentyp B

Vitaminmangel erzeugt ein ganz charakteristisches Krankheitsbild. Wählen Sie bitte für jedes Vitamin aus
Liste 1 diejenigen Krankheitssymptome aus Liste 2, die
ihnen entsprechen.

<u>Liste 1</u>	<u>Liste 2</u>
44.017 Vitamin C	A. Schädigung peripherer Nerven mit Störungen der Muskelinnervation und Zeichen von Myokardinsuffizienz mit Rhythmusstörungen (Beri-Beri)
44.018 Vitamin A	
44.019 Riboflavin	
44.020 Thiamin	B. Mundwinkelrhagaden, Glossitis, Stomatitis, Corneavascularisation
44.021 Nicotinsäureamid	C. Dermatitis an belichteten Hautstellen, Diarrhoe, degenerative Veränderungen des ZNS, Delirium (Pellagra)
	D. Abnorme Müdigkeit, Muskelschwäche, Blutungsneigung, Lockerwerden und Ausfall der Zähne
	E. Sehstörungen und Schädigung des Epithels

44.022   44   Fragentyp C
____

Es treten häufig Pantothensäure-Mangelerscheinungen auf,

<u>weil</u>

Pantothensäure Bestandteil des Coenzym A ist und somit
eine fundamentale Bedeutung für den gesamten Stoffwechsel hat.

44.023   44   Fragentyp C
____

Biotin-Mangelerscheinungen treten häufig auf,

<u>weil</u>

Avidin Biotin bindet und dadurch inaktiviert.

44.024   44   Fragentyp C
____

Nicotinsäure kann zur Therapie der Pellagra verwendet
werden,

<u>weil</u>

Nicotinsäure die Hautgefäße erweitert und so für eine
bessere Durchblutung sorgt.

44.025   44   Fragentyp C
____

Die zusätzliche Gabe von Ascorbinsäure zur normalen Er-
nährung ist nicht erforderlich,

<u>weil</u>

Ascorbinsäure teilweise im Körper hergestellt werden
kann.

44.026   44   Fragentyp C
____

Hypervitaminosen können bei fettlöslichen Vitaminen
nicht auftreten,

<u>weil</u>

der Überschuß dieser Vitamine im Fettgewebe abgelagert
und dadurch unwirksam wird.

44.027   44   Fragentyp D

Ascorbinsäure ist indiziert bei

1) Skorbut

2) Möller-Barlowsche Erkrankung des Säuglings

3) Prophylaxe von Erkältungen

4) Förderung der Infektabwehr

5) Hämorrhagien

Wählen Sie bitte die zutreffende Aussagenkombination.

A. Nur 1 ist richtig

B. Nur 1 und 2 sind richtig

C. Nur 1, 2 und 3 sind richtig

D. Nur 1, 2 und 5 sind richtig

E. Alle Aussagen sind richtig

44.028   44   Fragentyp D

Nicotinamid hat folgende Wirkungen:

1) Nicotinamid-Mangel führt zur Dermatitis, Dementia,
   Diarrhoe

2) Nicotinamid wird in NAD und NADPH eingebaut

3) Nicotinamid hat eine antilipolytische Wirkung

4) Nicotinamid wird in der Therapie bei Schizophrenie
   mit Erfolg verwendet

Wählen Sie bitte die zutreffende Aussagenkombination.

A. Nur 1, 2 und 3 sind richtig

B. Nur 1, 3 und 4 sind richtig

C. Nur 1, 2 und 4 sind richtig

D. Nur 1 und 2 sind richtig

E. Alle Aussagen sind richtig

44.029   44   Fragentyp D

___

Niacinamid (Nicotinsäureamid) kann indiziert sein bei

1) Pellagra

2) Schizophrenie

3) Winiwarter-Buerger-Syndrom (gestörte arterielle
   Durchblutung)

4) Alkoholikern

5) der Differentialdiagnose einer alimentär oder
   nicht-alimentär bedingten Psychose

Wählen Sie bitte die zutreffende Aussagenkombination.

A. Nur 1, 4 und 5 sind richtig

B. Nur 2 und 3 sind richtig

C. Nur 1, 3, 4 und 5 sind richtig

D. Nur 1 und 5 sind richtig

E. Alle Aussagen sind richtig

44.030   44   Fragentyp D

___

Mit welchen der folgenden Vitamine kann eine Hyper-
vitaminose mit klinischen Symptomen verursacht werden?

1) Retinol

2) Nicotinsäure

3) Folsäure

4) Cyanokobalamin

5) Colecalciferol

Wählen Sie bitte die zutreffende Aussagenkombination.

A. Nur 1, 3 und 5 sind richtig

B. Nur 1 und 5 sind richtig

C. Nur 2, 3 und 4 sind richtig

D. Nur 2 und 4 sind richtig

E. Alle Aussagen sind richtig

Welche der folgenden Aussagen trifft für den Menschen
<u>nicht</u> zu?

A. Vitamin C-Hypovitaminosen führen beim Säugling zum
   Morbus Möller-Barlow

B. Vitamin E-Hypovitaminosen führen zu Fertilitätsstö-
   rungen

C. Vitamin A-Hypovitaminosen führen zu Sehstörungen

D. Vitamin B_1-Hypovitaminosen führen zu Störungen im
   Kohlenhydratstoffwechsel

E. Vitamin B_2-Hypovitaminosen führen zu Störungen im
   Protein-Stoffwechsel

45. Haut

Salicylsäure wird in der Dermatologie als Keratolyticum
verwendet,

weil

Salicylsäure besonders in Verbindung mit Lanolin, sehr
leicht in die Haut penetriert.

Wasser-in-Öl-Emulsionen eignen sich als Vehikel für die
lokale Applikation von Stoffen,

weil

sowohl lipophile als auch hydrophile Arzneistoffe in
Wasser-in-Öl-Emulsionen eingearbeitet werden können.

In der Dermatologie werden für die Anwendung von Arzneimitteln unterschiedliche Vehikel benützt, je nachdem, ob
die Therapie oberflächlich und entzündungshemmend oder
penetrierend und entzündungssteigernd sein soll. Welche
Reihenfolge trifft für folgende Vehikel zu?

oberflächlich ⟶ penetrierend

entzündungshemmend — entzündungssteigernd

	oberflächlich entzündungshemmend		penetrierend entzündungssteigernd
A.	Puder	Paste	Fettsalbe
B.	Paste	Puder	Fettsalbe
C.	Paste	Fettsalbe	Puder
D.	Fettsalbe	Paste	Puder
E.	Puder	Fettsalbe	Paste

45.004   45   Fragentyp A

Gerbstoffhaltige Präparate

A. bilden mit Eiweißen in neutralen oder schwach
   sauren Lösungen unlösliche Niederschläge

B. können als Laxantien verwendet werden

C. sind schwache Basen

D. können als Caustica verwendet werden

E. können Verätzungen an der gesunden Haut hervorrufen

45.005   45   Fragentyp D

Welche der folgenden Erkrankungen der Haut können durch
Glucocorticoidsalben gebessert werden?

1) Juckreiz

2) Ekzem

3) Infektion

4) Akne

5) Urticaria

Wählen Sie bitte die zutreffende Aussagenkombination.

A. Nur 1, 2 und 5 sind richtig

B. Nur 1, 2 und 4 sind richtig

C. Nur 2, 3 und 4 sind richtig

D. Nur 1, 3 und 5 sind richtig

E. Alle Aussagen sind richtig

45.006   45   Fragentyp A

Welches der unten aufgeführten Arzneimittel sollte man
nicht als Antipruriginosum verwenden?

A. Senföl

B. Menthol

C. Kampher

D. Teerpräparate

E. Antihistaminica

45.007   45   Fragentyp D

Die Vitamin A-Säure wird in der Therapie eingesetzt bei

1) Xerophtalmie

2) Hemeralopie

3) Acne vulgaris

4) Haarausfall

Wählen Sie bitte die zutreffende Aussagenkombination.

A. Nur 1 und 2 sind richtig

B. Nur 3 und 4 sind richtig

C. Nur 3 ist richtig

D. Nur 2, 3 und 4 sind richtig

E. Alle Aussagen sind richtig

45.008   45   Fragentyp A

Die desodorierende Wirkung von Hexachlorophen wird
erreicht durch

A. Reaktion mit den freien Aminogruppen der Proteine
   im Schweiß

B. rasche Verdunstung des Schweißes und dadurch hervorgerufene Kühlung

C. Überdeckung des körpereigenen Schweißgeruchs

D. ätzende Wirkung auf die Haut

E. Verringerung der Bakterienflora im Schweiß

45.009   45   Fragentyp D

Salben, die Cortisonderivat enthalten, können bei längerer Anwendung zu welchen der folgenden Symptome führen?

1) Hautblutungen

2) Ulcus cruris

3) Akne

4) Verschlechterung eines Diabetes mellitus

5) Atrophie der Epidermis

Wählen Sie bitte die zutreffende Aussagenkombination.

A. Nur 1, 3 und 5 sind richtig

B. Nur 1 und 5 sind richtig

C. Nur 2, 3 und 4 sind richtig

D. Nur 2 und 4 sind richtig

E. Alle Aussagen sind richtig

45.010   45   Fragentyp A

Tannine sollten bei Verbrennungen nicht verwendet werden,
weil

A. sie infolge Resorption durch die Wunde Leberschäden
   hervorrufen können

B. sie zur Verhornung der Haut führen können

C. sie die Haut photosensibilisieren können

D. sehr leicht Verätzungen auftreten können

E. Keine der angeführten Antworten trifft zu.

45.011   45   Fragentyp C

Teere werden bei chronischen Dermatosen verwendet,

weil

Teere keratolytisch und desinfizierend wirken.

45.012   45   Fragentyp C

Man verwendet tierische Fette als Salbengrundlage,

weil

tierische Fette als körperähnliche Stoffe die natürlichen physiologischen Prozesse nicht behindern.

46. Diagnostica

Kongorot wird als Farbstoff zum Amyloidnachweis verwendet,

weil

Kongorot stark von amyloidhaltigem Gewebe gebunden wird.

Verwendet man bei der Myelographie ölige Kontrastmittel, müssen diese nicht nach Beendigung der Untersuchung aus dem Liquorraum abgesaugt werden,

weil

ölige Kontrastmittel völlig aus dem Liquorraum resorbiert werden.

Bitte ordnen Sie die Farbstoffe der Liste 2 den entsprechenden Messungen der Liste 1 zu.

Liste 1	Liste 2
46.003 Leberfunktion	A. Cardio-Green
46.004 Nierenfunktion	B. Fluorescein
46.005 Herzminutenvolumen	C. Kongorot
46.006 Kreislaufzeit	D. Bromsulphthalein
46.007 Amyloidnachweis	E. Phenolrot

46.008   46   Fragentyp C

Farbstoffe für die Distributionsmessung sollen schnell
eliminiert werden,

weil

die Toxicität der Farbstoffe für die Distributionsmessung groß ist.

46.009   46   Fragentyp D

Negative Röntgenkontrastmittel werden hauptsächlich
verwendet bei

1) Lymphographie

2) Arthrographie

3) Ventriculographie

4) Urographie

5) Angiographie

Wählen Sie bitte die zutreffende Aussagenkombination.

A. Nur 1, 2 und 3 sind richtig

B. Nur 1 und 5 sind richtig

C. Nur 2 und 3 sind richtig

D. Nur 1, 2, 4 und 5 sind richtig

E. Nur 1 ist richtig

46.010   46   Fragentyp A

Nierengängige Kontrastmittel sind, da sie gut verträg-
lich sind, in vielen Fällen anwendbar, außer bei der
Darstellung

A. der Herzhöhlen

B. der Gallenblase

C. des arteriellen Gefäßsystems

D. des venösen Gefäßsystems

E. der Niere

46.011   46   Fragentyp C

β-Strahler sind zur Erstellung von Szintigrammen besser
geeignet als ɤ-Strahler,

<u>weil</u>

β-Strahlen vom Gewebe besser absorbiert werden als
ɤ-Strahlen.

46.012   46   Fragentyp D

Radioaktive Isotope sind als Diagnostica in der Medizin
gut anwendbar, weil durch sie

1) die zu verabreichenden Dosen der Testsubstanz
   niedrig gehalten werden können

2) die Funktionsfähigkeiten bestimmter Organe erkenn-
   bar gemacht werden können

3) Stoffwechselvorgänge gut beobachtet werden können

4) Resorptionsvorgänge aus unterschiedlichen Arznei-
   formen verfolgt werden können

5) die Lebensdauer von Erythrocyten bestimmt werden
   kann

Wählen Sie bitte die zutreffende Aussagenkombination.

A. Nur 1 und 5 sind richtig

B. Nur 2 und 5 sind richtig

C. Nur 3 und 4 sind richtig

D. Nur 1, 2 und 3 sind richtig

E. Alle Aussagen sind richtig

46.013   46   Fragentyp C

Zur Schilddrüsendiagnostik kann statt Radiojod ^{99m}Tc-
Pertechnetat verwendet werden, obwohl eine 5mal höhere
Dosis nötig ist,

<u>weil</u>

wegen der kurzen Halbwertszeit von ^{99m}-Pertechnetat die
Strahlenbelastung mit diesem Radioisotop geringer ist
als mit Radiojod.

Antwortenschlüssel

1. Allgemeine Pharmakologie

1.001 E	1.043 C	1.085 D
1.002 B	1.044 E	1.086 E
1.003 C	1.045 D	1.087 E
1.004 B	1.046 D	1.088 C
1.005 A	1.047 C	1.089 A
1.006 D	1.048 C	1.090 B
1.007 E	1.049 A	1.091 D
1.008 B	1.050 E	1.092 E
1.009 A	1.051 A	1.093 B
1.010 E	1.052 A	1.094 D
1.011 A	1.053 A	1.095 B
1.012 B	1.054 E	1.096 A
1.013 A	1.055 B	1.097 B
1.014 D	1.056 C	1.098 B
1.015 C	1.057 D	1.099 C
1.016 B	1.058 A	1.100 E
1.017 D	1.059 D	1.101 B
1.018 A	1.060 A	1.102 A
1.019 B	1.061 C	1.103 D
1.020 B	1.062 B	1.104 A
1.021 B	1.063 D	1.105 A
1.022 D	1.064 E	1.106 D
1.023 D	1.065 D	1.107 E
1.024 D	1.066 C	1.108 B
1.025 E	1.067 B	1.109 A
1.026 C	1.068 A	1.110 B
1.027 D	1.069 A	1.111 A
1.028 B	1.070 D	1.112 C
1.029 D	1.071 C	1.113 D
1.030 B	1.072 A	1.114 E
1.031 A	1.073 B	1.115 A
1.032 C	1.074 C	1.116 B
1.033 E	1.075 D	1.117 A
1.034 C	1.076 B	1.118 D
1.035 D	1.077 C	1.119 A
1.036 A	1.078 B	1.120 C
1.037 B	1.079 B	1.121 D
1.038 C	1.080 D	1.122 D
1.039 C	1.081 E	1.123 C
1.040 D	1.082 C	1.124 D
1.041 B	1.083 D	1.125 D
1.042 E	1.084 E	1.126 B

1.127 A
1.128 B
1.129 A
1.130 D
1.131 C
1.132 C
1.133 A
1.134 B
1.135 A
1.136 D
1.137 D
1.138 B

1.139 C
1.140 A
1.141 B
1.142 C
1.143 A
1.144 B
1.145 D
1.146 C
1.147 E
1.148 D
1.149 D
1.150 B

1.151 C
1.152 B
1.153 D
1.154 A
1.155 E
1.156 D
1.157 C
1.158 E
1.159 B
1.160 C

2. Sympathomimetica

2.001 D
2.002 B
2.003 D
2.004 D
2.005 C
2.006 D
2.007 E
2.008 C
2.009 C
2.010 C
2.011 B
2.012 D
2.013 E

2.014 A
2.015 D
2.016 C
2.017 B
2.018 A
2.019 E
2.020 C
2.021 B
2.022 D
2.023 B
2.024 D
2.025 B
2.026 B

2.027 E
2.028 A
2.029 A
2.030 C
2.031 C
2.032 E
2.033 E
2.034 D
2.035 D
2.036 A
2.037 D
2.038 B
2.039 E

3. Sympatholytica (Receptorenblocker)

3.001 B
3.002 D
3.003 B
3.004 D
3.005 D
3.006 C
3.007 C
3.008 B
3.009 A
3.010 D
3.011 D
3.012 C

3.013 E
3.014 E
3.015 D
3.016 A
3.017 E
3.018 A
3.019 E
3.020 C
3.021 D
3.022 C
3.023 B
3.024 A

3.025 E
3.026 A
3.027 D
3.028 D
3.029 C
3.030 E
3.031 C
3.032 A
3.033 B
3.034 D
3.035 E
3.036 E

4. Antihypertensiva

4.001 C	4.008 A	4.015 D
4.002 B	4.009 C	4.016 E
4.003 E	4.010 D	4.017 A
4.004 A	4.011 D	4.018 C
4.005 E	4.012 E	4.019 C
4.006 E	4.013 E	4.020 C
4.007 C	4.014 A	

5. Parasympathomimetica

5.001 E	5.011 D	5.021 A
5.002 B	5.012 D	5.022 B
5.003 C	5.013 C	5.023 C
5.004 A	5.014 D	5.024 B
5.005 E	5.015 D	5.025 A
5.006 D	5.016 C	5.026 C
5.007 D	5.017 E	5.027 C
5.008 B	5.018 E	5.028 D
5.009 A	5.019 D	5.029 A
5.010 C	5.020 A	5.030 C

6. Parasympatholytica

6.001 C	6.012 A	6.023 D
6.002 D	6.013 D	6.024 B
6.003 A	6.014 B	6.025 E
6.004 E	6.015 D	6.026 D
6.005 B	6.016 E	6.027 A
6.006 B	6.017 D	6.028 C
6.007 A	6.018 D	6.029 E
6.008 B	6.019 B	6.030 D
6.009 E	6.020 C	6.031 A
6.010 D	6.021 A	6.032 C
6.011 B	6.022 E	6.033 A

7. Muskelrelaxantien und ganglionär wirksame Substanzen

7.001 D	7.009 C	7.017 D
7.002 B	7.010 C	7.018 B
7.003 D	7.011 B	7.019 A
7.004 A	7.012 E	7.020 A
7.005 A	7.013 D	7.021 B
7.006 D	7.014 D	7.022 D
7.007 C	7.015 D	7.023 B
7.008 C	7.016 C	

8. Lokalanaesthetica

8.001 B	8.006 E	8.011 E
8.002 B	8.007 E	8.012 D
8.003 E	8.008 B	8.013 E
8.004 A	8.009 D	8.014 A
8.005 C	8.010 D	8.015 B

9. Antifibrillatorische Substanzen

9.001 B	9.009 E	9.017 B
9.002 A	9.010 D	9.018 E
9.003 D	9.011 B	9.019 B
9.004 E	9.012 D	9.020 A
9.005 E	9.013 A	9.021 B
9.006 E	9.014 D	9.022 B
9.007 B	9.015 B	
9.008 D	9.016 D	

10. Herzwirksame Glykoside

10.001 E	10.010 B	10.019 A
10.002 B	10.011 D	10.020 B
10.003 E	10.012 D	10.021 E
10.004 C	10.013 B	10.022 E
10.005 C	10.014 B	10.023 A
10.006 E	10.015 B	10.024 A
10.007 D	10.016 A	10.025 E
10.008 D	10.017 D	10.026 B
10.009 C	10.018 C	10.027 D

11. Methylxanthine

11.001 E	11.004 E	11.007 D
11.002 E	11.005 C	11.008 C
11.003 B	11.006 A	

12. Mittel zur Verbesserung der Sauerstoffbilanz des Herzens

12.001 D	12.005 E	12.009 D
12.002 A	12.006 C	12.010 A
12.003 D	12.007 D	
12.004 B	12.008 B	

13. Volumenersatzmittel

13.001 C	13.004 A	13.007 A
13.002 A	13.005 E	13.008 C
13.003 A	13.006 C	13.009 D

14. Mittel zur Behandlung von Anämien

14.001 A	14.004 E	14.007 E
14.002 B	14.005 E	14.008 A
14.003 C	14.006 A	14.009 E

15. Antikoagulantien und Fibrinolytica

15.001 A	15.012 D	15.023 B
15.002 E	15.013 E	15.024 E
15.003 C	15.014 D	15.025 C
15.004 A	15.015 B	15.026 E
15.005 E	15.016 C	15.027 C
15.006 B	15.017 D	15.028 A
15.007 D	15.018 A	15.029 A
15.008 D	15.019 C	15.030 C
15.009 C	15.020 E	15.031 A
15.010 A	15.021 B	15.032 C
15.011 B	15.022 D	

16. Antihistaminica (H-Receptorenblocker)

16.001 D	16.008 D	16.015 B
16.002 B	16.009 A	16.016 A
16.003 D	16.010 C	16.017 C
16.004 C	16.011 A	16.018 A
16.005 E	16.012 B	16.019 B
16.006 C	16.013 A	
16.007 E	16.014 E	

17. Secale-Alkaloide

17.001 B	17.007 C	17.013 C
17.002 E	17.008 E	17.014 A
17.003 C	17.009 A	17.015 D
17.004 E	17.010 A	17.016 E
17.005 E	17.011 B	17.017 E
17.006 B	17.012 A	17.018 A

18. Antacida

18.001 A	18.004 B	18.007 A
18.002 C	18.005 D	18.008 E
18.003 E	18.006 E	

19. Laxantien

19.001 D	19.005 B	19.009 B
19.002 B	19.006 B	19.010 D
19.003 A	19.007 D	19.011 A
19.004 E	19.008 C	

20. Diuretica

20.001 A	20.008 D	20.015 D
20.002 D	20.009 A	20.016 C
20.003 C	20.010 E	20.017 C
20.004 C	20.011 C	20.018 B
20.005 E	20.012 A	20.019 B
20.006 C	20.013 B	20.020 D
20.007 D	20.014 D	20.021 D

20.022 D	20.028 E	20.034 E
20.023 E	20.029 E	20.035 D
20.024 E	20.030 D	20.036 E
20.025 D	20.031 B	20.037 C
20.026 D	20.032 A	20.038 B
20.027 B	20.033 B	

21. Elektrolyte, Infusionslösungen

21.001 E	21.004 E	21.007 E
21.002 B	21.005 C	21.008 B
21.003 C	21.006 A	21.009 A

22. Allgemeinanaesthetica

22.001 A	22.015 C	22.029 C
22.002 D	22.016 A	22.030 D
22.003 E	22.017 C	22.031 C
22.004 D	22.018 E	22.032 C
22.005 E	22.019 A	22.033 C
22.006 B	22.020 B	22.034 D
22.007 B	22.021 A	22.035 E
22.008 D	22.022 A	22.036 D
22.009 A	22.023 C	22.037 E
22.010 B	22.024 E	22.038 C
22.011 B	22.025 D	22.039 B
22.012 E	22.026 C	22.040 C
22.013 C	22.027 A	
22.014 A	22.028 D	

23. Hypnotica und Sedativa

23.001 E	23.006 C	23.011 A
23.002 A	23.007 B	23.012 E
23.003 B	23.008 A	23.013 C
23.004 D	23.009 D	23.014 A
23.005 D	23.010 A	23.015 E

24. Tranquillantien

24.001 B	24.003 A	24.005 D
24.002 A	24.004 B	24.006 A

25. Antidepressiva

25.001 E	25.004 E	25.007 D
25.002 A	25.005 C	25.008 A
25.003 B	25.006 C	

26. Neuroleptica

26.001 E	26.005 D	26.009 D
26.002 A	26.006 A	26.010 C
26.003 A	26.007 E	26.011 D
26.004 B	26.008 D	

27. Antiparkinsonmittel

27.001 A	27.003 B
27.002 D	27.004 B

28. Analgetica mit morphinartiger Wirkung

28.001 A	28.006 B	28.011 E
28.002 E	28.007 E	28.012 A
28.003 A	28.008 A	28.013 D
28.004 A	28.009 B	
28.005 D	28.010 D	

29. Analgetica mit antipyretischer Wirkung

29.001 B	29.005 A	29.009 E
29.002 A	29.006 D	29.010 D
29.003 A	29.007 D	29.011 D
29.004 A	29.008 D	29.012 D

30. Antipholgistica

30.001 C	30.005 E	30.009 E
30.002 D	30.006 E	30.010 D
30.003 A	30.007 B	30.011 B
30.004 C	30.008 E	

31. Arzneimittel zur Behandlung der Gicht

31.001 E	31.004 D	31.007 D
31.002 C	31.005 B	
31.003 A	31.006 B	

32. Hypophysenvorderlappenhormone

32.001 B	32.004 A	32.007 D
32.002 E	32.005 E	32.008 E
32.003 C	32.006 A	

33. Hypophysenhinterlappenhormone

33.001 B	33.004 C	33.007 D
33.002 B	33.005 C	33.008 C
33.003 B	33.006 B	

34. Schilddrüsenhorme und Thyreostatica

34.001 A	34.006 C	34.011 A
34.002 E	34.007 A	34.012 B
34.003 C	34.008 C	34.013 D
34.004 B	34.009 D	34.014 C
34.005 D	34.010 C	

35. Corticoide

35.001 C	35.009 D	35.017 A
35.002 B	35.010 A	35.018 A
35.003 A	35.011 A	35.019 A
35.004 E	35.012 C	35.020 E
35.005 E	35.013 D	35.021 E
35.006 D	35.014 A	35.022 C
35.007 A	35.015 B	35.023 A
35.008 B	35.016 D	35.024 C

36. Insulin und orale Antidiabetica

36.001 D	36.008 C	36.015 C
36.002 D	36.009 A	36.016 D
36.003 A	36.010 A	36.017 D
36.004 B	36.011 C	36.018 A
36.005 C	36.012 D	36.019 C
36.006 E	36.013 B	
36.007 C	36.014 C	

37. Sexualhormone

37.001 E	37.006 D	37.011 E
37.002 E	37.007 C	37.012 C
37.003 E	37.008 B	37.013 D
37.004 B	37.009 A	37.014 B
37.005 D	37.010 D	37.015 E

38. Vitamin D (D-Hormon), z.B. 1,25-Dihydroxycholecalci-ferol

38.001 B	38.005 A	38.009 D
38.002 A	38.006 B	38.010 A
38.003 C	38.007 D	38.011 A
38.004 B	38.008 C	

39. Fluorid

39.001 D

40. Chemotherapeutica

40.001 E	40.011 C	40.021 C
40.002 C	40.012 A	40.022 E
40.003 A	40.013 B	40.023 B
40.004 B	40.014 B	40.024 D
40.005 B	40.015 D	40.025 A
40.006 B	40.016 D	40.026 D
40.007 D	40.017 C	40.027 D
40.008 C	40.018 D	40.028 B
40.009 C	40.019 C	40.029 B
40.010 D	40.020 A	40.030 B

40.031 B	40.064 B	40.097 B
40.032 B	40.065 A	40.098 D
40.033 D	40.066 C	40.099 B
40.034 B	40.067 C	40.100 A
40.035 A	40.068 A	40.101 D
40.036 C	40.069 E	40.102 C
40.037 E	40.070 C	40.103 E
40.038 E	40.071 B	40.104 B
40.039 C	40.072 B	40.105 C
40.040 D	40.073 A	40.106 A
40.041 C	40.074 C	40.107 E
40.042 D	40.075 D	40.108 C
40.043 A	40.076 B	40.109 D
40.044 E	40.077 C	40.110 B
40.045 D	40.078 A	40.111 D
40.046 B	40.079 E	40.112 D
40.047 B	40.080 A	40.113 A
40.048 B	40.081 E	40.114 A
40.049 C	40.082 C	40.115 E
40.050 C	40.083 D	40.116 E
40.051 A	40.084 D	40.117 B
40.052 C	40.085 C	40.118 C
40.053 E	40.086 C	40.119 E
40.054 D	40.087 C	40.120 A
40.055 E	40.088 D	40.121 D
40.056 D	40.089 D	40.122 B
40.057 B	40.090 A	40.123 A
40.058 E	40.091 C	40.124 E
40.059 A	40.092 E	40.125 B
40.060 E	40.093 B	
40.061 D	40.094 E	
40.062 D	40.095 B	
40.063 A	40.096 E	

41. Cytostatica

41.001 D	41.007 C	41.013 D
41.002 A	41.008 E	41.014 C
41.003 C	41.009 B	41.015 E
41.004 D	41.010 A	41.016 D
41.005 A	41.011 D	41.017 C
41.006 B	41.012 A	41.018 A

42. Chemische Carcinogenese

42.001 A	42.003 E
42.002 C	42.004 A

43. Wichtige Gifte und Vergiftungen

43.001 D	43.036 C	43.071 B
43.002 D	43.037 B	43.072 E
43.003 D	43.038 D	43.073 E
43.004 C	43.039 D	43.074 C
43.005 C	43.040 B	43.075 D
43.006 A	43.041 C	43.076 E
43.007 E	43.042 E	43.077 A
43.008 C	43.043 D	43.078 B
43.009 C	43.044 E	43.079 C
43.010 B	43.045 A	43.080 D
43.011 D	43.046 A	43.081 B
43.012 B	43.047 A	43.082 A
43.013 A	43.048 D	43.083 D
43.014 E	43.049 A	43.084 B
43.015 C	43.050 B	43.085 A
43.016 C	43.051 B	43.086 C
43.017 C	43.052 E	43.087 E
43.018 A	43.053 C	43.088 B
43.019 B	43.054 D	43.089 C
43.020 E	43.055 A	43.090 D
43.021 A	43.056 C	43.091 B
43.022 E	43.057 B	43.092 E
43.023 C	43.058 A	43.093 D
43.024 A	43.059 D	43.094 C
43.025 C	43.060 E	43.095 B
43.026 D	43.061 E	43.096 D
43.027 C	43.062 B	43.097 D
43.028 B	43.063 C	43.098 A
43.029 B	43.064 D	43.099 B
43.030 D	43.065 A	43.100 C
43.031 B	43.066 E	43.101 A
43.032 E	43.067 B	43.102 D
43.033 C	43.068 A	43.103 E
43.034 C	43.069 C	43.104 C
43.035 A	43.070 C	43.105 B

44. Vitamine

44.001 D	44.012 B	44.023 D
44.002 A	44.013 E	44.024 B
44.003 E	44.014 E	44.025 C
44.004 C	44.015 A	44.026 E
44.005 B	44.016 C	44.027 B
44.006 A	44.017 D	44.028 D
44.007 D	44.018 E	44.029 A
44.008 B	44.019 B	44.030 B
44.009 D	44.020 A	44.031 B
44.010 E	44.021 C	
44.011 A	44.022 D	

45. Haut

45.001 B	45.005 A	45.009 E
45.002 A	45.006 A	45.010 A
45.003 A	45.007 C	45.011 C
45.004 A	45.008 E	45.012 A

46. Diagnostica

46.001 A	46.006 B	46.011 D
46.002 E	46.007 C	46.012 E
46.003 D	46.008 E	46.013 A
46.004 E	46.009 C	
46.005 A	46.010 B	

Anhang
Fragen des Instituts
für Medizinische und Pharmazeutische
Prüfungsfragen (IMPP) in Mainz

1. Allgemeine Pharmakologie

1.01   1.1.3   Fragentyp A

Welche Aussage trifft zu?

Die therapeutische Breite eines Arzneimittels wird bestimmt durch

(A) den Schweregrad der unerwünschten Wirkungen

(B) den Abstand der Dosiswirkungskurven für die therapeutische und die toxische Wirkung des Arzneimittels

(C) den Metabolismus des Arzneimittels

(D) die Art der Reaktion mit dem Rezeptor

(E) die renale Eliminationsgeschwindigkeit

1.02   1.1.3   Fragentyp A

Welche Aussage trifft zu?

Unter der therapeutischen Breite eines Arzneimittels
versteht man

(A) das Spektrum der Krankheiten, die durch das
Arzneimittel erfolgreich behandelt werden können

(B) das Verhältnis von erwünschten Wirkungen zu unerwünschten Nebenwirkungen

(C) den für die therapeutische Anwendung üblichen
Dosisbereich (niedrigste bis höchstzulässige
Dosis)

(D) den Abstand der therapeutisch wirksamen Dosis
(Konzentration) von der toxisch wirksamen Dosis
(Konzentration)

(E) den Abstand zwischen eben wirksamer Dosis (Konzentration) = "Schwellendosis" und der für eine
volle therapeutische Wirkung erforderlichen Dosis
(Konzentration) = "Vollwirkdosis"

1.03	1.2.2	Fragentyp A

Welche Aussage trifft zu?

Systemisch wirkende Arzneimittel mit starker lokaler Reizwirkung werden am besten verabreicht

(A) intraarteriell

(B) intravenös

(C) intramuskulär

(D) subcutan

(E) rektal

1.04	1.4.1	Fragentyp A

Welche Aussage trifft zu?

Alkalisierung des Harnes verbessert die renale Ausscheidung von

(A) Acetylsalicylsäure

(B) Amphetamin (Benzedrin[R])

(C) Atropin

(D) Pethidin (Dolantin[R])

(E) Morphin

1.05	1.3.3	Fragentyp A

Welches der folgenden Arzneimittel führt auch bei wiederholter, mehrtägiger Anwendung nicht zur Induktion mikrosomaler Enzyme?

(A) Phenytoin (Zentropil[R])

(B) Rifampicin

(C) Phenobarbital (Luminal[R])

(D) Penicillin G

(E) Chloralhydrat (Chloraldurat[R])

1.06   **1.1.3**   Fragentyp C

Die "therapeutische Breite" eines Medikaments ist durch
das Verhältnis LD 50/ED 50 ausreichend charakterisiert,

<u>weil</u>

die Dosiswirkungskurven für den therapeutischen und
den toxischen Effekt eines Medikamentes immer parallel
verlaufen und sich nicht überlappen.

1.07   **1.2.1**   Fragentyp C

Mit zunehmendem Ionisationsgrad verteilen sich Pharmaka
schneller zwischen extrazellulärem und intrazellulärem
Flüssigkeitsraum,

<u>weil</u>

Pharmaka mit zunehmendem Ionisationsgrad wasserlöslicher
werden.

1.08   **1.3.1**   Fragentyp D

Beim oxidativen Umbau von Pharmaka in der Leber

(1) können Metabolite entstehen, die die gleiche
    pharmakologische Wirkung haben wie das Ausgangs-
    produkt

(2) entstehen meist Metabolite höherer Wasserlöslichkeit

(3) entstehen aus unwirksamen Substanzen auch wirksame
    Metabolite

(4) entstehen immer unwirksame Metabolite

(A) nur 4 ist richtig

(B) nur 1 und 3 sind richtig

(C) nur 2 und 4 sind richtig

(D) nur 1, 2 und 3 sind richtig

(E) 1-4= alle sind richtig

1.09	1.4.1	Fragentyp D

Welche Eigenschaft(en) eines Arzneimittels erschwert
(erschweren) seine Ausscheidung durch die Niere?

(1) Starke Ionisation in der Tubulusflüssigkeit

(2) Hohe Lipidlöslichkeit

(3) Hohe Umwandlungsrate zum Glucuronid

(4) Bindung eines großen Anteils an Plasmaproteine

(A) nur 4 ist richtig

(B) nur 1 und 3 sind richtig

(C) nur 2 und 4 sind richtig

(D) nur 1, 2 und 3 sind richtig

(E) 1-4= alle sind richtig

1.10	1.4.1	Fragentyp D

Welche Eigenschaften eines Arzneimittels begünstigen
seine Ausscheidung durch die Niere?

(1) geringe Lipidlöslichkeit

(2) geringe Ionisation in der Tubulusflüssigkeit

(3) hohe Umwandlungsrate zum Glucuronid

(4) hohes Molekulargewicht

(A) nur 4 ist richtig

(B) nur 1 und 3 sind richtig

(C) nur 2 und 4 sind richtig

(D) nur 1, 2 und 3 sind richtig

(E) 1-4= alle sind richtig

1.11	1.8	Fragentyp D

Welche Arzneimittel können bei Patienten mit genetisch
bedingtem Mangel an Glucose-6-phosphat-Dehydrogenase
hämolytische Reaktionen auslösen?

(1) Phenacetin

(2) Antimalariamittel (z.B. Primaquin)

(3) Sulfonamide

(4) herzwirksame Glykoside (z.B. Digoxin)

(A) nur 4 ist richtig

(B) nur 1 und 3 sind richtig

(C) nur 2 und 4 sind richtig

(D) nur 1, 2 und 3 sind richtig

(E) 1-4= alle sind richtig

1.12	1.2.1	Fragentyp D

Eine quarternäre Stickstoffverbindung (z.B. d-Tubo-
curarin, Hexamethonium) mit guter Wasser- und schlechter
Lipidlöslichkeit zeigt folgendes pharmakokinetisches
Verhalten:

(1) schlechte enterale Resorption

(2) schlechte Penetration in das Zentralnervensystem

(3) schlechtes Eindringen in den Intrazellulärraum

(4) schlechte Ausscheidung über die Niere (Halbwertszeit von mehreren Tagen)

(A) nur 2 ist richtig

(B) nur 1 und 3 sind richtig

(C) nur 2 und 3 sind richtig

(D) nur 1, 2 und 3 sind richtig

(E) 1-4= alle sind richtig

2. *Sympathomimetika*

2.01   2.2.3   Fragentyp A

Welches Sympathomimetikum stimuliert nahezu ausschließlich adrenerge β-Rezeptoren?

(A) Adrenalin

(B) Noradrenalin

(C) Isoprenalin (Aludrin[R])

(D) Etilefrin (Effortil[R])

(E) Norfenefrin (Novadral[R])

2.02   2.4.5   Fragentyp A

Welches der folgenden Sympathomimetika hat bei therapeutischer Anwendung eine zentral erregende Wirkung?

(A) Isoproterenol (Aludrin[R])

(B) Orciprenalin (Alupent[R])

(C) Ephedrin (Ephedrin Knoll[R])

(D) Salbutamol (Sultanol[R])

(E) Phenylephrin (Adrianol[R])

2.03   2.3.2   Fragentyp A

Welche Aussage trifft zu?

Der quantitativ wichtigste Inaktivierungsmechanismus für Noradrenalin nach seiner Freisetzung aus dem postganglionären sympathischen Neuron ist

(A) der Abbau durch die O-Methyltransferase

(B) die Aufnahme in die Blutbahn und renale Ausscheidung

(C) die Wiederaufnahme in das Neuron

(D) die Methylierung zu Adrenalin

(E) der Abbau durch Monoaminoxidase

| 2.04 | 2.2.2 | Fragentyp A |

Welche Aussage trifft zu?

Zur Abschwellung der Nasenschleimhaut bei lokaler
Anwendung eignet sich am besten

(A) Noradrenalin (Arterenol^R)

(B) Buphenin (Dilatol^R)

(C) Isoprenalin (Aludrin^R)

(D) Xylometazolin (Otriven^R)

(E) Orciprenalin (Alupent^R)

| 2.05 | 2.4.1 | Fragentyp A |

Welche Wirkung des Adrenalins ist ein Effekt auf
adrenerge α-Rezeptoren?

(A) Steigerung der Koronardurchblutung

(B) Abnahme der peripheren Durchblutung

(C) Erschlaffung der Bronchialmuskulatur

(D) Steigerung der Herzfrequenz

(E) Steigerung der Kontraktionskraft der Herz-
    muskulatur

| 2.06 | 2.4.5 | Fragentyp A |

Welches der folgenden Sympathomimetika hat die
stärksten zentralerregenden Wirkungen?

(A) Adrenalin (Suprarenin^R)

(B) Ephedrin (Ephetonin^R)

(C) Isoprenalin (Aludrin^R)

(D) Methamphetamin (Pervitin^R)

(E) Noradrenalin (Arterenol^R)

2.07   2.4.6   Fragentyp A

Welche Aussage trifft zu?

Eine Tachyphylaxie ist zu erwarten bei kurzfristig
wiederholter Anwendung von

(A) Hexobarbital

(B) Digitoxin

(C) d-Tubocurarin

(D) Ephedrin

(E) Penicillin G

2.08   2.2.1   Fragentyp A

Welche Aussage trifft zu?

Die erste medikamentöse Maßnahme beim schweren anaphylaktischen Schock besteht in der Applikation von

(A) Natriumbikarbonat

(B) Calcium

(C) Antihistaminika

(D) Adrenalin

(E) Glucocorticoiden

2.09   2.4.6   Fragentyp A

Welche Aussage trifft zu?

Cocainartig wirkende Arzneimittel verstärken die Wirkung von injiziertem Noradrenalin auf den Blutdruck
durch

(A) Hemmung des Abbaus von Noradrenalin durch Monoamin-
    oxidase

(B) Hemmung der Methylierung von Noradrenalin in die
    Catecholamin-O-Methyltransferase

(C) Hemmung der Aufnahme von Noradrenalin in die
    adrenerge Nervenfaser

(D) Sensibilisierung des Rezeptors durch Konformations-
    änderung

(E) Hemmung der durch Noradrenalin ausgelösten,
    reflektorischen Aktivierung des Parasympathikus

2.10	2.4	Fragentyp C

Clonidin (Catapresan^R) bewirkt eine Verminderung des
Herzzeitvolumens,

<u>weil</u>

Clonidin (Catapresan^R) die Herzfrequenz senkt.

2.11	2.4.2	Fragentyp D

Die Stimulation adrenerger β-Rezeptoren führt zur

(1) Erschlaffung der Bronchialmuskulatur

(2) Erschlaffung der Uterusmuskulatur

(3) Beschleunigung der Herzfrequenz

(4) Konstriktion der Koronararteriolen

(A) nur 4 ist richtig

(B) nur 1 und 3 sind richtig

(C) nur 2 und 4 sind richtig

(D) nur 1, 2 und 3 sind richtig

(E) 1-4= alle sind richtig

Noradrenalin löst bei intravenöser Zufuhr beim Menschen und am Versuchstier eine Bradykardie aus.

Unter welchen Bedingungen führt eine Noradrenalin-infusion nicht mehr zur Abnahme sondern zu einer Zunahme der Herzfrequenz?

(1) nach Vagusdurchschneidung

(2) nach Hemmung der Acetylcholinesterase

(3) nach Atropin

(4) nach Vorbehandlung mit Reserpin

(A) nur 4 ist richtig

(B) nur 1 und 3 sind richtig

(C) nur 2 und 4 sind richtig

(D) nur 1, 2 und 3 sind richtig

(E) 1-4= alle sind richtig

Welche Wirkung(en) hat eine Infusion von Noradrenalin?

(1) Steigerung des diastolischen Blutdrucks

(2) Reflektorische Abnahme der Herzfrequenz

(3) Steigerung des systolischen Blutdrucks

(4) Drucksenkung in der Arteria pulmonalis

(A) nur 3 ist richtig

(B) nur 1 und 3 sind richtig

(C) nur 2 und 4 sind richtig

(D) nur 1, 2 und 3 sind richtig

(E) 1-4= alle sind richtig

2.14	2.4	Fragentyp D

Intramuskuläre Injektion von Adrenalin (Suprarenin[R])
bewirkt eine

(1) Steigerung der Blutglucose-Konzentration

(2) Bronchokonstriktion

(3) Konstriktion der Hautgefäße

(4) Verengerung der Pupillen

(A) nur 4 ist richtig

(B) nur 1 und 3 sind richtig

(C) nur 2 und 4 sind richtig

(D) nur 1, 2 und 3 sind richtig

(E) 1-4= alle sind richtig

2.15	2.4.5	Fragentyp D

Durch welche Sympathomimetika ist eine direkte zentralerregende Wirkung auszulösen?

(1) Isoprenalin (Aludrin[R])

(2) Orciprenalin (Alupent[R])

(3) Noradrenalin (Arterenol[R])

(4) Amphetamin (Benzedrin[R])

(A) nur 4 ist richtig

(B) nur 1 und 3 sind richtig

(C) nur 2 und 4 sind richtig

(D) nur 1, 2 und 3 sind richtig

(E) 1-4= alle sind richtig

2.16   2.2.4   Fragentyp D

Auf welche(n) Befund(e) stützt sich die Vorstellung,
daß Tyramin ein indirekt wirkendes Sympathomimetikum
ist?

(1) Tyramin besitzt keine Wirkung am chronisch
    sympathisch denervierten Organ

(2) Erst nach Metabolisierung (β-Hydroxylierung) wirkt
    Tyramin sypathomimetisch?

(3) Tyramin wirkt nicht nach Behandlung eines Versuchs-
    tieres mit hohen Dosen von Reserpin

(4) Tyramin hemmt die Monoaminoxidase und führt dadurch
    zu einer Vermehrung von Noradrenalin an den
    Rezeptoren

(A) nur 4 ist richtig

(B) nur 1 und 3 sind richtig

(C) nur 2 und 4 sind richtig

(D) nur 1, 2 und 3 sind richtig

(E) 1-4= alle sind richtig

2.17   2.2.4   Fragentyp D

Die Wirkung indirekter Sympathomimetika (z.B. Tyramin)
ist gekennzeichnet durch

(1) eine Erhöhung der Konzentration von Noradrenalin am
    Rezeptor

(2) Ausbleiben der Wirkung an chronisch denervierten
    Organen

(3) Tachyphylaxie bei wiederholter Anwendung

(4) eine reflektorische Aktivierung des efferenten
    sympathischen Systems

(A) nur 4 ist richtig

(B) nur 1 und 3 sind richtig

(C) nur 2 und 4 sind richtig

(D) nur 1, 2 und 3 sind richtig

(E) 1-4= alle sind richtig

3. Sympatholytika (Rezeptorenblocker)

3.01   3.1.2   Fragentyp A

Welche Aussage trifft zu?

Eine Umkehr der Adrenalinwirkung auf den Blutdruck erfolgt nach Vorausgabe von

(A) Physostigmin

(B) Nikotin

(C) Muskarin

(D) Atropin

(E) Phentolamin

3.02   3.2.2   Fragentyp A

Welche Aussage trifft zu?

Propranolol (Dociton^R)

(A) fördert die AV-Überleitung am Herzen

(B) wirkt positiv inotrop

(C), bewirkt eine Tachykardie

(D) kann eine Bronchokonstriktion auslösen

(E) vermindert den Tonus der Darmmuskulatur

3.03   3.2.2   Fragentyp C

Beim Status asthmaticus ist die Gabe von Beta-Rezeptorenblockern notwendig,

<u>weil</u>

die Pulsfrequenz beim Status asthmaticus stark erhöht ist.

3.04 3.1.2 Fragentyp D

Phentolamin (Regitin^R) hemmt die blutdrucksteigernde Wirkung von

(1) Adrenalin (Suprarenin^R)

(2) Noradrenalin (Arterenol^R)

(3) Norfenefrin (Novadral^R)

(4) Vasopressin (Tonephin^R)

(A) nur 4 ist richtig

(B) nur 1 und 3 sind richtig

(C) nur 2 und 4 sind richtig

(D) nur 1, 2 und 3 sind richtig

(E) 1-4= alle sind richtig

3.05 3.2.1 Fragentyp D

Welches Sympatholyticum führt zu einer selektiven Ausschaltung der adrenergen β-Rezeptoren?

(1) Propranolol (Dociton^R)

(2) Phentolamin (Regitin^R)

(3) Alprenolol (Aptin^R)

(4) Phenoxybenzamin (Dibenzylin^R)

(A) nur 4 ist richtig

(B) nur 1 und 3 sind richtig

(C) nur 2 und 4 sind richtig

(D) nur 1, 2 und 3 sind richtig

(E) 1-4= alle sind richtig

3.06 3.2.2 Fragentyp D

Eine Blockade adrenerger β-Rezeptoren durch Propranolol (Dociton^R) ist therapeutisch verwertbar bei

(1) Asthma bronchiale

(2) koronarer Herzkrankheit

(3) manifester Herzinsuffizienz

(4) Tachykardie bei Hyperthyreose

(A) nur 4 ist richtig

(B) nur 1 und 3 sind richtig

(C) nur 2 und 4 sind richtig

(D) nur 1, 2 und 3 sind richtig

(E) 1-4= alle sind richtig

3.07	3.2.2	Fragentyp D

Der β-Rezeptorenblocker Propranolol (Dociton[R]) bewirkt
am Herzen eine Abnahme

(1) der Kontraktionskraft

(2) des Coronarflusses

(3) der Frequenz

(4) der AV-Erregungsleitungsgeschwindigkeit

(A) nur 4 ist richtig

(B) nur 1 und 3 sind richtig

(C) nur 2 und 4 sind richtig

(D) nur 1, 2 und 3 sind richtig

(E) 1-4= alle sind richtig

Blockade der Beta-Rezeptoren durch Propranolol (Doci-ton[R]) bewirkt eine Steigerung

(1) der Herzfrequenz

(2) des systolischen Blutdrucks

(3) der Kontraktionskraft des Herzens

(4) des Atemwegwiderstandes

(A) nur 4 ist richtig

(B) nur 1 und 3 sind richtig

(C) nur 2 und 4 sind richtig

(D) nur 1, 2 und 3 sind richtig

(E) 1-4= alle sind richtig

4. Antihypertensiva

4.01	4.1.1	Fragentyp A

Welches der folgenden Pharmaka bewirkt eine Abnahme der Noradrenalin-Konzentration in den Speichergranula der sympathischen Neurone?

(A) Clonidin (Catapresan[R])

(B) Dihydroergotamin (Dihydergot[R])

(C) Propranolol (Dociton[R])

(D) Dihydralazin (Nepresol[R])

(E) Guanethidin (Ismelin[R])

4.02	4.1.2	Fragentyp A

Welche Aussage trifft zu?

Bei einem Patienten, der mit Guanethidin (Ismelin[R]) behandelt wird, ist eine Injektion von Adrenalin

(A) unwirksam

(B) verstärkt wirksam

(C) nur β-Rezeptoren erregend wirksam

(D) nur α-Rezeptoren erregend wirksam

(E) vermindert wirksam

4.03   4.1.2   Fragentyp A

Welche Wirkung am peripheren sympathischen Nervensystem ist charakteristisch für Reserpin (Serpasil^R)?

(A) Entleerung der Speicher für Noradrenalin

(B) Kompetitive Blockade adrenerger Rezeptoren

(C) Bildung eines falschen Transmitters im sympathischen
    System

(D) Hemmung der ganglionären Übertragung von Impulsen
    im sympatischen System

(E) Bindung und Inaktivierung von Noradrenalin im
    synaptischen Spalt

4.04   4.1.2   Fragentyp A

Welche Substanz wirkt vorwiegend durch eine direkte
gefäßerweiternde Wirkung und nicht durch Beeinflussung
des Sympathikus blutdrucksenkend?

(A) Reserpin (Sedaraupin^R)

(B) Guanethidin (Ismelin^k)

(C) Clonidin (Catapresan^R)

(D) α-Methyl-DOPA (Presinol^R)

(E) Dihydralazin (Nepresol^R)

4.05   4.1.5   Fragentyp C

Bei längerer Anwendung hoher Dosen von Reserpin können
extrapyramidale Störungen auftreten,

weil

unter der Behandlung mit Reserpin ein Überwiegen des
Parasympathikus gegenüber dem Sympathikus resultiert.

5. Parasympathomimetika

5.01   5.3.1   Fragentyp A

Welcher Hemmstoff der Acetylcholinesterase dringt gut in das Zentralnervensystem ein und ist aufgrund seiner Wirkungsdauer von einigen Stunden zur Therapie von zentralnervösen Vergiftungssymptomen nach Anticholinergika (z.B. Atropin, trizyklische Antidepressiva) geeignet?

(A) Neostigmin (Prostigmin^R)

(B) Pyridostigmin (Mestinon^R)

(C) Physostigmin (Eserin)

(D) Diisopropylfluorophosphat (DFP)

(E) Paraoxon (E 600)

5.02   5.3.3   Fragentyp A

Welche Aussage trifft zu?

Die Anwendung von Neostigmin (Prostigmin^R) bei der Behandlung der Myasthenia gravis bewirkt eine

(A) Freisetzung von endogenem Acetylcholin

(B) Aktivierung der Stell- und Haltereflexe im Rückenmark und Zentralnervensystem

(C) Verzögerung der Wiederaufnahme von freigesetztem Acetylcholin in die Gewebs-Speicher

(D) direkte Erregung des Rezeptors der neuromuskulären Endplatte

(E) Hemmung des Abbaues von freigesetzem Acetylcholin

5.03	5.4	Fragentyp C

Pilocarpin ist zur systemischen Anwendung nicht
geeignet,

<u>weil</u>

Pilocarpin zu ausgeprägter Bradykardie mit Blutdruckabfall führen kann.

5.04	5.3.3	Fragentyp C

Indirekt wirkende Parasympathomimetika antagonisieren
die durch d-Tubocurarin hervorgerufene Skelettmuskelrelaxation,

<u>weil</u>

indirekt wirkende Parasympathomimetika die aus den
motorischen Nervenendigungen freigesetzte Menge von
Acetylcholin steigern.

5.05	5.1	Fragentyp D

Welche der folgenden Stoffe wirken auf einen Acetyl-
cholin-Rezeptor?

(1) Nikotin

(2) Muscarin

(3) Atropin

(4) Pilocarpin

(A) nur 1, 2 und 3 sind richtig

(B) nur 1, 2 und 4 sind richtig

(C) nur 1, 3 und 4 sind richtig

(D) nur 2, 3 und 4 sind richtig

(E) 1-4= alle sind richtig

5.06   5.4   Fragentyp D

Welche Reaktion auf Acetylcholin ist durch Atropin spezifisch zu hemmen?

(1) Kontraktion der Darmmuskulatur

(2) Speichelsekretion

(3) Senkung der Herzfrequenz

(4) Akkommodationskrampf am Auge

(A) nur 4 ist richtig

(B) nur 1 und 3 sind richtig

(C) nur 2 und 4 sind richtig

(D) nur 1, 2 und 3 sind richtig

(E) 1-4= alle sind richtig

5.07   5.3   Fragentyp D

Bei welchem(n) der folgenden Stoffe beruht die therapeutische Wirkung auf einer Hemmung der Acetylcholinesterase?

(1) Carbaminoylcholin = Carbachol (Doryl[R])

(2) Pilocarpin

(3) Atropin

(4) Neostigmin (Prostigmin[R])

(A) nur 4 ist richtig

(B) nur 1 und 3 sind richtig

(C) nur 2 und 4 sind richtig

(D) nur 1, 2 und 3 sind richtig

(E) 1-4 = alle sind richtig

5.08   5.4   Fragentyp D

Verabreichung von Carbachol = Carbaminoylcholin (Doryl^R) bewirkt

(1) Bronchialerweiterung

(2) Tonussteigerung im Magendarmtrakt

(3) Mydriasis

(4) Bradykardie

(A) nur 4 ist richtig

(B) nur 1 und 3 sind richtig

(C) nur 2 und 4 sind richtig

(D) nur 1, 2 und 3 sind richtig

(E) 1-4 = alle sind richtig

5.09   5.4   Fragentyp D

Typische Symptome bei einer Vergiftung durch Cholin-
esterasehemmstoffe (z.B. Nitrostigmin, Parathion)
sind:

(1) Tonussteigerung des Darmes und Diarrhoe

(2) Zunahme der Speichelsekretion

(3) enge Pupille Miosis

(4) respiratorische Alkalose

(A) nur 3 ist richtig

(B) nur 1 und 2 sind richtig

(C) nur 2 und 3 sind richtig

(D) nur 1, 2 und 3 sind richtig

(E) 1-4 = alle sind richtig

5.10   5.4   Fragentyp A

Welche Aussage trifft zu?

Zur Verbesserung des Abflusses von Kammerwasser wird
therapeutisch verwendet:

(A) Papaverin

(B) Isoproterenol

(C) Atropin

(D) Pilocarpin

(E) Ergotamin

6. Parasympatholytika

6.01   6.1.1   Fragentyp A

Welches der folgenden Parasympatholytika ist zur Anwendung für eine diagnostische Pupillenerweiterung am besten geeignet?

(A) Homatropin

(B) Methylatropin

(C) Scopolamin

(D) Atropinsulfat

(E) Butylscopolamin (Buscopan[R])

6.02   6.2   Fragentyp A

Die Wirkungen welcher Substanz können durch Atropin spezifisch aufgehoben werden?

(A) Noradrenalin (Arterenol[R])

(B) Reserpin (Sedaraupin[R])

(C) Carbachol (Doryl[R])

(D) d-Tubocurarin (Curarin "Asta"[R])

(E) Pethidin (Dolantin[R])

6.03   6.3   Fragentyp A

Welche Aussage trifft zu?

Papaverin verdankt seine entspannende Wirkung an der glatten Muskulatur von Magen und Darm

(A) einer Hemmung der Freisetzung von Acetylcholin in der parasympathischen Nervenendigung

(B) einer zentralen, analgetischen Wirkung, die zur Abnahme der Abwehrspannung führt

(C) einer kompetitiven Hemmung der Wirkung von
    Acetylcholin auf cholinerge Rezeptoren

(D) einer Freisetzung von Noradrenalin aus den Speicher-
    granula der sympathischen Nervenendigung

(E) einer direkten Wirkung auf die glatte Muskelzelle

6.04   6.3   Fragentyp C

Papaverin bewirkt an der Darmmuskulatur eine Tonus-
abnahme,

weil

Papaverin die intramuralen Ganglien blockiert.

6.05   6.2   Fragentyp D

Typisch für eine Atropinvergiftung sind:

(1) Bronchospasmus
(2) Steigerung der Körpertemperatur
(3) Miosis
(4) Tachykardie

(A) nur 4 ist richtig
(B) nur 1 und 3 sind richtig
(C) nur 2 und 4 sind richtig
(D) nur 1, 2 und 3 sind richtig
(E) 1-4 = alle sind richtig

6.06	6.3	Fragentyp D

Welche Feststellungen über das Opiumalkaloid Papaverin
sind zutreffend?

Papaverin

(1) ist ein kompetitiver Antagonist des Acetylcholin
    am Rezeptor in parasympathisch innervierten
    Organen

(2) kann spastische Kontraktionen der glatten Muskulatur
    des Darms beseitigen

(3) löst eine physische Abhängigkeit und Sucht aus

(4) wird wegen seiner zentralen schmerzhemmenden Wirkung
    therapeutisch eingesetzt

(A) nur 2 ist richtig

(B) nur 1 und 4 sind richtig

(C) nur 2 und 3 sind richtig

(D) nur 1, 2 und 3 sind richtig

(E) 1-4 = alle sind richtig

6.07	6.2 7.1	Fragentyp D

Die Wirkung von welchem/n Stoff/en beruht auf einem
kompetitiven Antagonismus mit Acetylcholin?

(1) d-Tubocurarin

(2) Prostigmin (Neostigmin^R)

(3) Atropin

(4) Muscarin

(A) nur 1 ist richtig

(B) nur 3 ist richtig

(C) nur 2 und 4 sind richtig

(D) nur 1 und 3 sind richtig

(E) 1-4 = alle sind richtig

6.08   6.2.1   Fragentyp D

Welche Wirkungen besitzt Atropin bei lokaler Anwendung
am Auge (z.B. Atropin-Augentropfen)

(1) Pupillenerweiterung (Mydriasis)

(2) Lähmung der quergestreiften externen Augenmuskulatur

(3) Akkomodationsstörung

(4) Senkung des Augeninnendrucks (bes. beim Glaukom)

(A) nur 4 ist richtig

(B) nur 1 und 3 sind richtig

(C) nur 2 und 4 sind richtig

(D) nur 1, 2 und 3 sind richtig

(E) 1-4 = alle sind richtig

7. Muskelrelaxantien und ganglionär wirksame Substanzen

7.01   7.1   Fragentyp A

Welche Aussage trifft zu?

Die muskelrelaxierende Wirkung von d-Tubocurarin beruht
hauptsächlich darauf, daß es

(A) die Synthese von Acetylcholin hemmt

(B) die Freisetzung von Acetylcholin hemmt

(C) den Abbau von Acetylcholin hemmt

(D) die Rezeptoren für Acetylcholin an der motorischen
    Endplatte kompetitiv besetzt

(E) durch Bindung von Ca^{++} den Rezeptor für Acetylcholin
    unerregbar macht

7.02   7.1.3   Fragentyp C

Neostigmin (Prostigmin[R]) kann die lähmende Wirkung von
d-Tubocurarin auf den Skelettmuskel aufheben,

weil

Neostigmin (Prostigmin[R]) wie Acetylcholin die Rezeptoren
der neuromuskulären Synapse erregt.

7.03   7.1.3   Fragentyp C

Das indirekt wirkende Parasympathomimetikum Neostigmin
(Prostigmin[R]) kann die durch d-Tubocurarin hervorgerufene
Skelettmuskelrelaxation antagonisieren,

weil

das indirekt wirkende Parasympathomimetikum Neostigmin
(Prostigmin[R]) die Freisetzung von Acetylcholin steigert.

7.04	7.2.1	Fragentyp D

Welche der folgenden Muskelrelaxantien haben bei einem
Mangel an Serum-Cholinesterase eine erheblich verlängerte
Wirkung?

(1) d-Tubocurarin

(2) Pancuronium (Pavulon[R])

(3) Alcuroniumchlorid (Alloferin[R])

(4) Suxamethonium (Lysthenon[R])

(A) nur 4 ist richtig

(B) nur 1 und 3 sind richtig

(C) nur 2 und 4 sind richtig

(D) nur 1, 2 und 3 sind richtig

(E) 1-4 = alle sind richtig

7.05	7.1.2	Fragentyp D

Welche Aussagen kennzeichnen die Wirkung von d-Tubocurarin an der neuromuskulären Synapse?

(1) d-Tubocurarin löst eine Depolarisation und dadurch
    eine Lähmung der Skelettmuskulatur aus.

(2) d-Tubocurarin hemmt auch in hohen Dosen die Atem-
    muskulatur nicht, so daß eine Überdosierung nur in
    Ausnahmefällen eine künstliche Beatmung erforderlich
    macht.

(3) Die hemmende Wirkung von d-Tubocurarin erstreckt
    sich nicht nur auf die Motorik, sondern auch auf
    das Sensorium, so daß es auch zu einer Hemmung der
    Schmerzwahrnehmung kommt.

(4) Die Wirkung von d-Tubocurarin auf die neuromuskuläre
    Synapse kann durch Gabe von Hemmstoffen der Acetyl-
    cholinesterase, z.B. von Neostigmin, abgeschwächt
    werden.

(A) nur 4 ist richtig

(B) nur 1 und 3 sind richtig

(C) nur 1 und 4 sind richtig

(D) nur 1, 2 und 3 sind richtig

(E) nur 1, 3 und 4 sind richtig

Prüfen Sie die folgenden Aussagen:

Nikotin

(1) wird sehr gut resorbiert und dringt sehr schnell
    in das ZNS ein

(2) kann sowohl sympathische als auch parasympathische
    Ganglien erregen

(3) führt in höheren Dosen zu einer Unterbrechung der
    ganglionären Übertragung (Ganglienblock)

(4) wird im Organismus nicht verstoffwechselt, reichert
    sich im Fettgewebe an und kumuliert leicht

(A) nur 4 ist richtig

(B) nur 1 und 3 sind richtig

(C) nur 2 und 4 sind richtig

(D) nur 1, 2 und 3 sind richtig

(E) 1-4 = alle sind richtig

8. Lokalanästhetika

| 8.01 | 8.2.2 | Fragentyp A |

Welche Aussage trifft zu?

Das Lokalanästhetikum Procain (Novocain[R]) wird vorwiegend inaktiviert durch

(A) hydroxylierende mikrosomale Enzyme der Leber

(B) Glucuronyltransferasen

(C) Esterasen

(D) Methyltransferasen

(E) Phosphatasen

| 8.02 | 8.1 | Fragentyp C |

Cocain hat zusätzlich zu seiner lokalanästhetischen Wirkung einen sympatholytischen Effekt,

<u>weil</u>

Cocain die Aufnahme von Noradrenalin in die adrenergen Nervenendigungen hemmt.

| 8.03 | 8.4.2 | Fragentyp C |

Lidocain (Xylocain[R]) darf im Gegensatz zu Tetracain (Pantocain[R]) auch intravenös injiziert werden,

<u>weil</u>

Lidocain (Xylocain[R]) im Gegensatz zu Tetracain (Pantocain[R]) keine zentralnervöse Nebenwirkung besitzt.

8.04	8.4	Fragentyp D

Akute systemische toxische Wirkungen der Lokalanästhetika äußern sich in Störungen der Funktion des

(1) Herzens

(2) Darmes

(3) Zentralnervensystems

(4) Skelettmuskels

(A) nur 4 ist richtig

(B) nur 1 und 3 sind richtig

(C) nur 2 und 4 sind richtig

(D) nur 1, 2 und 3 sind richtig

(E) 1-4 = alle sind richtig

8.05	8.4	Fragentyp D

Welche typischen Symptome einer Vergiftung können erwartet werden, wenn versehentlich Lokalanästhetika in größerer Menge in den Blutkreislauf gelangt sind?

(1) Krämpfe

(2) hypertone Krise

(3) Herzrhythmusstörungen

(4) atonischer Ileus

(A) nur 4 ist richtig

(B) nur 1 und 3 sind richtig

(C) nur 2 und 4 sind richtig

(D) nur 1, 2 und 3 sind richtig

(E) 1-4 = alle sind richtig

Bei einer Infiltrationsanästhesie mit Lokalanästhetika
kann bei völliger Schmerzausschaltung die Druck- und
Berührungsempfindung noch erhalten sein,

weil

Lokalanästhetika nur die Leitung in Schmerzfasern unter-
brechen und andere sensible Fasern nicht beeinflussen.

9. Antifibrillatorische Substanzen

9.01   9.1   Fragentyp A

Welche als Lokalanästhetikum verwendete Substanz ist
aufgrund ihrer Wirkung am Herzen und ihrer pharmako-
kinetischen Eigenschaften als Antiarrhythmikum zur Unterdrückung ventrikulärer Erregungsbildung am Herzen mittels
i.v.-Infusion geeignet?

(A) Procain (Novocain^R)

(B) Lidocain (Xylocain^R)

(C) Tetracain (Pantocain^R)

(D) Mepivacain (Scandicain^R)

(E) keine der genannten

9.02   9.3.1   Fragentyp A

Welches der folgenden Medikamente ist bei einem Patienten
mit akut auftretenden ventrikulären Extrasystolen und
Kammertachykardien nach einem Herzinfarkt zur Rhythmus-
stabilisierung am geeignetsten?

(A) Carbocromen (Intensain^R)

(B) hochdosierte Corticosteroide

(C) Orciprenalin (Alupent^R)

(D) Chinidin

(E) Lidocain (Xylocain^R)

9.03   9.3.1   Fragentyp D

Welche der genannten Substanzen vermag die AV-Über-
leitungsgeschwindigkeit am Herzen zu vermindern?

(1) Chinidin

(2) Propranolol (Dociton^R)

(3) Digitoxin

(4) Isoproterenol (Aludrin^R)

(A) nur 4 ist richtig

(B) nur 1 und 3 sind richtig

(C) nur 2 und 4 sind richtig

(D) nur 1, 2 und 3 sind richtig

(E) 1-4 = alle sind richtig

9.04	9.3		Fragentyp A

Welchen Einfluß haben Chinidin und Procainamid auf die
genannten Funktionen des Ventrikelmyokards (+ = Zunahme;
- = Abnahme)

	Kontraktions-kraft	Erregungsleitungs-geschwindigkeit	Erreg-barkeit	Refrak-tärzeit
(A)	-	+	+	-
(B)	+	-	-	-
(C)	-	-	-	-
(D)	-	-	-	+
(E)	-	+	-	+

10. Herzwirksame Glykoside

10.01   10.3   Fragentyp A

Welches der folgenden herzwirksamen Glykoside hat die
geringste Abklingquote, also die stärkste Kumulationsneigung?

(A) Digoxin (Lanicor[R])

(B) β-Methyldigoxin (Lanitop[R])

(C) Strophanthin (Kombetin[R])

(D) Lanatosid C (Cedilanid[R])

(E) Digitoxin (Digimerck[R])

10.02   10.4   Fragentyp C

Herzwirksame Glykoside wirken am Herzmuskel positiv
inotrop,

<u>weil</u>

herzwirksame Glykoside die adrenergen β-Rezeptoren
des Herzens erregen.

10.03   10.2   Fragentyp C

Die nach Abspaltung des Zuckeranteils aus den Digitalisglykosiden entstehenden Genine (z.B. Digitoxigenin aus
Digitoxin) besitzen keine positiv inotrope Wirkung,

<u>weil</u>

der Zuckeranteil der Digitalisglykoside die funktionell
aktive Gruppe für die positiv inotrope Wirkung ist.

10.04	10.5	Fragentyp D

Welche der folgenden Symptome können bei der Überdosierung von herzwirksamen Glykosiden auftreten?

(1) Erbrechen

(2) Herzrhythmusstörungen

(3) Störungen des Farbensehens

(4) Verwirrtheitszustände

(A) nur 2 ist richtig

(B) nur 1 und 2 sind richtig

(C) nur 3 und 4 sind richtig

(D) nur 1, 2 und 3 sind richtig

(E) 1-4 = alle sind richtig

10.05	10.4	Fragentyp D

Bei der Behandlung einer Herzinsuffizienz mit Digitalisglykosiden können welche Effekte auftreten?

(1) Steigerung der Natriurese

(2) Verminderung der Herzfrequenz

(3) Beseitigung von Stauungsödemen

(4) direkte Erweiterung der Koronargefäße

(A) nur 4 ist richtig

(B) nur 1 und 3 sind richtig

(C) nur 2 und 4 sind richtig

(D) nur 1, 2 und 3 sind richtig

(E) 1-4 = alle sind richtig

10.06   10.3   Fragentyp D

Strophanthin unterscheidet sich von Digitoxin dadurch, daß es

(1) praktisch nicht im Körper inaktiviert, sondern unverändert über die Nieren ausgeschieden wird

(2) aus dem Magen-Darm-Trakt sehr unvollständig resorbiert wird

(3) nach intravenöser Injektion schneller als Digitoxin seine volle Wirkung am Herzen erreicht

(4) selbst in Dosen, die den üblichen therapeutischen Bereich um das Zehnfache übertreffen, keine toxischen Wirkungen auf die Herzfunktion hat

(A) nur 4 ist richtig

(B) nur 1 und 3 sind richtig

(C) nur 2 und 4 sind richtig

(D) nur 1, 2 und 3 sind richtig

(E) 1-4 = alle sind richtig

10.07   10.3   Fragentyp D

Die herzwirksamen Glykoside Digitoxin und Strophanthin unterscheiden sich in

(1) ihrer Wirkungsdauer

(2) ihrem Schicksal im Organismus

(3) der Latenz, mit der sie ihre maximale Wirkung am Herzmuskel entfalten

(4) der Menge, die bei voller Digitalisierung im Organismus vorhanden ist (Vollwirkspiegel)

(A) nur 4 ist richtig

(B) nur 1 und 3 sind richtig

(C) nur 2 und 4 sind richtig

(D) nur 1, 2 und 3 sind richtig

(E) 1-4 = alle sind richtig

10.08   10.4   Fragentyp D

Die Wirkung der Digitalisglykoside äußert sich am Herzen in einer Hemmung der

(1) ektopischen Reizbildung im Ventrikel

(2) Erregungsüberleitung vom Vorhof in die Kammer

(3) Kontraktionskraft

(4) spontanen diastolischen Depolarisation des Sinusknotens

(A) nur 4 ist richtig

(B) nur 1 und 3 sind richtig

(C) nur 2 und 4 sind richtig

(D) nur 1, 2 und 3 sind richtig

(E) nur 1, 2 und 4 sind richtig

10.09   10.3   Fragentyp D

Über 90 Prozent einer oralen Dosis von Digitoxin werden

(1) unverändert über die Nieren ausgeschieden

(2) innerhalb von 24 Std. eliminiert

(3) im Herzmuskel gebunden

(4) aus dem Magen-Darm-Trakt resorbiert

(A) nur 4 ist richtig

(B) nur 1 und 3 sind richtig

(C) nur 2 und 4 sind richtig

(D) nur 1, 2 und 3 sind richtig

(E) nur 1, 3 und 4 sind richtig

Die herzwirksamen Glykoside Digitoxin und Strophanthin
unterscheiden sich in

(1) dem Umfang ihrer enteralen Resorption
    (Resorptionsquote)

(2) dem Anteil, der hepatisch eliminiert wird

(3) der Vollwirkdosis (Vollwirkspiegel, Vollwirkmenge)

(4) der Zeit bis zum Eintritt der vollen Wirkung nach
    intravenöser Injektion

(A) nur 1 und 3 sind richtig

(B) nur 2 und 4 sind richtig

(C) nur 1, 2 und 3 sind richtig

(D) nur 1, 3 und 4 sind richtig

(E) 1-4 = alle sind richtig

11. Methylxanthine

11.01	11.2	Fragentyp D

Intravenöse Injektion vom Aminophyllin (Euphyllin[R])
führt zu einer

(1) Erweiterung aller Hirngefäße

(2) Steigerung der Kontraktionskraft des Herzens

(3) Verengung der Gefäße im Nierenmark

(4) Erschlaffung der Bronchialmuskulatur

(A) nur 4 ist richtig

(B) nur 1 und 3 sind richtig

(C) nur 2 und 4 sind richtig

(D) nur 1, 2 und 3 sind richtig

(E) 1-4 = alle sind richtig

12. Mittel zur Verbesserung der Sauerstoffbilanz des Herzens

12.01	12.1.2	Fragentyp D

Welche der genannten Substanzen können von der Mundschleimhaut aus in systemisch wirksamen Mengen resorbiert werden?

(1) Glyceryltrinitrat ("Nitroglycerin")

(2) Aminoglykosid-Antibiotika (z.B. Neomycin)

(3) Nikotin

(4) Nystatin (Moronal[R])

(A) nur 1 ist richtig

(B) nur 1 und 3 sind richtig

(C) nur 2 und 4 sind richtig

(D) nur 1, 2 und 3 sind richtig

(E) 1-4 = alle sind richtig

12.02	12.1.3	Fragentyp A

Welche Aussage trifft zu?

Entscheidend für die Wirksamkeit von Glyceryltrinitrat bei einem Anfall von Angina pectoris ist die

(A) Abnahme der Herzarbeit durch Senkung des venösen Rückstroms

(B) Erweiterung der Coronararterien

(C) zentrale Wirkung mit Beseitigung von Schmerz und Angst

(D) Steigerung der Kontraktionskraft

(E) Erweiterung der Hautgefäße

12.03   12.1.4   Fragentyp D

Die Anwendung von Glyceryltrinitrat zur Behandlung von
Angina-pectoris-Anfällen wird beeinträchtigt durch

(1) Tachykardie

(2) Kopfschmerzen

(3) Toleranzentwicklung

(4) Bronchospasmus

(A) nur 4 ist richtig

(B) nur 1 und 3 sind richtig

(C) nur 2 und 4 sind richtig

(D) nur 1, 2 und 3 sind richtig

(E) 1-4 = alle sind richtig

12.04   12.1.3   Fragentyp A

Welche Aussage trifft zu?

Die pharmakologische Wirksamkeit von Glyceryltrinitrat
beim Angina-pectoris-Anfall ist bedingt durch

(A) Steigerung der Herzfrequenz

(B) Senkung des venösen Rückstroms zum Herzen und
    Senkung des arteriellen Drucks

(C) Verminderung der Herzarbeit durch verminderte intra-
    zelluläre Calcium-Freisetzung

(D) Senkung der Herzfrequenz

(E) Erweiterung der Coronararterien

13. Volumenersatzmittel

13.01	13.3	Fragentyp C

Dextran (MG ca. 60.000) in 6%iger Lösung (enthalten in Macrodex[R]) ist als Volumenersatzmittel brauchbar,

<u>weil</u>

Dextran (MG 60.000) in 6%iger Lösung isoton ist, d.h. denselben osmotischen Druck ausübt wie 0,9%ige NaCl-Lösung.

13.02	13.3	Fragentyp C

Niedermolekulares Dextran 40 (Rheomacrodex[R]) verschwindet nach Infusion schneller aus der Blutbahn als Dextran 60 (Macrodex[R]),

<u>weil</u>

Dextran 40 schneller glomerulär filtriert wird als Dextran 60.

13.03	13.4	Fragentyp C

Zur primären Volumensubstitution bei einem Verletzten im hämorrhagischen Schock Stadium II ist der Blutvolumenverlust zunächst mit niedermolekularer 10%iger Dextranlösung (z.B. Rheomacrodex[R]) zu ersetzen,

<u>weil</u>

niedermolekulare Dextranlösung (z.B. Rheomacrodex[R]) geeignet ist, die Mikrozirkulation zu verbessern, die intravasale Thrombenbildung zu verhindern und somit die Hypoxydose zu vermeiden.

13.04   13.5   Fragentyp D
____

Als Nebenwirkung von Volumenersatzlösungen vom Dextran-
und Gelatine-Typ tritt(treten) auf:

(1) Auslösung anaphylaktischer Reaktionen

(2) erhöhte Blutungsneigung

(3) Hämolyse

(4) Erhöhung der Blutviskosität

(A) nur 1 ist richtig

(B) nur 3 ist richtig

(C) nur 1 und 2 sind richtig

(D) nur 1 und 4 sind richtig

(E) nur 2 und 4 sind richtig

13.05   13.5   Fragentyp D
____

Welche der folgenden Wirkungen werden nach Verabreichung
von Dextran (Macrodex^R) beobachtet?

(1) Verlängerung der Blutungszeit

(2) Knochenmarkschädigung

(3) Beschleunigung der BSG

(4) Leberschädigung

(A) nur 1 ist richtig

(B) nur 1 und 3 sind richtig

(C) nur 2 und 4 sind richtig

(D) nur 1, 2 und 3 sind richtig

(E) 1-4 = alle sind richtig

14. Mittel zur Behandlung von Anämien

14.01   14.2.3   Fragentyp A

Welche Aussage trifft zu?

Eine perniziöse Anämie <u>muß</u> behandelt werden mit

(A) Cyanocobalamin (Vitamin B_{12}) parenteral

(B) Folsäure (z.B. Cytofol^R) per os

(C) Eisen-II-Salzen parenteral

(D) Eisen-II-Salzen per os

(E) Eisen-III-Salzen parenteral

14.02   14.1.2   Fragentyp C

Wenn Kleinkinder versehentlich eine größere Menge von
Eisen-II-haltigen Dragees geschluckt haben, muß man mit
einer gefährlichen Vergiftung rechnen,

<u>weil</u>

bei Kleinkindern in hohen Dosen enteral zugeführte
Eisen-II-Salze trotz des "Mukosa-Blocks" in toxisch
wirkenden Mengen resorbiert werden.

15. Antikoagulantien und Fibrinolytika

15.01	15	Fragentyp A

Welches Arzneimittel, das auf das Blutgerinnungs- oder
Fibrinolysesystem einwirkt, darf nur lokal angewendet
werden, niemals aber in die Blutbahn gelangen?

(A) Streptokinase (Streptase[R])

(B) Heparin (Liquemin[R])

(C) Epsilon-Aminocapronsäure (Epsicapron[R])

(D) Phenprocoumon (Marcumar[R])

(E) Thrombin (Topostasin[R])

15.02	15.1.1	Fragentyp A

Welche Aussage trifft zu?

Die gerinnungshemmende Wirkung von Heparin läßt sich
akut aufheben durch i.v. Injektion von

(A) Calciumionen (z.B. Calciumgluconat)

(B) Protaminsulfat (Protamin Roche[R])

(C) Vitamin K_1 (Konakion[R])

(D) ϵ-Aminocapronsäure (Epsicapron[R])

(E) Streptokinase (Streptase[R])

15.03	15.2.2	
15.04	15.4.1	Fragentyp B

Ordnen Sie den Substanzen in Liste 1 die zutreffenden Aussagen der Liste 2 zu.

Liste 1	Liste 2

15.03 Vitamin K (Konakion[R])

15.04 Tranexamsäure (Ugurol[R])

(A) hemmt die Fibrinolyse

(B) wirkt als Thrombinant-agon

(C) fördert die Prothrom-binbildung

(D) hemmt direkt die Um-wandlung von Fibrino-gen in Fibrin

(E) aktiviert die Throm-binbildung

15.05	15.2.2	
15.06	15.3.1	Fragentyp B

Ordnen Sie bitte den in Liste 1 aufgeführten Substanzen die in vivo wirksamen Antagonisten der Liste 2 zu.

Liste 1	Liste 2

15.05 Phenprocoumon (Marcumar[R])

15.06 Streptokinase (Streptase[R])

(A) Calciumionen (z.B. Calciumgluconat)

(B) Natriumcitrat

(C) Vitamin K_1 (Konakion[R])

(D) Protaminsulfat (Protamin Roche[R])

(E) ϵ-Aminocapronsäure (Epsicapron[R])

15.07	15.2.2	Fragentyp C

Die therapeutische Wirkung von Cumarin-Derivaten (z.B. Phenprocoumon, Marcumar[R]) auf die Blutgerinnung setzt sofort ein,

weil

Cumarin-Derivate zirkulierendes Prothrombin durch
Bindung inaktivieren.

| 15.08 | 15 | Fragentyp C |

Acetylsalicylsäure (Aspirin^R) kann in hohen Dosen die
Prothrombinsynthese stören,

<u>weil</u>

Acetylsalicylsäure (Aspirin^R) die Thrombozyten-
aggregation hemmt.

| 15.09 | 15.2.2 | Fragentyp C |

Zusatz von Cumarin-Derivaten zu Blut, z.B. Phenprocoumon
(Marcumar^R) kann die Blutgerinnung in vitro n i c h t
hemmen,

<u>weil</u>

Cumarin-Derivate, z.B. Phenprocoumon (Marcumar^R) nach
metabolischer Umwandlung im Organismus, an der Vitamin K
beteiligt ist, gerinnungshemmend wirken.

| 15.10 | 15.3.1 | Fragentyp D |

Streptokinase (Streptase^R)

(1) fördert die Umwandlung von Plasminogen in Plasmin

(2) hemmt die Umwandlung von Fibrinogen in Fibrin

(3) führt zur Bildung von Antikörpern

(4) hemmt die Umwandlung von Prothrombin in Thrombin

(A) nur 4 ist richtig

(B) nur 1 und 3 sind richtig

(C) nur 2 und 4 sind richtig

(D) nur 1, 2 und 3 sind richtig

(E) 1-4 = alle sind richtig

16. Antihistaminika (H-Rezeptorenblocker)

16.01   16.2.1   Fragentyp A

Welche der folgenden Histamin-Wirkungen wird durch H_1-Rezeptorenblocker (z.B. Pheniramin, Promethazin) <u>nicht</u> gehemmt?

(A) Darmkontraktion

(B) Steigerung der Magensaft-Sekretion

(C) Steigerung der Kapillarpermeabilität

(D) Konstriktion der Bronchien

(E) Juckreiz

16.02   16.2.2   Fragentyp A

Welche der folgenden unerwünschten Wirkungen wird bei antiallergischer Therapie mit Promethazin (Atosil[R]) oder Pheniramin (Avil[R]) häufig beobachtet?

(A) Kopfschmerzen

(B) Müdigkeit

(C) Anazidität des Magensaftes

(D) Arzneimittelfieber

(E) Erbrechen

16.03   16.3   Fragentyp A

Welche der folgenden Substanzen erweitert die Arteriolen der Haut, steigert die Kapillar-Permeabilität und kontrahiert die Bronchialmuskulatur?

(A) Papaverin

(B) Bradykinin

(C) Hypertensin (Angiotensin[R])

(D) Pentagastrin (Gastrodiagnost^R)

(E) Oxytocin (Orasthin^R)

16.04	16.2	Fragentyp D

Freisetzung von Histamin kann folgende Wirkung(en)
auslösen:

(1) Vasodilatation und Blutdruckabfall

(2) Bronchokonstriktion

(3) Steigerung der Magensaftsekretion

(4) Steigerung der Kapillarpermeabilität

(A) nur 4 ist richtig

(B) nur 1 und 3 sind richtig

(C) nur 2 und 4 sind richtig

(D) nur 1, 2 und 3 sind richtig

(E) 1-4 = alle sind richtig

17. Secale-Alkaloide

17.01   17.2   Fragentyp A

Welches der folgenden Secale-Alkaloide hat die stärkste vasokonstriktorische Wirkung?

(A) Dihydroergotamin (Dihydergot[R])

(B) Ergotamin (Gynergen[R])

(C) Dihydroergotoxin (Hydergin[R])

(D) Ergometrin (Ergobasin[R])

(E) Methylergometrin (Methergin[R])

17.02   17.2   Fragentyp A

Welche Feststellung über das Mutterkornalkaloid Ergometrin (Ergobasin) trifft zu?

(A) Ergometrin wird enteral nicht in wirksamer Form resorbiert.

(B) Ergometrin führt in therapeutischen Dosen zu peripheren Durchblutungsstörungen und Vasoconstriction.

(C) Die Wirkung einer Injektion von Ergometrin auf den Uterus setzt erst nach mehreren Stunden ein.

(D) Der gravide Uterus spricht empfindlicher auf Ergometrin an als der nicht gravide Uterus.

(E) Ergometrin kann auch in höherer Dosis keine Dauerkontraktur des Uterus auslösen.

17.03   17.4   Fragentyp A

Welche Aussage trifft zu?

Am isolierten Darm wird die erregende Wirkung einer Testdosis von Histamin, Acetylcholin und 5-Hydroxytryptamin (Serotonin) festgestellt. In Anwesenheit einer

Substanz X ist die Wirkung von Histamin und von Acetylcholin unverändert, die Wirkung von 5-Hydroxytryptamin
ist dagegen blockiert.

Bei X handelt es sich um

(A) Atropin

(B) Methysergid (Deseril^R)

(C) Papaverin

(D) Pheniramin (Avil^R)

(E) Propranolol (Dociton^R)

17.04   17.2   Fragentyp C

Ergotamin (Gynergen^R) wirkt kontrahierend auf die glatte
Muskulatur von Gefäßen,

weil

Ergotamin (Gynergen^R) die vasokonstriktorische Wirkung
von Adrenalin verstärkt, indem es die β-Rezeptoren
blockiert.

17.05   17.1.1   Fragentyp D

Das Mutterkorn-Alkaloid Ergotamin unterscheidet sich von
Ergometrin dadurch, daß es

(1) Arteriolen zur Kontraktion bringen und dadurch Durch-
    blutungsstörungen auslösen kann

(2) die Wirkung von Stoffen, die adrenerge α-Rezeptoren
    der Gefäße erregen, unterdrücken kann

(3) eine längere Wirkungsdauer hat

(4) nach peroraler Aufnahme langsamer und unvollständig
    resorbiert wird

(A) nur 4 ist richtig

(B) nur 1 und 3 sind richtig

(C) nur 2 und 4 sind richtig

(D) nur 1, 2 und 3 sind richtig

(E) 1-4 = alle sind richtig

19. Laxantien

<u>19.01   19.1.2   Fragentyp A</u>

Welches Abführmittel wird erst nach enzymatischer Spaltung wirksam, wirkt reizend auf die Dünndarmschleimhaut und löst eine schnelle Darmentleerung aus?

(A) Paraffinöl (Paraffinum subliquidum)

(B) Ricinusöl

(C) Anthrachinonglykoside (Pursennid[R])

(D) Bisacodyl (Dulcolax[R])

(E) Carboxymethylcellulose

<u>19.02   19.2   Fragentyp A</u>

Welches der folgenden Laxantien hat die längste Latenzzeit zwischen Einnahme und Wirkung?

(A) Anthrachinonglykoside (z.B. in Sennablättern)

(B) Magnesiumsulfat

(C) Natriumsulfat

(D) Ricinusöl

(E) alle genannten Laxantien wirken gleich schnell

<u>19.03   19.2   Fragentyp A</u>

Durch welchen in Abführmitteln enthaltenen Bestandteil können Leberschädigungen hervorgerufen werden?

(A) Agar-Agar

(B) Paraffinum subliquidum

(C) Oxyphenisatin

(D) Ricinusöl

(E) Magnesiumsulfat

20. Diuretika

20.01   20.2.1   Fragentyp A

Welches der folgenden Diuretika verweilt nach der Einnahme einer therapeutischen Dosis so lange im Organismus, daß bei täglicher Gabe Kumulationsgefahr besteht?

(A) Etacrynsäure (Hydromedin^R)

(B) Furosemid (Lasix^R)

(C) Hydrochlorothiazid (Esidrix^R)

(D) Chlorthalidon (Hygroton^R)

(E) Cyclopenthiazid (Navidrex^R)

20.02   20.6.3   Fragentyp A

Welches der folgenden Diuretika führt zur niedrigsten Natriumkonzentration im Endharn?

(A) Hydrochlorothiazid (Esidrix^R)

(B) Mannit (Osmosteril^R)

(C) Furosemid (Lasix^R)

(D) Spironolacton (Aldactone^R)

(E) Triamteren (Jatropur^R)

20.03   20.6.3   Fragentyp A

Nach welchem der folgenden Diuretika ist die Konzentration von Natriumionen im Harn am niedrigsten?

(A) Etacrynsäure (Hydromedin^R)

(B) Furosemid (Lasix^R)

(C) Mannit (Osmosteril^R)

(D) Chlorthalidon (Hygroton^R)

(E) Hydrochlorothiazid (Esidrix^R)

20.04	20.4	Fragentyp A

Welches der genannten Diuretika besitzt eine aldo-
steronunabhängige antikaliuretische Wirkung?

(A) Spironolacton (Aldactone[R])

(B) Hydrochlorothiazid (Esidrix[R])

(C) Furosemid (Lasix[R])

(D) Mannit (Osmofundin[R])

(E) Triamteren (Jatropur[R])

20.05	20.5.5	Fragentyp A

Welches Diuretikum kann das Auftreten einer Hyperkaliämie
begünstigen?

(A) Chlorthalidon (Hygroton[R])

(B) Mannit (Osmofundin[R])

(C) Furosemid (Lasix[R])

(D) Etacrynsäure (Hydromedin[R])

(E) Spironolacton (Aldactone[R])

20.06	20.2.2 20.5.4	Fragentyp C

Die diuretische Wirkung von Benzothiadiazindiuretika ist
nach Vorbehandlung mit Spironolacton aufgehoben,

<u>weil</u>

Spironolacton und Benzothiadiazinderivate über denselben Mechanismus diuretisch wirken.

20.07	20.2.2 20.2.3	Fragentyp C

Furosemid (Lasix[R]) wirkt stärker saluretisch als die
Benzothiadiazinderivate,

<u>weil</u>

Furosemid (Lasix[R]) keinen sekundären Aldosteronismus
auslöst.

20.08   20.5.5   Fragentyp C

K^+-sparende Diuretica (z.B. Triamteren) dürfen nicht
gleichzeitig mit Herzglykosiden angewandt werden,

weil

bei K^+-Retention die Gefahr des Auftretens ventrikulärer Extrasystolen durch Digitalis erhöht ist.

20.09   20.3.3   Fragentyp D

Welche Feststellungen kennzeichnen die diuretische
Wirkung des Furosemid (Lasix[R])?

(1) Die diuretische Wirkung von Furosemid tritt
    schneller ein als die der Benzothiadiazin-Derivate.

(2) Furosemid führt zu einem Verlust von Kalium-Ionen
    mit dem Urin.

(3) Furosemid hat eine stärkere diuretische Wirkung
    als die Benzothiadiazine.

(4) Furosemid eignet sich besonders zur Dauertherapie
    der Hypertonie.

(A) nur 4 ist richtig

(B) nur 1 und 3 sind richtig

(C) nur 2 und 4 sind richtig

(D) nur 1, 2 und 3 sind richtig

(E) 1-4 = alle sind richtig

Diuretica vom Benzothiadiazin-Typ (z.B. Hydrochlorothiazid)

(1) haben beim Gesunden keine diuretische Wirkung, weil
    sie nur im Überschuß retinierte Natrium- und
    Chloridionen zur Ausscheidung bringen

(2) steigern die Ausscheidung von Harnsäure über die
    Niere

(3) senken die Glucosekonzentration im Blut und können
    hypoglykämische Zustände auslösen

(4) führen zu Verlusten von Kaliumionen, so daß sich
    eine Hypokaliämie entwickeln kann

(A) nur 1 ist richtig

(B) nur 4 ist richtig

(C) nur 1 und 3 sind richtig

(D) nur 2 und 4 sind richtig

(E) nur 1, 2 und 3 sind richtig

21. Elektrolyte, Infusionslösungen

21.01   21.2   Fragentyp A
____

Welche Aussage trifft <u>nicht</u> zu?

Kaliumverlust tritt auf bei längerer Anwendung von

(A) Abführmitteln (z.B. Bisacodyl, Dulcolax^R)

(B) Benzothiadiazin-Diuretica (z.B. Hydrochloro-
    thiazid, Esidrix^R)

(C) Glucocorticoiden (z.B. Cortisol, Hydrocortison
    Hoechst^R)

(D) Mineralocorticoiden (z.B. 9-Fluorhydrocortison,
    Astonin H^R)

(E) Aldosteronantagonisten (Spironolacton, Aldactone^R)

21.02   21.2   Fragentyp D
____

Die Kalium-Konzentration im Plasma kann herabgesetzt
werden durch

(1) Injektion von Adrenalin (Suprarenin^R)

(2) Perorale Verabreichung eines mit Calcium beladenen
    Ionenaustauschers (z.B. Zeo Karb 225^R)

(3) Perorale Verabreichung von Spironolacton (Aldactone^R)

(4) Infusion von Glucoselösung und Insulin

(A) nur 4 ist richtig

(B) nur 1 und 3 sind richtig

(C) nur 2 und 4 sind richtig

(D) nur 1, 2 und 3 sind richtig

(E) 1-4 = alle sind richtig

22. Allgemeinanästhesie

22.01 **22.2.2** Fragentyp A

Welcher Vorgang ist für die Dauer der narkotischen
Wirkung von Thiopental (Trapanal^R) nach einmaliger
intravenöser Injektion entscheidend?

(A) Abatmung durch die Lunge

(B) Ausscheidung durch die Niere

(C) Inaktivierung in der Leber

(D) Aufnahme in Fettgewebe und Muskulatur

(E) hydrolytische Spaltung in Blut und Gewebe

22.02 **22.1.4** Fragentyp A

Welche Antwort trifft zu?

Welches Narkosemittel hat bei gleicher Narkosetiefe
die beste muskelrelaxierende Wirkung?

(A) Stickoxydul

(B) Propanidid (Epontol^R)

(C) Halothan (Fluothan^R)

(D) Hexobarbital (Evipan^R)

(E) Diäthyläther

22.03 **22.1.3** Fragentyp A

Welches Narkosemittel hat die geringste Löslichkeit
im Blut?

(A) Stickoxydul

(B) Diäthyläther

(C) Halothan

(D) Methoxyfluran

(E) Diese Stoffe unterscheiden sich in dieser Eigenschaft nicht.

22.04   22.1.4   Fragentyp A

In welcher Reihenfolge wird bei einer Narkose das ZNS ausgeschaltet?

	1	2	3
(A)	Großhirn	Medulla oblongata	Rückenmark
(B)	Großhirn	Rückenmark	Medulla oblongata
(C)	Medulla oblongata	Rückenmark	Großhirn
(D)	Medulla oblongata	Großhirn	Rückenmark
(E)	Rückenmark	Großhirn	Medulla oblongata

22.05   22.1.1   Fragentyp D

Prüfen Sie die folgenden Aussagen über Halothan:

(1) Halothan muß mit der Atemluft in niedrigerer Konzentration angeboten werden als Lachgas (Stickoxydul), um eine vergleichbare Narkosetiefe zu erzielen.

(2) Halothan hat eine schwächere analgetische Wirkung als Lachgas (Stickoxydul).

(3) Halothan muß normalerweise verdampft werden, um narkotisierend wirksam zu werden.

(4) Bei einer Halothannarkose ist der Blutdruck im Toleranzstadium erniedrigt.

(A) nur 1 ist richtig

(B) nur 1 und 4 sind richtig

(C) nur 2 und 4 sind richtig

(D) nur 1, 2 und 3 sind richtig

(E) 1-4 = alle sind richtig

22.06   22.1.1   Fragentyp D

Beurteilen Sie folgende Aussagen:

(1) Die narkotische Wirkung von Äther klingt nach Absetzen des Narkotikums langsamer ab als diejenige von Stickoxydul

(2) Äther senkt den Tonus der Skelettmuskulatur stärker als Stickoxydul

(3) Äther ist besser im Blut löslich als Stickoxydul

(4) Äther hat eine stärkere schleimhautreizende Wirkung als Stickoxydul

(A) nur 4 ist richtig

(B) nur 1 und 3 sind richtig

(C) nur 2 und 4 sind richtig

(D) nur 1, 2 und 3 sind richtig

(E) 1-4 = alle sind richtig

22.07   22.1.5   Fragentyp D

Welche unerwünschten Wirkungen hat die Halothannarkose?

(1) Sensibilisierung des Herzens gegen Katecholamine
(2) Leberschädigung bei Wiederholung in kurzem Zeitabstand
(3) erhebliche Verstärkung der Salivation
(4) Nephropathie

(A) nur 3 ist richtig
(B) nur 1 und 2 sind richtig
(C) nur 1 und 4 sind richtig
(D) nur 2 und 3 sind richtig
(E) nur 3 und 4 sind richtig

23. Hypnotika und Sedativa

23.01	23.3	Fragentyp A

Welches der folgenden Barbiturate hat die längste Wirkungsdauer und wird in der Dauerbehandlung von Grand-
mal-Epilepsie eingesetzt?

(A) Heptabarbital (Medomin[R])

(B) Cyclobarbital (Phanodorm[R])

(C) Pentobarbital (Neodorm[R])

(D) Phenobarbital (Luminal[R])

(E) Hexobarbital (Evipan[R])

23.02	23.3	Fragentyp A

Die Ausscheidung von Phenobarbital (z.B. Luminal[R]) durch
die Niere kann gesteigert werden durch

(A) Probenecid (Benemid[R])

(B) Dimercaprol (Sulfactin[R])

(C) Ammoniumchlorid

(D) Natriumbicarbonat

(E) Vasopressin

23.03	23.1.4	Fragentyp A

Bei Vergiftung mit welchem der genannten Schlafmittel
treten häufig Hyperreflexie, gesteigerte Motorik und/
oder Krämpfe auf?

(A) Chloralhydrat (Chloraldurat[R])

(B) Nitrazepam (Mogadan[R])

(C) Hexobarbital (Evipan[R])

(D) Corbromal (Adalin[R])

(E) Methaqualon (Revonal[R])

23.04	23.3	Fragentyp A

Welche Aussage trifft zu?

Die Hydroxylierung von Barbituraten in der Leber findet statt

(A) in den Mitochondrien

(B) an der Plasmamembran

(C) im endoplasmatischen Retikulum

(D) im Zytoplasma

(E) in den Lysosomen

23.05	23.5.2	Fragentyp A

Welches der folgenden Medikamente hat die längste biologische Halbwertszeit und daher die stärkste Kumulationsneigung?

(A) Diazepam (Valium^R)

(B) Bromide (z.B. in Eusedon^R)

(C) Methyprylon (Noludar^R)

(D) Methaqualon (Revonal^R)

(E) Chloralhydrat (Chloraldurat^R)

23.06	23.1.1	Fragentyp D

Das N-methylierte Barbiturat Hexobarbital (Evipan^R) unterscheidet sich von der nicht substituierten Ausgangssubstanz durch

(1) eine verbesserte Lipidlöslichkeit

(2) eine verlängerte Wirkungsdauer

(3) einen schnelleren Wirkungseintritt

(4) eine geringere atemhemmende Wirkung narkotischer Dosen

(A) nur 4 ist richtig

(B) nur 1 und 3 sind richtig

(C) nur 2 und 4 sind richtig

(D) nur 1, 2 und 3 sind richtig

(E) 1-4 = alle sind richtig

23.07   23.3   Fragentyp D
____

Eine Induktion arzneimittelhydroxylierender mikrosomaler Enzyme der Leber ist nachgewiesen nach

(1) Phenobarbital (Luminal^R)

(2) Rifampicin (Rimactan^R)

(3) Phenytoin (Epanutin^R)

(4) Strophanthin (Kombetin^R)

(A) nur 1 ist richtig

(B) nur 1 und 3 sind richtig

(C) nur 2 und 4 sind richtig

(D) nur 1, 2 und 3 sind richtig

(E) 1-4 = alle sind richtig

25. Antidepressiva

25.01	25.1.2	Fragentyp C

Imipramin (Tofranil[R]) führt bei längerdauernder Verabreichung zur Blutdrucksteigerung,

<u>weil</u>

Imipramin (Tofranil[R]) die Wirkung der Katecholamine
durch Hemmung ihrer Aufnahme in adrenerge Nervenfasern
verstärkt.

25.02	25.1.2	Fragentyp D

Welche der folgenden peripheren Effekte kann Imipramin
(Tofranil[R]) neben seiner psychopharmakologischen Wirkung auslösen?

(1) Mundtrockenheit

(2) Verstärkung adrenerger Wirkungen

(3) Kardiomyopathie

(4) Obstipation

(A) nur 4 ist richtig

(B) nur 1 und 3 sind richtig

(C) nur 2 und 4 sind richtig

(D) nur 1, 2 und 3 sind richtig

(E) 1-4 = alle sind richtig

25.03   25.1.2   Fragentyp D

Das Antidepressivum Imipramin (Tofranil^R) kann

(1) bei disponierten Patienten eine Glaukomanfall
    auslösen

(2) die Motilität des Darmes hemmen

(3) die Wirkung von injiziertem Noradrenalin ver-
    stärken

(4) die Speichelsekretion hemmen und zu Mundtrockenheit
    führen

(A) nur 4 ist richtig

(B) nur 1 und 3 sind richtig

(C) nur 2 und 4 sind richtig

(D) nur 1, 2 und 3 sind richtig

(E) 1-4 = alle sind richtig

26. Neuroleptika

26.01 26.1.2 Fragentyp A

Extrapyramidal-motorische Störungen (Parkinsonismus)
sind typische Nebenwirkungen von

(A) Barbituraten (z.B. Pentobarbital)

(B) Antikonvulsiva (z.B. Phenytoin)

(C) Neuroleptika (z.B. Fluphenazin)

(D) Opiaten (z.B. Morphin)

(E) Tranquillantien (z.B. Diazepam)

26.02 26.1.2 Fragentyp A

Welche Aussage trifft <u>nicht</u> zu?

Chlorpromazin (Megaphen[R])

(A) kann bei langdauernder Anwendung einen parkinson-
ähnlichen Zustand auslösen

(B) kann eine cholestatische Hepatose auslösen

(C) hat eine antiemetische Wirkung

(D) kann eine Abnahme des Blutdruckes auslösen

(E) löst bei langdauernder Anwendung eine psychische
und physische Abhängigkeit aus

26.03 26.1.2 Fragentyp D

Welche der folgenden Arzneimittel können zu extrapyramidalen Störungen führen?

(1) Tranquillantien

(2) Weckamine

(3) Neuroleptika

(4) Reserpin

(A) nur 1 ist richtig

(B) nur 2 ist richtig

(C) nur 4 ist richtig

(D) nur 1 und 3 sind richtig

(E) nur 3 und 4 sind richtig

26.04   26.1.2   Fragentyp D

Neuroleptika vom Typ der Phenothiazine

(1) lösen in höherer Dosierung eine Narkose aus

(2) können Wahnideen oder Halluzinationen, die bei
     Psychosen auftreten, therapeutisch beeinflussen

(3) können euphorisierend wirken und von Süchtigen
     mißbraucht werden

(4) können extrapyramidal-motorische Störungen (Parkin-
     sonoid) auslösen

(A) nur 4 ist richtig

(B) nur 1 und 3 sind richtig

(C) nur 2 und 4 sind richtig

(D) nur 1, 2 und 3 sind richtig

(E) 1-4 = alle sind richtig

27. Antiparkinsonmittel

27.01	27.2.2	Fragentyp A

Die pharmakologische Wirkung von Biperiden (Akineton[R]) oder Trihexyphenidyl (Artane[R]) bei extrapyramidal-motorischen Störungen (Parkinsonismus) beruht auf einer

(A) zentralen anticholinergen Wirkung

(B) zentralen cholinergen Wirkung

(C) peripher-spasmolytischen Wirkung auf die Skelett-muskulatur

(D) Blockade von Interneuronen im Rückenmark

(E) zentralen antiadrenergen Wirkung

28. Analgetika mit morphinartiger Wirkung

28.01	28.2.2	Fragentyp A

Die hustenstillende Wirkung von Noscapin (Narcotin) beruht auf einer

(A) Ausschaltung der Dehnungsrezeptoren der Bronchial-
schleimhaut

(B) sedierenden Wirkung auf die motorische Großhirn-
rinde (Projektion der Atemmuskulatur)

(C) lokalanästhetischen Wirkung an der Glottis

(D) Hemmung der Chemorezeptorenzone in der Area postrema

(E) Hemmung des Hustenzentrums in der Medulla oblongata

28.02	28.4.5	Fragentyp C

Pentazocin (Fortral^R) hat keinen atemdepressiven Effekt,

<u>weil</u>

Pentazocin ein Morphinantagonist ist.

28.03	28.4.4	Fragentyp C

Morphinantagonisten können bei einer Morphinvergiftung
die lebensbedrohende Atemhemmung aufheben,

<u>weil</u>

Morphinantagonisten Morphin kompetitiv aus seiner
Bindung an Plasmaproteine verdrängen, so daß die renale
Elimination erheblich ansteigt.

28.04   28.4.4   Fragentyp D

Der Morphinantagonist Nalorphin (Lethidrone[R]) hemmt die analgetische Wirkung von

(1) Levomethadon (l-Polamidon[R])

(2) Pethidin (Dolantin[R])

(3) Levorphanol (Dromoran[R])

(4) Pentazocin (Fortral[R])

(A) nur 2 ist richtig

(B) nur 1 und 3 sind richtig

(C) nur 2 und 4 sind richtig

(D) nur 1, 2 und 3 sind richtig

(E) 1-4 = alle sind richtig

28.05   28.1.3   Fragentyp D

Nach subcutaner Injektion einer therapeutischen Dosis von Morphin ist neben der analgetischen Wirkung zu rechnen mit

(1) einer Hemmung des Hustenreflexes

(2) Spasmen glatter Muskeln im Magen-Darm-Trakt

(3) Erbrechen

(4) Hemmung der Atmung

(A) nur 4 ist richtig

(B) nur 1 und 3 sind richtig

(C) nur 2 und 4 sind richtig

(D) nur 1, 2 und 3 sind richtig

(E) 1-4 = alle sind richtig

28.06   24.4.1   Fragentyp D

Beurteilen Sie folgende Aussagen:

(1) Pethidin (Dolantin^R) wird enteral besser resorbiert als Morphin.

(2) Pethidin (Dolantin^R) löst eine physische Abhängigkeit aus.

(3) Die toxischen Wirkungen von Pethidin werden durch Morphinantagonisten (z.B. Nalorphin) gehemmt.

(4) Pethidin hemmt in analgetisch wirksamer Dosis die Atmung.

(A) nur 4 ist richtig

(B) nur 1 und 3 sind richtig

(C) nur 2 und 4 sind richtig

(D) nur 1, 2 und 3 sind richtig

(E) 1-4 = alle sind richtig

28.07   28.1.3   Fragentyp D

Eine analgetisch wirksame Dosis von Morphin wird typischerweise zusätzlich

(1) die Atmung hemmen

(2) den Tonus der Sphinkteren im Magen-Darm-Trakt senken

(3) den Hustenreflex unterdrücken

(4) eine Mydriasis auslösen

(A) nur 4 ist richtig

(B) nur 1 und 3 sind richtig

(C) nur 2 und 4 sind richtig

(D) nur 1, 2 und 3 sind richtig

(E) 1-4 = alle sind richtig

Pethidin (Dolantin[R]) unterscheidet sich in äquianal-
getischer Dosierung von Morphin dadurch, daß

(1) es die Atmung weniger hemmt

(2) die Wirkung schneller abklingt

(3) stärkere Spasmen im Bereich der glattmuskeligen
    Organe auftreten

(4) die enterale Resorption schneller und vollständiger
    erfolgt

(A) nur 4 ist richtig

(B) nur 1 und 3 sind richtig

(C) nur 2 und 4 sind richtig

(D) nur 1, 2 und 3 sind richtig

(E) 1-4 = alle sind richtig

29. Analgetika mit antipyretischer Wirkung

29.01	29.2.3	Fragentyp A

Welches der folgenden Analgetika stimuliert in großen Dosen die Atmung?

(A) Paracetamol (ben-u-ron^R)

(B) Novaminsulfon (Novalgin^R)

(C) Aminophenazon (Pyramidon^R)

(D) Phenacetin

(E) Acetylsalicylsäure (Aspirin^R)

29.02	29.2.3	Fragentyp A

Welches der folgenden Analgetika kann in toxischen Dosen eine respiratorische Alkalose auslösen?

(A) Aminophenazon (Pyramidon^R)

(B) Levomethadon (Polamidon^R)

(C) Acetylsalicylsäure (Aspirin^R)

(D) Phenacetin

(E) Pentazocin (Fortral^R)

29.03   29.3.2   Fragentyp A

Welche Aussage trifft zu?

Eine akute Überdosierung von Phenacetin bewirkt

(A) eine interstitielle Nephritis

(B) eine Acidose

(C) gastro-intestinale Blutungen

(D) eine Agranulocytose

(E) Methämoglobinbildung (Hämiglobinbildung)

29.04   29.2.1   Fragentyp C

Bei alkalischem Urin-pH wird mehr Salicylsäure mit dem
Urin ausgeschieden als bei saurem Urin-pH,

weil

im alkalischen Urin-pH die Salicylsäure stärker
ionisiert und damit weniger lipidlöslich ist als bei
saurem Urin-pH.

29.05   29.2.1   Fragentyp D

Die renale Elimination von Salicylaten wird gesteigert
durch

(1) Natriumbicarbonat

(2) Mannitinfusionen

(3) Furosemid

(4) Ammoniumchlorid

(A) nur 4 ist richtig

(B) nur 1 und 3 sind richtig

(C) nur 2 und 4 sind richtig

(D) nur 1, 2 und 3 sind richtig

(E) 1-4 = alle sind richtig

Acetylsalicylsäure

(1) hat eine später einsetzende und schwächere
    analgetische Wirkung als freie Salicylsäure

(2) kann zu Magenblutungen führen

(3) löst - im Gegensatz zu Salicylsäure - keine zen-
    tralnervösen Nebenwirkungen (Ohrensausen, Schwindel)
    aus

(4) hemmt die Aggregation der Blutplättchen

(A) nur 4 ist richtig

(B) nur 1 und 3 sind richtig

(C) nur 2 und 4 sind richtig

(D) nur 1, 2 und 3 sind richtig

(E) 1-4 = alle sind richtig

Analgetisch wirkenden Mischarzneien wird häufig Codein
zugesetzt, um

(1) eine Beschleunigung der Darmpassage durch die
    Analgetika zu verhindern

(2) die zentral erregende Wirkung der Analgetika
    auszugleichen

(3) die Reizwirkung an der Magenschleimhaut zu ver-
    mindern

(4) die analgetische Wirkung zu verstärken

(A) nur 4 ist richtig

(B) nur 1 und 3 sind richtig

(C) nur 2 und 4 sind richtig

(D) nur 1, 2 und 3 sind richtig

(E) 1-4 = alle sind richtig

30. Antiphlogistika

30.01	30.3.2	Fragentyp D

Mit welchen unerwünschten Wirkungen muß man bei einer langdauernden Behandlung mit Phenylbutazon (Butazolidin[R]) rechnen?

(1) Reaktivierung von Ulzera im Magen

(2) Natrium- und Wasserretention

(3) Leukopenie

(4) psychische und physische Abhängigkeit (Sucht)

(A) nur 4 ist richtig

(B) nur 1 und 3 sind richtig

(C) nur 2 und 4 sind richtig

(D) nur 1, 2 und 3 sind richtig

(E) 1-4 = alle sind richtig

31. Arzneimittel zur Behandlung der Gicht

31.01	31.3	Fragentyp A

Welches des folgenden Arzneimittel führt zur Abnahme der Konzentration von Harnsäure sowohl im Blut als auch in Gewebe und Harn?

(A) Indometacin (Ammuno[R])

(B) Allopurinol (Zyloric[R])

(C) Probenecid (Benemid[R])

(D) Sulfinpyrazon (Anturano[R])

(E) Phenylbutazon (Butazolidin[R])

31.02	31.2	Fragentyp A

Welche Aussage trifft zu?

Probenecid (Benemid[R]) wird gleichzeitig mit Penicillin oder Carbenicillin (Anabactyl[R]) gegeben, um

(A) die Empfindlichkeit der Keime gegen Penicillin zu erhöhen

(B) die Ausscheidung der Penicilline durch die Niere zu verzögern

(C) die Spaltung der Penicilline in der Leber zu hemmen

(D) allergische Reaktionen auf Penicilline zu vermeiden

(E) das Wirkungsspektrum der Penicilline auf penicillin-unempfindliche Erreger zu erweitern

Die Ausscheidung von Harnsäure mit dem Urin läßt sich
steigern durch

(1) Chlorthalidon (Hygroton^R)

(2) Allopurinol (Zyloric^R)

(3) Furosemid (Lasix^R)

(4) Probenecid (Benemid^R)

(A) nur 4 ist richtig

(B) nur 1 und 3 sind richtig

(C) nur 2 und 4 sind richtig

(D) nur 1, 2 und 3 sind richtig

(E) 1-4 = alle sind richtig

33. *Hypophysenhinterlappenhormone*

| 33.01 | 33.1 | Fragentyp A |

Welche Aussage trifft zu?

Oxytocin gehört chemisch zur Gruppe der

(A) biogenen Amine
(B) Peptide
(C) Alkaloide
(D) Polysaccharide
(E) Nukleinsäuren

34. Schilddrüsenhormone und Thyreostatika

34.01   34.2.2   Fragentyp A

Welche Veränderung tritt an der Schilddrüse hyperthyre-
oter Patienten auf, die über längere Zeit allein mit
schwefelhaltigen Thyreostatica (z.B. Thiamazol,
Favistan[R]) behandelt werden?

(A) Fibröse Induration des Drüsenkörpers

(B) Diffuse Vergrößerung des Drüsenkörpers

(C) Narbige Schrumpfung des Drüsenkörpers

(D) Abnahme der Schilddrüsendurchblutung

(E) Keine makroskopisch erkennbaren Veränderungen
    in Konsistenz oder Größe des Drüsenkörpers

34.02   34.3.1   Fragentyp A

Welche Aussage trifft zu?

Die thyreostatische Wirkung von Perchlorat-Ionen
(Irenat[R]) beruht auf einer

(A) Hemmung der Jodidaufnahme in die Schilddrüse

(B) verminderten proteolytischen Spaltung von Thyreo-
    globulin

(C) gesteigerten Elimination von Schilddrüsenhormonen

(D) geringeren Ansprechbarkeit der Peripherie auf
    Schilddrüsenhormone

(E) Verminderung der Thyreotropinsekretion

34.03   34.2.1   Fragentyp A

Welche Aussage trifft zu?

Die thyreostatische Wirkung von Thiamazol (Favistan[R])
beruht auf einer

(A) Hemmung der Jodidaufnahme in die Schilddrüse

(B) Hemmung der Ausschüttung des thyreotropen Hormons

(C) Hemmung des Einbaues von Jod in das Schilddrüsenhormon

(D) Senkung der Jodidkonzentration im Plasma

(E) Hemmung der Abgabe von gespeichertem Schilddrüsenhormon aus den Schilddrüsenfollikeln

---

34.04   34.2.1   Fragentyp A

Welcher primären Wirkung verdankt Thiamazol (Favistan[R])
seine therapeutische Wirkung bei hyperthyreoten
Patienten?

Einer Hemmung der

(A) Jodid-Anreicherung in der Schilddrüse

(B) Zellteilung in der Schilddrüse

(C) Mobilisierung von Kolloid

(D) Übertragung von Jod aus Jodid auf das Thyreoglobulin

(E) Abgabe des thyreotropen Hormones (TSH) aus dem
Hypophysenvorderlappen

34.05   34.2.2   Fragentyp D

Schwefelhaltige Thyreostatika (z.B. Thiamazol, Favistan[R])
können folgende unerwünschte Wirkung(en) haben:

(1) Vergrößerung der Schilddrüse (diffuse Struma)

(2) Blutbildschäden (Granulozytopenie

(3) Verstärkung eines bestehenden Exophtalmus

(4) Hypothyreose beim Feten

(A) nur 4 ist richtig

(B) nur 1 und 3 sind richtig

(C) nur 2 und 4 sind richtig

(D) nur 1, 2 und 3 sind richtig

(E) 1-4 = alle sind richtig

35. Corticoide

| 35.01 | 3.2.2 | |
| | 35.1.2 | Fragentyp A |

Welche Aussage trifft <u>nicht</u> zu?

Zu den therapeutischen Erstmaßnahmen beim Status asthmaticus gehören:

(A) 5-10 mg Diazepam (Valium[R]) i.m.

(B) Aminophyllin (Euphyllin[R]) langsam i.v.

(C) hochdosierte Gabe von Glucocorticoiden, z.B. Fortecortin[R]

(D) Orciprenalin (Alupent[R]) 0,5-1,0 mg i.m. oder langsam i.v.

(E) Beta-Rezeptorenblocker, z.B. Propranolol (Dociton[R])

| 35.02 | 35.1.2 | Fragentyp A |

Welches der genannten Glucocorticoide hat die stärkste mineralocorticoide Begleitwirkung (Na^+- und Wasserretention, K^+-Verluste)?

(A) Hydrocortison

(B) Prednison (Decortin[R])

(C) Dexamethason (Fortecortin[R])

(D) Triamcinolon (Volon[R])

(E) Methylprednisolon (Urbason[R])

| 35.03 | 35.1.3 | Fragentyp C |

Bei kontinuierlicher Verabreichung von Hydrocortison ist die Gefahr der Entwicklung einer Osteoporose größer als bei Dexamethason,

<u>weil</u>

Hydrocortison im Gegensatz zu Dexamethason eine deutlich ausgeprägte mineralocorticoide Wirkung hat.

35.04	35.1.2	Fragentyp D

Zur Durchbrechung eines Status asthmaticus eines Ihnen
seit langem bekannten Asthmatikers unternehmen Sie
akut folgendes:

(1) Pufferung der respiratorischen Azidose mit
   Natriumbikarbonat

(2) Applikation von Corticoiden

(3) intravenöse Gabe von Beta-Rezeptorenblockern

(4) intravenöse Gabe von Diazepam (Valium^R)

(A) nur 1 ist richtig

(B) nur 2 ist richtig

(C) nur 2 und 3 sind richtig

(D) nur 1, 3 und 4 sind richtig

(E) 1-4 = alle sind richtig

35.05	35.1.3	Fragentyp D

Eine Natrium- und Wasserretention kann auftreten nach
Verabreichung von

(1) Hydrocortison

(2) Östrogenen (z.B. Äthinyloestradiol = Progynon C^R)

(3) Gestagenen (z.B. Äthisteron = Proluton C^R)

(4) Phenylbutazon (Butazolidin^R)

(A) nur 4 ist richtig

(B) nur 1 und 3 sind richtig

(C) nur 2 und 4 sind richtig

(D) nur 1, 2 und 3 sind richtig

(E) 1-4 = alle sind richtig

Das fluorierte Glucocorticoid Triamcinolon unterscheidet
sich von Cortisol dadurch, daß es in gleichstark entzündungshemmender Dosierung bei Langzeitbehandlung

(1) frei von einer diabetogenen Wirkung ist

(2) das Hypophysen-Zwischenhirnsystem und damit
    die ACTH-Abgabe praktisch nicht beeinträchtigt

(3) seltener zu Muskelatrophien führt

(4) praktisch keine Natrium- und Wasser-Retention aus-
    löst

(A) nur 4 ist richtig

(B) nur 1 und 3 sind richtig

(C) nur 2 und 4 sind richtig

(D) nur 1, 2 und 3 sind richtig

(E) 1-4 = alle sind richtig

36. Insulin und orale Antidiabetika

36.01	36.2.2	Fragentyp C

Tolbutamid eignet sich zur Prüfung der Sekretions-
kapazität der B-Zellen der Langerhansschen Inseln,

<u>weil</u>

die nach Tolbutamidinjektion auftretende Hyperglykämie
einen starken Reiz für die Insulinsekretion darstellt.

38. Vitamin D (D-Hormon)

38.01   21.3.2   Fragentyp C

Eine intravenöse Injektion von Calciumpräparaten muß
langsam durchgeführt werden,

<u>weil</u>

bei schneller Injektion von Calciumpräparaten eine
Tetanie ausgelöst werden kann.

38.02   21.3.2   Fragentyp C

Parathormon vermag eine durch akuten Mangel an Calciumionen ausgelöste Tetanie schlagartig zu durchbrechen,

<u>weil</u>

Parathormon körpereigenes Calcium aus dem Knochengewebe mobilisiert.

40. Chemotherapeutika

40.01   40.3.6   Fragentyp A

Welches der folgenden Chemotherapeutika ist für die
Anwendung auf der Haut oder auf Schleimhäuten nicht
geeignet?

(A) Penicillin G

(B) Neomyzin

(C) Bacitracin

(D) Tyrothricin

(E) Nystatin

40.02   40.3.3   Fragentyp A

Welcher Mechanismus ist für die kurze biologische Halbwertszeit (30 min) von Penicillin G verantwortlich?

(A) oxidativer Umbau in der Leber

(B) schnelle Umwandlung zum Glucuronid

(C) tubuläre Sekretion in der Niere

(D) starke Bindung an Gewebsproteine

(E) schnelle Ausscheidung mit der Galle

40.03   40.3.3   Fragentyp A

Welche Aussage trifft zu?

Procain-Penicilline verdanken ihre längere Wirksamkeit

(A) einer Störung der Gallensekretion von Penicillin G

(B) einer verzögerten Resorption am Injektionsort

(C) einer kompetitiven Hemmung der Konjugation von
    Penicillin G in der Leber

(D) einer Hemmung der Gewebspenicillinase durch Procain

(E) einer Hemmung der Nierenausscheidung von Penicillin
    durch Procain

40.04   40.3.3   Fragentyp A

Welches Schicksal hat Penicillin G im Körper?

Es wird

(A) im Fettgewebe angereichert

(B) unverändert renal ausgeschieden

(C) in Leber und Niere mit Glucuronsäure konjugiert

(D) in Knochen und Hartsubstanzen abgelagert

(E) enzymatisch in 6-Aminopenicillansäure umgewandelt

40.05   40.3.3   Fragentyp A

Die Wirkdauer von Penicillinen wird durch Probenecid
(Benemid^R) verlängert, weil es

(A) die tubuläre Sekretion von Penicillinen hemmt

(B) das bakterielle Enzym Penicillinase hemmt

(C) die Ausscheidung von Penicillinen durch die Galle
    vermindert

(D) die Resorption von Penicillinen verzögert

(E) mit Penicillinen einen schwer ausscheidbaren
    Komplex bildet

40.06	40.4	Fragentyp A

Welche Antibiotikagruppe ist hinsichtlich chemischer Konstitution, Wirkungsmechanismus am Keim und pharmakokinetischer Eigenschaften dem Penicillin verwandt?

(A) Tetracycline

(B) Aminoglykosid-Antibiotika

(C) Makrolid-Antibiotika

(D) Cephalosporine

(E) Chloramphenicol

40.07	40.3.6	Fragentyp A

Welche Aussage trifft zu?

Toxische Wirkungen hoher Dosen von Penicillin G äußern sich in

(A) Azotämie durch Nierenschaden

(B) tachykarden Arrhythmien

(C) cholostatischem Ikterus

(D) hämolytischer Anämie

(E) epileptiformen Krämpfen

40.08	40.3.4	Fragentyp A

Welche Antwort trifft zu?

Welches der folgenden Penicilline ist bei einer Infektion mit Penicillinase-bildenden Staphylokokken indiziert?

(A) Penicillin G (Benzylpenicillin)

(B) Propicillin (Baycillin[R])

(C) Ampicillin (Binotal[R])

(D) Oxacillin (Stapenor[R])

(E) Carbenicillin (Anabactyl[R])

40.09   40.3.6   Fragentyp A
____

Welche Applikationsart von Penicillin ist mit dem
höchsten Risiko einer Allergisierung (Sensibilisierung)
verbunden?

(A) oral

(B) lokal auf der Schleimhaut

(C) intramuskulär

(D) intravenös

(E) subcutan

40.10   40.3.3   Fragentyp C
____

Penicillin G ist oral gegeben nicht ausreichend
wirksam,

<u>weil</u>

Penicillin G durch die Penicillinase zerstört wird.

40.11-40.15   40.3.1   Fragentyp B
____

Ordnen Sie bitte den aufgeführten Penicillinen die
angegebenen Eigenschaften zu:

<u>Liste 1</u>   <u>Liste 2</u>

40.11 Ampicillin   (A) klassisches Wirkungsspektrum,
      (Amblosin^R)   oral beim Erwachsenen un-
                              wirksam, Penicillinase-
40.12 Carbenicillin   empfindlich
      (Anabactyl^R)

40.13 Penicillin G   (B) in den gramnegativen Bereich
      (z.B. in Aqua-   erweitertes Wirkungsspektrum,
      cillin^R)   Penicillinase-empfindlich,
                              oral wirksam

40.14 Penicillin V   (C) klassisches Wirkungsspektrum,
      (Beromycin^R)   orale Wirksamkeit, Penicil-
                              linase-empfindlich

40.15 Oxacillin   (D) klassisches Wirkungsspektrum,
      (Stapenor^R)   orale Wirksamkeit, resistent
                              gegen Staphylokokken-Penicil-
                              linase

                          (E) Wirkung auch im gramnegativen
                              Bereich und gegen Pseudomonas,
                              oral unwirksam

40.16   40.10.3   Fragentyp A

Welche Aussage trifft zu?

Die primäre Wirkung von Trimethoprim (z.B. in Bactrim^R, Eusaprim^R) im Stoffwechsel der Bakterien ist die

(A) Hemmung der Dihydrofolsäurereduktase

(B) Hemmung der Zellatmung

(C) Hemmung der Neusynthese von Folsäure

(D) Hemmung der Synthese von Mucopeptiden

(E) Steigerung der Permeabilität der Zellmembran

40.17   40.10.4   Fragentyp A

Welche Aussage trifft zu?

Die Gefahr der Ausfällung von Sulfonamiden in den Harn-kanälchen ist am größten bei

(A) Patienten, die zu allergischen Reaktionen neigen

(B) saurer Reaktion des Harns

(C) Sulfonamiden mit starker Plasmaalbuminbindung

(D) Langzeitsulfonamiden, die fast vollständig re-absorbiert werden

(E) gleichzeitiger Verabreichung zweier verschiedener Sulfonamide

40.18   40.6   Fragentyp A

Mit rascher Entwicklung einer Resistenz während der
Behandlung muß am ehesten gerechnet werden bei

(A) Streptomycin (Streptothenat^R)

(B) Ampicillin (Binotal^R)

(C) Doxycyclin (Vibramycin^R)

(D) Sulfafurazol (Gantrisin^R)

(E) Cephalosporinen (Cephalexin = Oracef^R)

40.19   40.3.2   Fragentyp D

Welche der als nachteilig empfundenen Eigenschaften von
Benzylpenicillin konnten durch halbsynthetische
Penicilline kompensiert werden?

(1) Penicillinase-Empfindlichkeit

(2) Säure-Instabilität

(3) schwache Wirksamkeit gegen gramnegative Erreger

(4) allergische Nebenwirkungen

(A) nur 1 und 2 sind richtig

(B) nur 1 und 3 sind richtig

(C) nur 3 und 4 sind richtig

(D) nur 1, 2 und 3 sind richtig

(E) 1-4 = alle sind richtig

40.20   40.2   Fragentyp D

Der Wirkungsmechanismus von Penicillin besteht in einer
Hemmung der mikrobiellen

(1) Proteinsynthese

(2) Folsäuresynthese

(3) Nukleinsäuresynthese

(4) Zellwandsynthese

(A) Nur 1 ist richtig

(B) nur 4 ist richtig

(C) nur 1 und 2 sind richtig

(D) nur 1 und 3 sind richtig

(E) nur 2 und 3 sind richtig

40.21	40.3.5	Fragentyp D

Ampicillin

(1) gelangt nicht in antibakteriell wirksamen
    Konzentrationen in den Urin

(2) wird inaktiviert durch bakterielle Penicillinase

(3) ist gegenüber penicillinempfindlichen Erregern
    in niedrigeren Konzentrationen wirksamer als
    Penicillin G

(4) hat ein breiteres Wirkungsspektrum als Penicillin G

(A) nur 4 ist richtig

(B) nur 1 und 3 sind richtig

(C) nur 2 und 4 sind richtig

(D) nur 1, 2 und 3 sind richtig

(E) 1-4 = alle sind richtig

40.22	40.3.5	Fragentyp D

Ampicillin

(1) wird in wirksamer Form mit dem Harn ausgeschieden

(2) wird nach oraler Gabe nicht resorbiert

(3) wird durch die bakterielle Penicillinase gespalten

(4) erreicht in Gehirn und Liquor höhere Konzentrationen
    als im Plasma

(A) nur 4 ist richtig

(B) nur 1 und 3 sind richtig

(C) nur 2 und 4 sind richtig

(D) nur 1, 2 und 3 sind richtig

(E) 1-4 = alle sind richtig

40.23 40.12.1 Fragentyp D

Welches Antibiotikum ist gegen Candida albicans
wirksam?

(1) Neomycin (Bykomycin[R])

(2) Nystatin (Moronal[R])

(3) Griseofulvin (Likuden[R])

(4) Amphotericin B (Ampho-Moronal[R])

(A) nur 4 ist richtig

(B) nur 1 und 3 sind richtig

(C) nur 2 und 4 sind richtig

(D) nur 1, 2 und 3 sind richtig

(E) 1-4 = alle sind richtig

40.24 40.5.2 Fragentyp D

Oxytetracyclin und Chlortetracyclin

(1) werden bei Niereninsuffizienz langsamer aus dem
    Plasma eliminiert als beim Gesunden

(2) erreichen nach oraler Gabe in der Galle bakterio-
    statisch wirksame Konzentrationen

(3) können die physiologische Darmflora schädigen

(4) sollen bei Kleinkindern nicht eingesetzt werden

(A) nur 4 ist richtig

(B) nur 1 und 3 sind richtig

(C) nur 2 und 4 sind richtig

(D) nur 1, 2 und 3 sind richtig

(E) 1-4 = alle sind richtig

40.25   40.10.2
                         40.13.1   Fragentyp D

Für welche der folgenden Arzneimittel stellt die
Acetylierung eine wichtige Reaktion der metabolischen
Umwandlung im Organismus dar?

(1) Isoniazid (INH = Neoteben^R)

(2) Chloramphenicol

(3) Sulfonamide

(4) Noradrenalin

(A) nur 2 ist richtig

(B) nur 1 und 3 sind richtig

(C) nur 2 und 3 sind richtig

(D) nur 1, 2 und 3 sind richtig

(E) 1-4 = alle sind richtig

41. Zytostatika

41.01   41.3   Fragentyp A

Welches in der Tumortherapie eingesetzte Medikament
wird erst im Stoffwechsel in die aktive Form umgewandelt und wirkt durch einen Alkylierungsmechanismus
an DNA-Basen zytostatisch?

(A) 5-Fluoruracil

(B) 6-Mercaptopurin (Purinethol^R)

(C) Cyclophosphamid (Endoxan^R)

(D) Vinblastin (Velbe^R)

(E) N-Methyl-aminopterin (Methotrexat)

41.02   41.4   Fragentyp D

Unter welcher der folgenden Substanzgruppen finden sich
zytostatisch wirksame Arzneimittel?

(1) Xanthinoxydase-Hemmstoffe

(2) Aminoxydase-Hemmstoffe

(3) p-Aminobenzoesäure-Antagonisten

(4) Folsäure-Antagonisten

(A) nur 4 ist richtig

(B) nur 1 und 3 sind richtig

(C) nur 2 und 4 sind richtig

(D) nur 1, 2 und 3 sind richtig

(E) 1-4 = alle sind richtig

41.03   41.1   Fragentyp D

Bei einer Therapie mit alkylierenden Substanzen (z.B.
Cyclophosphamid = Endoxan[R]) muß man rechnen mit

(1) Haarausfall

(2) Anämie

(3) Diarrhoe

(4) Keimschädigung

(A) nur 4 ist richtig

(B) nur 1 und 3 sind richtig

(C) nur 2 und 4 sind richtig

(D) nur 1, 2 und 3 sind richtig

(E) 1-4 = alle sind richtig

43. Wichtige Gifte und Vergiftungen

43.01   43.3.5   Fragentyp A

Welche Aussage trifft zu?

Mydriasis, trockene rote Haut, erhöhte Temperatur,
Tachycardie sind typische Symptome einer Vergiftung mit

(A) Kohlenmonoxid

(B) Morphin

(C) Aminophenazon

(D) Penobarbital

(E) Atropin

43.02   43.4.2   Fragentyp A

Welche Aussage trifft zu?

Tetraäthylblei unterscheidet sich von anorganischen
Bleivergiftungen durch

(A) lange Verweildauer im Organismus

(B) Ausbildung eines Schwermetallsaumes im Mundbereich

(C) Störung der Hämsynthese

(D) leichtes Eindringen in das Zentralnervensystem

(E) Ablagerung im subepiphysären Knochenbereich

43.03   43.4.2   Fragentyp A

Welche Aussage trifft zu?

Eine Störung der Hämsynthese mit einem Anstieg von delta-
Aminolaevulinsäure und Koproporphyrin III im Urin ist
ein Zeichen für das Vorliegen einer Vergiftung durch

(A) Eisen

(B) Quecksilber

(C) Gold

(D) Arsen

(E) Blei

| 43.04 | 43.4.2 | Fragentyp A |

Eine chronische Bleivergiftung ist gekennzeichnet durch

(A) Anämie, Koliken, Parästhesien und motorische Aus-
fälle

(B) Kapillardilatation, Blutdruckabfall, choleraähnliche
Durchfälle, Lungenödem

(C) Lufthunger, Hyperpnoe, Bewußtseinsverlust, Krämpfe

(D) Darmatonie, Azidose, Sehstörungen

(E) zentrale Atemlähmung, Zyanose, Koma

| 43.05 | 43.4.2 | Fragentyp A |

Bei einer chronischen Bleivergiftung befindet sich das
größte Gewebedepot von Blei in

(A) den Erythrozyten

(B) der Muskulatur

(C) der Leber

(D) den Knochen

(E) der Niere

| 43.06 | 43.4.3 | Fragentyp A |

Welche lebensbedrohende Störung tritt bei einer Vergiftung mit anorganischen Quecksilbersalzen auf?

(A) Leber-Koma

(B) Kammerflimmern

(C) diabetisches Koma

(D) Atemlähmung

(E) Anurie

| 43.07 | 43.4.3 | Fragentyp A |

Welches Organsystem ist bei chronischer Quecksilbervergiftung vorzugsweise betroffen?

(A) Blutbildungsstätten

(B) Herz und Blutkreislauf

(C) Knochen und Bewegungsapparat

(D) Zentralnervensystem

(E) Leber und RES

| 43.08 | 43.4.4 | Fragentyp A |

Welche der folgenden Substanzen ist ein spezifisch wirkendes Antidot bei einer Arsenvergiftung?

(A) Calcium-Dinatrium-EDTA

(B) Levallorphan (Lorfan^R)

(C) Dithiopropanol, Dimercaprol (BAL, Sulfactin^R)

(D) Chlomethiazol (Distraneurin^R)

(E) Penetrazol (Cardiazol^R)

43.09   43.5.1   Fragentyp A

Welche Aussage trifft zu?

Miosis, feuchte Haut, Speichel- und Tränenfluß, Diarrhoe,
Bradykardie, flache Atmung sind typische Symptome einer
Vergiftung mit

(A) Cholinesterase-Hemmstoffen

(B) Morphin

(C) Atropin

(D) trizyklischen Antidepressiva

(E) Methanol

43.10   43.7.2   Fragentyp A

Mit welcher Substanz kann man die sog. "Giftung" von
Methanol im Organismus verzögern?

(A) Dithiopropanol = BAL (Sulfactin^R)

(B) Aethanol

(C) Folsäure

(D) Natriumbicarbonat

(E) Tris-Puffer

43.11   43.9.1   Fragentyp A

Welches ist die vordringlichste Maßnahme bei der Behandlung eines Patienten mit einer CO-Vergiftung?

(A) Aderlaß

(B) Frischluft- bzw. O_2-Zufuhr

(C) Glucocorticoidinjektion

(D) reichlich Flüssigkeitszufuhr

(E) Atropingabe

43.12   43.9.2   Fragentyp A

Bei einer Vergiftung mit welchem der folgenden Stoffe ist es sinnvoll eine Hämoglobin-(Methämoglobin)-Bildung auszulösen?

(A) Phenobarbital (Luminal[R])

(B) Methanol (Methylalkohol)

(C) Kohlenmonoxid (CO)

(D) Organophosphate (z.B. Parathion = E 605 forte[R])

(E) Cyanwasserstoff (Blausäure)

43.13   43.3.4
43.14   43.4.2   Fragentyp B

Ordnen Sie den aufgeführten Vergiftungen (Liste 1) das spezifisch wirksame Antidot (Liste 2) zu.

Liste 1	Liste 2
43.13 Akute Vergiftung mit Levomethadon (1-Polamidon[R])	(A) Pentetrazol (Cardiazol[R])
	(B) Levallorphan (Lorfan[R])
43.14 Chronische Bleivergiftung	(C) Calcium EDTA (Calcium Versenat[R])
	(D) Chlorethiazol (Distraneurin[R])
	(E) Obidoxim (Toxogonin[R])

43.15   43.3.1   Fragentyp C

Eine Bromidvergiftung kann mit Kochsalz behandelt werden,

weil

Kochsalz mit Bromid einen gut wasserlöslichen Komplex bildet.

43.16   43.7.2   Fragentyp C

Äthanol ist ein Antidot bei der Methanol-Vergiftung,

weil

Äthanol das giftigere Methanol von seinem Wirkort am
Zentralnervensystem verdrängt.

43.17   43.7.2   Fragentyp C

Die Verabreichung von Äthanol bei akuter Methanolvergiftung ist kontraindiziert,

weil

Äthanol den Abbau von Methanol hemmt.

43.18   43.4.2   Fragentyp C

Bei einer Bleivergiftung ist eine Störung der Erythro-
poese im Knochenmark typisch,

weil

Blei bevorzugt im Knochen abgelagert wird.

43.19   43.10   Fragentyp D

Welche der genannten Stoffe können bei Säuglingen eine
gefährliche Methämoglobinämie auslösen?

(1) Ethoform (Anaesthesin R-Wundpuder)

(2) Hexachlorophen (als Desinfektionsmittel in Wundpuder)

(3) Nitrite (im Nahrungsmittel)

(4) Tetracycline (z.B. Doxycyclin = Vibramycin[R])

(A) nur 3 ist richtig

(B) nur 1 und 3 sind richtig

(C) nur 2 und 4 sind richtig

(D) nur 1, 2 und 3 sind richtig

(E) 1-4 = alle sind richtig

43.20   43.9.2   Fragentyp D

Zur Behandlung einer Cyanidvergiftung ist/sind
geeignet

(1) Natriumnitrit

(2) Calciumdinatrium-EDTA

(3) Natriumthiosulfat

(4) Dithiopropanol, Dimercaprol (BAL)

(A) nur 4 ist richtig

(B) nur 1 und 3 sind richtig

(C) nur 2 und 4 sind richtig

(D) nur 1, 2 und 3 sind richtig

(E) 1-4 = alle sind richtig

43.21   43.5.1   Fragentyp D

Eine Vergiftung mit Organophosphaten (z.B. Nitrostigmin
= E 605^R) geht einher mit

(1) generalisierten Krämpfen

(2) Sekretion der Bronchialdrüsen

(3) Diarrhoe

(4) Bradykardie

(A) nur 4 ist richtig

(B) nur 1 und 3 sind richtig

(C) nur 2 und 4 sind richtig

(D) nur 1, 2 und 3 sind richtig

(E) 1-4 = alle sind richtig

46. Diagnostika

Welches Jodisotop wird von der Schilddrüse am schnellsten aufgenommen, wenn geringe Mengen verabreicht werden?

(1) radioaktives ^{125}J-Isotop

(2) stabiles ^{127}J-Isotop

(3) radioaktives ^{131}J-Isotop

(A) nur 1 ist richtig

(B) nur 2 ist richtig

(C) nur 3 ist richtig

(D) nur 1 und 3 sind richtig

(E) Es gibt keine unterschiedliche Aufnahme.

Antwortenschlüssel zu den Fragen des IMPP

1. Allgemeine Pharmakologie

1.01 B	1.05 D	1.09 C
1.02 D	1.06 E	1.10 B
1.03 B	1.07 D	1.11 D
1.04 A	1.08 D	1.12 D

2. Sympathomimetika

2.01 C	2.07 D	2.13 D
2.02 C	2.08 D	2.14 B
2.03 C	2.09 C	2.15 A
2.04 D	2.10 A	2.16 B
2.05 B	2.11 D	2.17 D
2.06 D	2.12 B	

3. Sympatholytika (Rezeptorenblocker

3.01 E	3.04 D	3.07 E
3.02 D	3.05 B	3.08 A
3.03 D	3.06 C	

4. Antihypertensiva

4.01 E	4.03 A	4.05 B
4.02 B	4.04 E	

5. Parasympathomimetika

5.01 C	5.05 E	5.09 D
5.02 E	5.06 E	5.10 D
5.03 A	5.07 A	
5.04 C	5.08 C	

6. Parasympatholytika

6.01 A	6.04 C	6.07 D
6.02 C	6.05 C	6.08 B
6.03 E	6.06 A	

7. Muskelrelaxantien und ganglionär wirksame Substanzen

7.01 D	7.03 C	7.05 A
7.02 C	7.04 A	7.06 D

8. Lokalanästhetika

8.01 C	8.03 C	8.05 B
8.02 D	8.04 B	8.06 C

9. Antifibrillatorische Substanzen

9.01 B	9.04 D
9.02 E	
9.03 D	

10. Herzwirksame Glykoside

10.01 E	10.04 E	10.07 E
10.02 C	10.05 D	10.08 C
10.03 E	10.06 D	10.09 A
		10.10 E

11. Methylxanthine

11.01 C

12. Mittel zur Verbesserung der Sauerstoffbilanz des Herzens

12.01 B	12.03 D
12.02 A	12.04 B

13. Volumenersatzmittel

13.01 C   13.03 A   13.05 B
13.02 A   13.04 C

14. Mittel zur Behandlung von Anämien

14.01 A
14.02 A

15. Antikoagulantien und Fibrinolytika

15.01 E   15.05 C   15.09 C
15.02 B   15.06 E   15.10 B
15.03 C   15.07 E
15.04 A   15.08 B

16. Antihistaminika (H-Rezeptorenblocker)

16.01 B   16.03 B
16.02 B   16.04 E

17. Secale-Alkaloide

17.01 B   17.03 B   17.05 A
17.02 D   17.04 C

19. Laxantien

19.01 B   19.02 A   19.03 C

20. Diuretika

20.01 D   20.05 E   20.09 D
20.02 B   20.06 E   20.10 B
20.03 C   20.07 C
20.04 E   20.08 E

21. Elektrolyte, Infusionslösungen

21.01 E
21.02 A

22. Allgemeinanästhesie

22.01 D	22.04 B	22.07 B
22.02 E	22.05 E	
22.03 A	22.06 E	

23. Hypnotika und Sedativa

23.01 D	23.04 C	23.07 D
23.02 D	23.05 B	
23.03 E	23.06 B	

25. Antidepressiva

25.01 D	25.02 E	25.03 E

26. Neuroleptika

26.01 C	26.03 E
26.02 E	26.04 C

27. Antiparkinsomittel

27.01 A

28. Analgetika mit morphinartiger Wirkung

28.01 E	28.04 D	28.07 B
28.02 D	28.05 E	28.08 C
28.03 C	28.06 E	

29. Analgetika mit antipyretischer Wirkung

29.01 E	29.04 A	29.07 A
29.02 C	29.05 D	
29.03 E	29.06 C	

30. Antiphlogistika

30.01 D

31. Arzneimittel zur Behandlung der Gicht

31.01 B	31.02 B	31.03 A

33. Hypophysenhinterlappenhormone

33.01 B

34. Schilddrüsenhormone und Thyreostatika

34.01 B	34.03 C	34.05 E
34.02 A	34.04 D	

35. Corticoide

35.01 C	35.03 D	35.05 E
35.02 A	35.04 B	35.06 A

36. Insulin und Orale Antidiabetika

36.01 C

38. Vitamin D (D-Hormon)

38.01 C
38.02 D

40. Chemotherapeutika

40.01 A	40.10 B	40.19 D
40.02 C	40.11 B	40.20 B
40.03 B	40.12 E	40.21 C
40.04 B	40.13 A	40.22 B
40.05 A	40.14 C	40.23 C
40.06 D	40.15 D	40.24 E
40.07 E	40.16 A	40.25 B
40.08 D	40.17 B	
40.09 B	40.18 A	

41. Zytostatika

41.01 C   41.02 A   41.03 E

43. Wichtige Gifte und Vergiftungen

43.01 E	43.08 C	43.15 C
43.02 D	43.09 A	43.16 C
43.03 E	43.10 B	43.17 D
43.04 A	43.11 B	43.18 B
43.05 D	43.12 E	43.19 B
43.06 E	43.13 B	43.20 B
43.07 D	43.14 C	43.21 E

46. Diagnostika

46.01 E

Titel des Buches: **Examens-Fragen**
Pharmakologie und Toxikologie, Teil 1, 3. Auflage

Was können wir bei der nächsten Auflage besser machen?

Zur inhaltlichen und formalen Verbesserung unserer Lehrbücher bitten wir um Ihre Mithilfe. Wir würden uns deshalb freuen, wenn Sie uns die nachstehenden Fragen beantworten könnten.

1. Finden Sie ein Kapitel besonders gut dargestellt? Wenn ja, welches und warum?

2. Welches Kapitel hat Ihnen am wenigsten gefallen. Warum?

3. Bringen Sie bitte dort ein × an, wo Sie es für angebracht halten.

	Vorteilhaft	Angemessen	Nicht angemessen
Preis des Buches			
Umfang			
Aufmachung			
Abbildungen			
Tabellen und Schemata			
Register			

	Sehr wenige	Wenige	Viele	Sehr viele
Druckfehler				
Sachfehler				

4. Spezielle Vorschläge zur Verbesserung dieses Textes (u. a. auch zur Vermeidung von Druck- und Sachfehlern)

bitte wenden!

5. Bitte teilen Sie uns mit, auf welchen Fachgebieten Ihrer Meinung nach moderne Lehrbücher fehlen. Dazu folgende kurze Charakterisierung unserer eigenen Werke:

Fragensammlungen = Examensfragen zur Vorbereitung auf Prüfungen

Basistexte = vermitteln nach der neuen Approbationsordnung das für das Examen wichtige Stoffgebiet

Kurzlehrbücher = zur Vertiefung des Basiswissens gedacht; für den sorgfältigen Studenten

Lehrbücher = Umfassende Darstellungen eines Fachgebietes; zum Nachschlagen spezieller Informationen

Fachgebiet	Fragensammlungen	Basistexte	Kurzlehrbücher	Lehrbücher

Bei Rücksendung werden Sie automatisch in unsere Adressenliste aufgenommen.

Name____

Adresse____

Fachstudium____

Semester____

Ärztliche Vorprüfung_____________________________________

Datum/Unterschrift_______________________________________

Wir danken Ihnen für die Beantwortung der Fragen und bitten um Einsendung des Blattes an:

Frau M. Kalow
Springer-Verlag
Neuenheimer Landstraße 28
6900 Heidelberg 1

E. Habermann, H. Löffler

Spezielle Pharmakologie und Arzneitherapie

3., verbreitete und erweiterte Auflage.
1979. 37 Abbildungen, 54 Tabellen.
XII, 375 Seiten (Heidelberger Tb. 166)
DM 26,80
ISBN 3-540-09341-9

F. H. Meyers, E. Jawetz, A. Goldfien

Lehrbuch der Pharmakologie

Für Studenten der Medizin aller Studienabschnitte und für Ärzte. Übersetzt, bearbeitet und ergänzt vom B. Lemmer; G. Wiethold, R. Saller, M. Hodgson
1975. 160 Abbildungen, 126 Tabellen
VI, 801 Seiten
DM 68,–
ISBN 3-540-07356-6

H.-H. Wellhöner

Allgemeine und systematische Pharmakologie und Toxikologie

Begleittext zum Gegenstandskatalog.
2., überarbeitete Auflage
1976. 33 Abbildungen, 18 Tabellen.
XXXII, 467 Seiten
DM 24,80
ISBN 3-540-07826-6

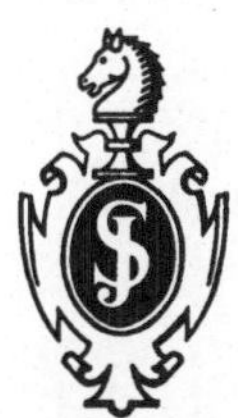

Springer-Verlag
Berlin
Heidelberg
New York

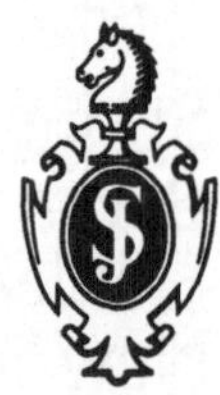

Springer-Verlag
Berlin
Heidelberg
New York

Zu jeder Aufgabe werden 5 mögliche Antworten
nur eine zutrifft. Jeder Kandidat soll in der Prüfur
worten A–E ankreuzen, wenn er die richtige Lös
Fall besteht immerhin die Chance 1:5, aus den v
richtige zu raten.

Fragentyp A = Einfachauswahl
Auf eine Frage oder unvollständige Aussage fo
gänzungen, von denen eine einzige auszuwählen i
bei Typ A 1: die einzig richtige
bei Typ A 2: die beste von mehreren möglichen
bei Typ A 3: die einzig falsche
Typ A 1 ist der Grundtyp.
Wenn nach der „besten" oder einzig falschen A
dies aus dem Aufgabentext ausdrücklich hervor.

Fragentyp B = Aufgabengruppe mit gemeinsamem
Jede Aufgabe besteht aus
a) einer beliebigen Anzahl von numerierten Begr
   (= Aufgabenliste = Liste 1).
b) 5 durch die Buchstaben A–E gekennzeichn
   (= Liste 2).
Eine Fragengruppe enthält so viele – einzeln bev
Aufgabenliste Punkte hat.
Zu jeder numerierten Aufgabe ist die Antwort A
treffend gehalten wird. Jede Antwortmöglichkeit I
überhaupt nicht als Lösung vorkommen.

Fragentyp C = kausale Verknüpfung
Dieser Aufgabentyp besteht aus zwei durch da
Feststellungen.
Jede der beiden Feststellungen kann unabhängig
falsch sein. Wenn sie beide richtig sind, kann di
richtig oder falsch sein.
Bitte kreuzen Sie die Antwort A–E an, die nacl
Feststellungen und ihre Verknüpfung richtig beur

Antwort	Feststellung 1	Festste
A	richtig	richtig
B	richtig	richtig
C	richtig	falsch
D	falsch	richtig
E	falsch	falsch

Fragentyp D = Antworten mit Aussagenkombinatic
Auf eine Frage oder unvollständige Aussage folg
Sätze, von denen einer oder mehrere zutreffen köi
Typ D werden 5 Kombinationen der numerierte
Aus diesen mit den Buchstaben A–E gekennze
Sie bitte die Aussagenkombination aus, die Sie fü

Fragentyp E = Fragen mit Bildmaterial
Bei diesem Aufgabentyp enthalten die Aufgab
Darstellungen, Tabellen, Röntgenbilder usw).
Die Aufgaben selbst können nach Typ A (= Einr
gabengruppe mit gemeinsamem Antwortangebc
knüpfung), Typ D (= Aussagenkombinationen) kc

Fragentyp F = Aufgabengruppe mit Fallbeschreibun;
Es wird eine charakteristische Fallbeschreibung g
Fragen – meist nach Typ A – an.